AF451760

SECTION

DE

MÉDECINE LÉGALE

45726. — Imprimerie Laruke. 9, rue de Fleurus. à Paris.

XIIIE CONGRÈS INTERNATIONAL DE MÉDECINE. PARIS 1900

COMPTES RENDUS

Publiés sous la direction de **A. CHAUFFARD**, Secrétaire général

SECTION

DE

MÉDECINE LÉGALE

COMPTES RENDUS

PUBLIÉS PAR

M. MOTET

SECRÉTAIRE DE LA SECTION

PARIS

MASSON ET CIE. ÉDITEURS

LIBRAIRES DE L'ACADÉMIE DE MÉDECINE

120, BOULEVARD SAINT-GERMAIN

XIIIe CONGRÈS INTERNATIONAL DE MÉDECINE

PARIS, 2-9 AOUT 1900

SECTION DE MÉDECINE LÉGALE

COMITÉ D'ORGANISATION DE LA SECTION

MM. Brouardel (Paris), Castiaux (Lille), Demange (Nancy), Lacassagne (Lyon), Morache (Bordeaux), Sarda (Montpellier), Guilhem (Toulouse), Bordas, Descoust, Budin, Laugier, Motet, Ogier, Pouchet, Socquet, Thoinot, Vibert, Benoit, conseiller à la Cour d'appel, Lefeuel, conseiller à la Cour d'appel, Danet, avocat à la Cour d'appel, Demange, avocat à la Cour d'appel, Rocher, avocat à la Cour d'appel de Paris.

BUREAU

Président : M. le Professeur Brouardel.
Vice-Présidents : MM. Benoit, Lacassagne, Demange.
Secrétaire général : M. Motet.
Secrétaire général adjoint : M. Thoinot.

Présidents d'honneur :

MM. Clark Bell (États-Unis d'Amérique), Strassmann (Allemagne), Vleminckx et Miot (Belgique), Larguier des Bancels (Suisse).
Président : M. Brouardel.
Vice-Présidents : MM. Lefeuel, Descoust, Demange (Paris), Sutherland (Angleterre), Ziemke (Allemagne), Ottolenghi (Italie).
Secrétaire général : M. Motet (Paris).
Secrétaire général adjoint : M. Thoinot (Paris).

VENDREDI 3 AOUT

Présidence de M. le professeur BROUARDEL

Doyen de la Faculté de Médecine de Paris.

ALLOCUTION D'OUVERTURE DU PRÉSIDENT DE LA SECTION

Messieurs et chers collègues,

Au nom du Comité d'organisation de la section de médecine légale, je souhaite la bienvenue à ceux de nos confrères qui sont venus de l'étranger nous apporter le concours de leur expérience et témoigner de leur amitié pour nous.

C'est avec intention que j'emploie le mot amitié. Grâce aux Congrès internationaux, les médecins légistes se sont mieux connus, ils forment une famille, petite il est vrai, mais parfaitement unie. Nous nous sommes mieux connus, nous avons pendant des semaines vécu d'une vie intellectuelle commune. Vos collègues français ont conservé pour vous tous une profonde estime et ont lié avec un grand nombre d'entre vous de chaudes amitiés.

Nous espérons que votre séjour à Paris vous laissera des souvenirs aussi bons que ceux que nous avons rapportés de l'étranger.

Il y a trois ans, à Bruxelles, nous avons, dans des séances très intéressantes, discuté un certain nombre de questions d'ordre médico-légal, et nous avons profité des conseils qu'ont bien voulu nous donner les membres les plus autorisés de la magistrature belge.

Les liens qui unissent certaines questions médico-légales aux institutions, aux lois de chaque pays sont si intimes que pour quelques-unes d'entre elles, nous avons dû renoncer à trouver une formule applicable dans les différents pays.

Par contre, les problèmes dont toutes les parties étaient médicales ou scientifiques ont été soumis par tous nos collègues à la même méthode d'appréciation. Cette concordance dans les procédés d'investigation a été mise en évidence par les discussions soulevées en séance, mais elle n'était pas ignorée de la plupart d'entre nous. Bien souvent, à propos d'affaires graves, provoquant les passions politiques ou religieuses, nous avons été consultés en même temps que les professeurs de médecine légale d'Allemagne, d'Autriche, d'Italie, d'Angleterre, de Belgique, et nous avons été heureux de constater que nos conclusions étaient en parfaite concordance avec celles de nos collègues.

Le Comité d'organisation a donc pensé que dans un congrès de médecine légale international il fallait, de préférence, soumettre à la discussion les questions d'ordre scientifique et écarter celles qui se trouvent subordonnées aux diverses législations nationales.

C'est guidés par cette pensée que nous avons rédigé le programme qui est entre vos mains. Quelques-uns de nos collègues ont bien voulu préparer de courts rapports et formuler des conclusions dont le but est surtout de provoquer la discussion.

Si nous parvenons à déterminer pour ces questions ce qui est certain, acquis définitivement et ce qui n'est que probable ou possible, nous aurons fait œuvre utile. Le médecin légiste n'a pas à se déterminer en invoquant des probabilités ou des opinions, il ne peut baser ses conclusions que sur des certitudes.

Il est entendu, d'ailleurs, que chacun de vous peut saisir le Congrès des questions qu'il a étudiées et qu'il croira utile de soumettre à la discussion.

Après vous avoir souhaité cordialement la bienvenue, au nom du Comité d'organisation, je déclare la séance ouverte.

M. VLEMINCKX, sur l'invitation de M. le professeur BROUARDEL, prend la Présidence, et donne la parole à M. Clark Bell.

LA JURISPRUDENCE MÉDICALE EN AMÉRIQUE AU XIX· SIÉCLE

par M. CLARK BELL,

Docteur en droit. Président du Congrès international de médecine légale, à New-York, juin 1889.

Président du Congrès international de jurisprudence médicale, à Chicago, en 1893.

Président du Congrès de jurisprudence médicale du mois de septembre 1893, à New-York.

Président de la Société de Médecine légale de New-York.

Délégué du gouvernement des États-Unis au XIII° Congrès international de Médecine de 1900.

Membre honoraire de la Société de Médecine légale de France, etc.

Aux savants italiens du xvi° siècle et des siècles précédents, plus qu'à ceux de tout autre pays, la jurisprudence médicale doit sa formation et son développement.

Paul Zacchias, qui a été à la fois diplomate, savant, homme d'État et musicien, remplissait en 1620 les fonctions de médecin du pape : ses œuvres scientifiques se trouvent actuellement dans la bibliothèque de la Société de Médecine légale de New-York : il suffit de les lire attentivement pour voir jusqu'à quel point cet homme érudit avait pénétré et approfondi les principes fondamentaux et élémentaires de la science, tels que nous les reconnaissons aujourd'hui.

Du xii° jusqu'au xvi° siècle, l'Italie jouissait d'une prépondérance incontestée dans le domaine des études scientifiques et plus particulièrement en médecine.

Avant 1500, l'Italie possédait seize Universités, tandis qu'il n'y en avait que six en France, huit en Allemagne et seulement deux dans toute la Grande-Bretagne ; l'Italie à elle seule en avait donc autant que la France, l'Allemagne et l'Angleterre réunies et la suprématie des

Universités italiennes sur celles des autres nations était universellement reconnue.

L'Italie continua à jouir de cette supériorité jusqu'à la fin du xvi° siècle et sa suprématie se maintenait encore au temps de l'épanouissement du génie scientifique de Zacchias.

Ce n'est pas à tort qu'on a dit de la jurisprudence médicale qu'elle doit sa puissance et ses éléments constitutifs aux données scientifiques dérivées des différentes branches de la médecine; mais la loi détermine les limites dans lesquelles cette puissance doit être utilisée pour l'administration de la justice.

La suprématie conquise par l'Italie en fit le foyer des sciences et des arts depuis le xiv° jusqu'au xvii° siècle : elle était due aux lois favorables et libérales du gouvernement papal, ainsi qu'à l'influence et à la protection efficaces des pontifes d'alors.

Cette influence se fit bientôt sentir en Allemagne; elle eut pour résultat la publication, en 1553, de la « Constitutio criminalis », de Charles-Quint. Jusqu'à nos jours, les progrès des peuples germaniques dans le domaine de la médecine légale sont dus principalement à la protection du gouvernement et à une législation favorable.

La « Constitutio criminalis » de Charles-Quint rendit obligatoire à tous les tribunaux de recueillir le témoignage et les dépositions des médecins, toutes les fois qu'ils seraient appelés à se prononcer sur des questions du ressort de la médecine légale.

Pendant plus de deux siècles l'Allemagne posséda une organisation spéciale de fonctionnaires de médecine légale : ceux-ci étaient requis par la loi de se préparer pour cette carrière par une éducation spéciale; ils devaient non seulement procurer les faits, preuves et données médicaux sur la demande des tribunaux, mais estimer aussi ces faits à leur juste valeur pour la gouverne des tribunaux.

En 1655, Machiavel fit une série de conférences sur la Médecine légale à l'Université de Leipzig, où il eut pour successeur Bohn, et dès 1720, le gouvernement allemand créa des chaires de médecine légale dans toutes les universités.

Au xviii° siècle (1725), cent ans après la publication des œuvres de Zacchias, la médecine légale s'enrichit des écrits des célèbres auteurs Valentini, Teichmeyer et Albertus; ces écrivains posèrent les fondements des études et recherches scientifiques continuées plus tard par d'autres savants allemands et qui dépassèrent celles de tous les autres pays; ces travaux scientifiques reprirent une nouvelle vigueur au xix° siècle par la création des écoles de clinique dont la première fut fondée à Vienne en 1850, suivie par celle de Berlin en 1855 et celle de

Munich en 1865. C'est à la protection du gouvernement allemand non moins qu'à une législation favorable que l'Allemagne doit ses progrès merveilleux.

Dès 1570 jusqu'à 1692, la France aussi adopta des lois favorisant l'étude et l'avancement de la Médecine légale; la science fit des progrès rapides, mais à la fin du XVIIe siècle les fonctionnaires de médecine légale devinrent héréditaires et la science languit jusqu'après la Révolution française.

Depuis 1790, cependant, aucune nation n'a pu surpasser ou même égaler la France dans le domaine des sciences et des arts; à partir de la nouvelle ère inaugurée par la Révolution et continuée sous le règne de Napoléon le Grand et de ses successeurs, la France a toujours avancé, de sorte qu'aujourd'hui elle est devenue le centre et le foyer de la plus haute civilisation du XIXe siècle et elle continue à occuper parmi les nations ce rang suprême.

La merveilleuse exposition de 1889 et celle plus merveilleuse encore qui vient clore le XIXe siècle sont un exemple vivant de la place prédominante que la France occupe dans les sciences et les arts ainsi que dans la civilisation triomphante et progressive du monde à l'heure où nous voyons poindre à l'horizon l'aurore du XXe siècle annonçant à l'humanité une nouvelle ère de fraternité universelle.

Pendant toute cette période, la suprématie graduelle et progressive de la France était due à ses lois libérales et protectrices et au concours intelligent du gouvernement; c'est grâce à ses prérogatives que la médecine légale en France a marché de front avec les autres sciences.

En 1690, Chasseur fut le premier maître de conférences qui occupa la chaire de médecine légale et, en 1795, Mahon fut le premier professeur de jurisprudence médicale.

Dans la Grande-Bretagne, la jurisprudence médicale était presque totalement négligée au XVIIIe siècle : la mère-patrie transmit à ses colonies des lois rétrogrades. Dans un discours prononcé devant le Congrès international de médecine de 1876, à l'occasion du centenaire, le professeur Stanford E. Chaillé, passant en revue la médecine légale durant les cent dernières années, a caractérisé de la façon suivante les lois transmises par la Grande-Bretagne à ses colonies : « L'absence de mesures tendant à faire appliquer les connaissances médicales à l'administration de la justice n'était rien moins qu'un acte évident de barbarie, et la loi américaine continue à un certain degré à rester hostile à la jurisprudence médicale. »

Ces mots furent prononcés en 1876, c'est-à-dire il y a vingt-cinq ans : ils fournissent une description fidèle des lois existant alors dans la Grande-Bretagne, ce qui explique pourquoi au commencement du xixᵉ siècle en Amérique, la médecine légale traînait dans la poussière et ne pouvait soutenir la comparaison avec celles de la France, de l'Allemagne et de l'Italie: mais l'Amérique, malgré ce faible patrimoine légué par la mère-patrie, n'est pas restée là où elle en était dans les cinquante premières années de sa vie nationale.

Nous devrions faire une exception, cependant, en faveur de l'Écosse. En 1803, une chaire de médecine légale fut fondée à l'Université d'Édinbourg; en 1804, le Dʳ Duncan père commença le premier à donner des conférences sur la jurisprudence médicale, et son fils fut le premier professeur en 1803.

Quoique l'Université d'Édinbourg fût instituée par une charte spéciale en 1681, ce n'est cependant qu'en 1726 que la première Faculté de médecine anglaise fut établie et investie de l'autorité légitime de conférer des grades universitaires. De 1705 jusqu'à 1726 on avait, il est vrai, conféré quelques grades honoraires, mais pas en vertu d'une autorité légale.

En 1875, il y avait dans chacune des 25 Écoles de médecine de l'Angleterre, de l'Écosse et de l'Irlande un professeur spécial de médecine légale, ayant le pouvoir et l'autorité de conférer, au nom de l'État, des grades universitaires à leurs collègues de Cambridge, Oxford et Dublin: il faut avouer cependant qu'en dehors de l'Université d'Édinbourg, on n'enseignait de la jurisprudence médicale que ce qui avait trait à la toxicologie.

L'Écosse a cependant alimenté la science dans son sanctuaire d'Édinbourg et dans la première moitié de notre siècle, le professeur Ogston, ainsi que les savants écossais, ont été au premier rang des érudits en médecine légale de la Grande-Bretagne.

En Angleterre, la loi d'enregistrement ne fut passée qu'en 1858, et le manuel des lois relatives à la médecine légale publié par Glenn, à Londres en 1871, ne contient que trente-six lois dont vingt-cinq furent passées dans la période de vingt ans, entre 1850 et 1870; le professeur Chaillé, dans son admirable discours dont je cite plusieurs passages, a pris pour base de ses assertions les données du manuel en question.

Jusqu'en 1858, la médecine n'était pas reconnue officiellement par la loi anglaise: il n'y existait pas de loi exigeant la préparation des experts médicaux.

La magistrature anglaise n'eut jamais pour les médecins ou les experts médicaux le même respect et la même considération qu'en France, en Allemagne et en Italie; à l'exception de l'Écosse, il n'y a pas en Angleterre de législation tendant à utiliser le concours de la science médicale pour l'administration de la justice.

Au commencement du XIX siècle, la science de la jurisprudence médicale en Amérique ne jouissait, ni dans la profession légale, ni dans la profession médicale du rôle auquel lui donne droit son importance.

On peut bien dire qu'à cette époque-là, la jurisprudence médicale était en décadence parmi les nations et les peuples parlant la langue anglaise.

En Angleterre les écrits de Farre, Dease, Male et Haslem réfléchissaient le progrès et la condition de la science. Si les États-Unis n'ont pas fait de grands et palpables progrès dans le domaine de la médecine légale, c'est qu'ils étaient au lendemain de la guerre révolutionnaire, cette lutte pour l'émancipation et la liberté qui a posé les fondations de la nation américaine sur les principes des droits de l'homme tels qu'ils sont énoncés dans la déclaration de l'indépendance américaine.

Parmi ceux qui cultivèrent la science à cette époque, il faut citer le plus illustre, D\u0072 Benjamin Rush, de Philadelphie, un des signataires de la déclaration précitée; il était professeur de chimie à l'École de médecine de Philadelphie et à l'Université de Pensylvanie, ses travaux couvrent une longue période commençant en 1769 et se terminant par sa mort qui survint en 1813. Il occupait la chaire de médecine théorique et pratique, ainsi que celle de physique expérimentale ; il a laissé seize conférences, dont la dernière traitait de la jurisprudence médicale et fut donnée en 1810 à l'Université de Pensylvanie. L'aliénation mentale, la capacité testamentaire et la responsabilité légale des criminels, tels sont les principaux points développés dans ladite conférence.

Le D\u0072 Thomas Cooper, qui avait siégé comme juge dans les tribunaux de la Pensylvanie, était professeur de chimie et de minéralogie à l'Université de Pensylvanie; il est l'auteur d'un « Traité de Jurisprudence médicale ».

En 1829, le D\u0072 J. Bell, de Philadelphie, publia un discours sur le même sujet, et il fit à l'Institut médical de Philadelphie, une série de conférences sur la Jurisprudence médicale dont il publia plus tard un résumé.

Le professeur Robert Eglesfield Griffith, M. D. de l'Université de Maryland et maître de conférences à l'Université de la Virginie en 1832, publia avec des notes et des commentaires la première édition américaine du livre de Michael Ryan sur la « Jurisprudence médicale », qui fut éditée par Carce et Ley, à Philadelphie, où résidait alors le professeur Griffith et où il mourut en 1850, à la fin de la première moitié du siècle.

Mais il n'y a pas de savant américain auquel la science de Jurisprudence médicale soit plus redevable qu'au professeur Théodoric Romeyn Beck, M. D., L. L. D.

Né à Schenectady, N. Y., le 11 août 1791, il mourut le 19 novembre 1855 : il finit ses études secondaires à Union College, à l'âge de 16 ans, et passa son doctorat à l'École de médecine et de chirurgie de New-York, en 1811. Le collège de Mercersburg, en Pensylvanie, et le collège Rutgers, de New-Jersey, lui conférèrent le grade de Docteur en droit.

En 1815, il fut nommé maître des conférences de Jurisprudence médicale à l'École de médecine et de chirurgie de New-York, et en 1826, il fut nommé professeur de Jurisprudence médicale de la même École et il occupa cette chaire jusqu'en 1840.

En 1823, il publia son « Traité de Jurisprudence médicale », qui fut traduit tour à tour en français et en allemand et eut plusieurs éditions : de l'aveu de tous, c'était le meilleur ouvrage de l'époque sur cette branche de la science : on le trouvait souvent dans la bibliothèque des avocats, ainsi que des médecins.

Cet homme illustre consacra quarante années de sa vie à l'avancement et au progrès de la science ; la période de son activité couvre la première moitié du siècle.

En 1865, à Albanie, capitale de l'Etat de New-York, en parlant à l'Assemblée législative de son Etat natal sur le projet de l'établissement d'une Université, il demanda la création d'une chaire de jurisprudence, en médecine légale, et à l'appui de sa demande il dit : « Il y a un homme encore vivant (Orfila) qui a une telle connaissance de la nature et de l'action des poisons, qu'on l'appelle pour examiner des cas non seulement par toute la France, mais aussi en Belgique : il n'y a pas longtemps, il fut appelé en Belgique, et ce fait attira alors l'attention de toute l'Europe. Je maintiens qu'il doit y avoir deux ou trois personnes de cette nature, nommées et payées par le Gouvernement pour remplir cette importante position. »

En considérant le progrès de la Jurisprudence médicale au XIXe siècle, il est bon, pour en faciliter la comparaison, de diviser le siècle en trois périodes : la première comme nous l'avons déjà fait ; la seconde commençant par les travaux du professeur Beck et s'étendant à quelques années au delà de la première moitié du siècle.

Après Beck, le plus illustre savant en médecine légale, surtout dans la branche spéciale de l'aliénation mentale, c'est le D' Isaac Ray. M. D.

Il est sans contredit le premier aliéniste de l'Amérique : son traité de « la Jurisprudence médicale de la Folie » n'a jamais été surpassé : dans le siècle où il vécut et écrivit, aucun ouvrage n'a fait une impression aussi profonde et aussi durable sur l'esprit humain.

Il fit des conférences sur l'aliénation mentale à l'Ecole de médecine « Jefferson » ; ses écrits sur la pathologie mentale publiés en 1875, vinrent enrichir cette branche de la médecine légale.

En considérant la Jurisprudence médicale au point de vue de la pathologie mentale, nous devons la classifier en plusieurs subdivisions générales : une de ces subdivisions serait : « La médecine légale dans ses rapports avec la folie » ; dans cette branche de la science, le D' Ray occupe le premier rang.

A côté du nom du D' Ray nous devons mentionner quelques-uns des premiers aliénistes : Pliny Earle ; Allan McLane Hamilton ; Henri P. Stearns ; D' John, P. Gray, d'Utica, N.Y. ; professeur Chas. H. Hughes ; William A. Hammond ; professeur Charles K. Mills, de Philadelphie ; D' W. W. Godding ; D' George M. Beard ; D' Nichols, de l'asile des aliénés « Bloomingdale », à New-York : et un grand nombre de savants et d'érudits parmi les surintendants et les directeurs des asiles d'aliénés de l'Amérique ; il faut mentionner spécialement ceux d'entre eux qui se sont consacrés à la névrologie et à la psychiatrie et dont les noms illustres ornent la brillante galerie des savants aliénistes américains.

Aucun ouvrage contemporain n'exerça peut-être une influence plus grande au dix-neuvième siècle que le traité du D' Alfred S. Taylor, sur la Jurisprudence médicale : l'influence de ce livre dépasse même celle des écrits de John C. Bucknill et du D' Hack Tuke, ouvrages qui à leur tour avaient une grande valeur et méritaient des éloges.

C'est à cette époque que parurent les écrits splendides de Chaudé et Briant, mais étant en français, ils ne purent rivaliser avec ceux de Bucknill.

« La Jurisprudence médicale » de Taylor fut reconnue universellement comme un traité modèle, et Beck lui-même, qui occupa longtemps le premier rang, dût cependant céder la place à Taylor : cet ouvrage eut plusieurs éditions dont la douzième et la dernière fut complétée en 1897.

Parmi les juristes qui se sont adonnés à l'étude de la médecine légale et qui se sont distingués dans le dernier tiers du xix° siècle, il faut mentionner tout d'abord : le président Doe de la Cour suprême de New Hampshire ; à lui, plus qu'à tous les autres juristes américains, nous sommes redevables pour l'abolition dans plusieurs États, de l'innovation faite dans la loi anglaise par les juges subséquemment au procès McNaughton, innovation qui faisait de la connaissance du bien et du mal le critérium de la responsabilité criminelle des aliénés.

Ses collègues, le juge Ladd, de la Cour suprême de New Hampshire et le juge H. M. Somerville, de la Cour suprême d'Alabama, qui rédigea la décision de la Cour de l'État affirmant ce qui a été connu depuis lors sous le nom de « Doctrine du New Hampshire », ces deux collègues du juge Doe, disons-nous, ont droit à des éloges et à la reconnaissance publique.

Prenez en considération les opinions du Chief Justice Doe de la Cour suprême de New Hampshire, de l'Associate Justice Ladd de la même Cour, du juge H. M. Somerville de la Cour suprême d'Alabama ; du juge Montgomery de la Cour suprême du district de Columbia et du juge Dillon d'Iowa, tous membres de la Société de Médecine légale ; examinez aussi les opinions de M. Shaw, de Massachusetts : d'Edmonds, de New York ; de Bell et Perley, de New Hampshire ; comparez ensuite ces opinions avec le langage du Lord Chancellor d'Angleterre à une période aussi avancée que 1862 ; en parlant de la folie à la Chambre des Lords il déclara que : « l'introduction des opinions et des théories des médecins dans cette question a été basée sur un principe erroné qui consiste à considérer la folie comme une maladie », et il se prononça contre « le progrès de cette mauvaise habitude de supposer que c'était une infirmité physique ».

C'était moins de cent ans avant cette déclaration (1769) que le Lord Chancellor Blackstone disait : « Renier la possibilité, que dis-je, l'existence actuelle de la sorcellerie et de la magie, c'est contredire en même temps la révélation divine », et il ajoutait : « la chose en soi est une vérité attestée par toutes les nations du monde. »

Parmi les membres illustres du barreau qui ont pris part aux travaux de la Société et contribué à son progrès, nous devons mentionner particulièrement : l'hon. David Dudley Field ; l'hon. E. A. Stoughton ; le juge A. L. Palmer, de la Cour suprême du Nouveau-Brunswick ; Sir John C. Allan, premier président de la même Cour : le juge W. D. Hardin, de Savannah, Georgie ; le juge Charles P. Daly et M. Austin Abbott ; cette liste ne contient pas les noms illustres de ceux qui sont encore en vie ; et parmi les médecins : D' Carnochan ; D' S. B. W. McLeod, et D' Fordyce Barker.

Parmi les éminents collaborateurs français qui ont participé aux travaux et labeurs de la Société de Médecine légale, nous relevons les noms suivants : Dʳ T. Gallard, ancien secrétaire de la Société de Médecine légale de France ; Dʳ Louis Penard, ancien président de la Société de Médecine légale de France ; M. Devergie, ancien président de la Société de Médecine légale de France; M. Ernest Chaudé, ancien Président de la Société de Médecine légale de France ; Dʳ Devilliers, ancien président de la Société de Médecine légale de France : Dʳ Benjamin Ball, auteur et écrivain ; Dʳ Emile Horteloup; Dʳ Lunier ; Dʳ Brière de Boismont ; Dʳ Chevalier ; Dʳ Legrand du Saulle ; M. Hemar, ancien président de la Société de Médecine légale de France ; Dʳ Auguste Voisin ; Dʳ Charpentier : professeur Dʳ Luys ; Marcel Briand ; Dʳ Foville.

Les éminents savants contemporains qui ont contribué au progrès de la Jurisprudence médicale en Amérique sont : M. le professeur Brouardel ; Dʳ Motet ; Dʳ Lutaud ; Dʳ A. Leblond ; Dʳ Magnan ; Dʳ Ritti ; Dʳ Christian ; Dʳ Bertillon ; Dʳ Forel.

Les membres honoraires décédés de la Société de médecine légale sont les suivants : le professeur Francis Warton, qui écrivit des ouvrages sur le Droit international ; Dʳ Devergie, président de la Société de Médecine légale de France ; Dʳ Louis Pénard, ancien président de la Société de Médecine légale de France; le professeur Charcot, de Paris ; Sir James Fitz Stephen, de Londres, Angleterre ; Dʳ Frank H. Hamilton, de New-York ; l'hon. Chas. P. Daly, de New-York ; Dʳ John C. Bucknill, Chancellor's Visitor in Lunacy, de Londres ; Dʳ D. Hack Tuke, de Londres ; Dʳ Fordyce Barker, de New-York.

TOXICOLOGIE

Les plus illustres chimistes dont le peuple américain peut se glorifier sont : le professeur Wormley, de Philadelphie ; le professeur John J. Reese, de Philadelphie ; le professeur R. Ogden Doremus, ancien président de la Société de Médecine légale de New-York ; le professeur Victor C. Vaugha, de l'Université d'Ann Harbor, Michigan, et le Dʳ Henry Luffmann, de Philadelphie.

Le professeur Théodore G. Wormley succéda au professeur R. R. Rogers comme titulaire de la chaire de Toxicologie du département de médecine de l'Université de Pensylvanie, en 1877 ; il occupa cette chaire avec distinction jusqu'à sa mort, qui survint en 1897 ; son ouvrage sur l'Analyse chimique des Poisons à l'aide du microscope est un monument d'érudition ; la profession médicale, le barreau et la magistrature le reconnaissent comme un modèle dans son genre et une autorité ; il prit part aux travaux du Congrès international de

médecine de Philadelphie, en 1876, par une étude brillante intitulée :
« La Chimie médicale et la Toxicologie. »

Le professeur John J. Reese naquit le 16 juin 1818, et mourut le
4 septembre 1892 ; il était le plus éminent juriste et toxicologiste de
son temps à Philadelphie ; il est l'auteur d'un livre classique sur la
Jurisprudence médicale et la Toxicologie ; il était président de la Société de Jurisprudence médicale de Philadelphie, membre honoraire
et actif de la Société de Médecine légale de New-York. Il publia la
7ᵉ et la 8ᵉ édition américaine du Traité de Jurisprudence médicale de
Taylor ; il a laissé de nombreux écrits sur des sujets relatifs à la médecine légale ; de 1865 jusqu'au mois d'octobre 1891, il occupa la
chaire de Jurisprudence médicale et de Toxicologie au département
auxiliaire de médecine de l'Université de Pensylvanie.

Le professeur Vaughan, de l'Université d'Ann Harbor, est l'un des
plus brillants chimistes contemporains ; il est membre de la Société
de Médecine légale de New-York,

Le Dr Henri Luffmann, de Philadelphie, fut maître des conférences
sur la Toxicologie à l'Ecole de médecine « Jefferson », de 1875
jusqu'à 1885 ; il fut aussi chimiste du Coroner de Philadelphie de
1885 jusqu'à 1897 ; il publia la 4ᵉ édition du traité classique du
professeur Reese, sur la Jurisprudence médicale et la Toxicologie.

Le professeur R. Ogden Doremus est le Nestor des chimistes et
toxicologistes américains ; il occupa pendant plusieurs années la
chaire de Jurisprudence médicale de Toxicologie au Collège de la ville
de New-York, et à l'Ecole de Médecine de Bellevue ; il fut longtemps le
chimiste de la Société de Médecine légale de New-York, dont il fut
aussi le président.

Le professeur H. L. Mott, M. D., occupa, quelques années avant sa
mort prématurée, la position de chimiste de la Société de Médecine
légale de New-York.

Le Dr George B. Miller, de Philadelphie, remplit les mêmes fonctions
pendant deux ans ; actuellement. le professeur Ch. A. Doremus, fils du
professeur R. O. Doremus, est le chimiste de la Société de Médecine
légale de New-York : le professeur W. B. McVey, de Boston, a rempli
pendant plusieurs années, les fonctions de toxicologiste de ladite Société.

La Société de Médecine légale a eu pour présidents les personnes
suivantes :

PRÉSIDENTS DE LA SOCIÉTÉ DE MÉDECINE LÉGALE

Le Dr Thomas C. Finnell. le premier président de la Société de Médecine légale, fut élu au mois d'octobre 1867 ; le Dr Wooster Beach avait présidé aux séances de la Société avant l'élection du Dr Finnell.

David McAdam, actuellement juge de la Cour suprème de New-York : le Dr James O'dea, l'auteur d'un livre sur le suicide ; l'hon. J. F. Miller ; le Dr S. N. Lee et les frères William et Jacob Shrady, tous membres du barreau ou de la profession médicale, furent les premiers à s'enrôler dans la Société.

A l'automne de 1868, l'hon. Jacob F. Miller fut élu président et occupa la présidence jusqu'en 1869 ; il était un des avocats éminents du barreau de New-York. Plusieurs années après, en 1897, il fut réélu président.

Le Dr Stephen Rogers fut élu président en 1870 ; il était doué d'une grande énergie et se consacra tout entier à l'œuvre d'extension de la Société ; c'est grâce à ses efforts infatigables qu'il put enrôler dans la Société les membres du barreau et de la profession médicale ; il remplit les fonctions de président aux sessions de 1871 et 1872.

La Société eut pour quatrième président M. Clark Bell, qui fut élu à l'automne de 1872 et continua d'occuper la présidence en 1873, 1874 et 1875 ; il fonda la bibliothèque de la Société et lorsque, à l'occasion de sa retraite, il fit son discours d'adieu au mois de novembre 1875, la Société comptait plus de 400 membres, recrutés en nombre égal du barreau et de la profession médicale.

En 1874, sous l'administration de M. Bell, la Société publia le premier volume des « Études de médecine légale » en une édition de 1000 exemplaires et annonça son intention de la faire suivre plus tard par d'autres volumes.

Le professeur Frank Hastings Hamilton, l'auteur d'un des traités sur les « Fractures et Dislocations », un des plus éminents médecins de New-York, et une autorité reconnue dans les cas d'actions illicites, succéda à M. Bell et aux élections annuelles qui eurent lieu à l'automne de 1875, il fut réélu président de la Société et occupa la présidence pendant les sessions de 1876 et 1877.

L'hon. George H. Yeaman, un des avocats distingués de la ville de New-York, qui avait été ministre des États-Unis au Danemark, succéda au professeur Hamilton ; élu à l'automne de 1877, il fut président de la Société pendant les sessions de 1878 et 1879.

Le Dr Charles S. Wood, qui pratiquait la médecine à New-York, succéda à M. Yeaman ; élu à l'automne de 1879, il occupa le fauteuil présidentiel en 1880 et 1881.

Aux élections annuelles, qui avaient lieu à l'automne de 1881, M. Clark Bell fut appelé de nouveau à la présidence de la Société et réélu, il fut président aux sessions de 1882, 1883, 1884 : c'est en 1884, sous la présidence de M. Bell, que le 2ᵉ volume des « Études de médecine légale », qui avait été annoncé en 1875, fut finalement publié.

Aux élections annuelles de 1884, M. Bell ayant décliné les honneurs présidentiels, le professeur R. O. Doremus, un chimiste et toxicologiste éminent, fut élu président ; ce fut le premier chimiste qui occupa la présidence de la Société, il remplit ses fonctions en 1885.

Le Dʳ Isaac Lewis Post, directeur de l'Hospice des sourds-muets, fut élu président de la Société à l'automne de 1885 et se retira en 1886.

En 1886, aux élections annuelles de l'automne, M. Clark Bell fut réélu président de la Société, à l'unanimité des voix, et il occupa la présidence pendant 5 années consécutives, de 1887 jusqu'en 1891.

Le « Medico-Legal Journal » avait été fondé par M. Bell, au mois de juin 1883 et reconnu comme l'organe officiel de la Société. En 1889, une édition nouvelle et illustrée de la première série des « Études de médecine légale » fut publiée par la Société, et des mesures furent prises pour la publication ultérieure des 4ᵉ et 5ᵉ volumes des « Études de médecine légale » qui étaient presque terminés sous la deuxième administration de M. Bell.

En 1891, un Congrès international de Jurisprudence médicale fut convoqué et se réunit à New-York, sous les auspices de la Société de médecine légale et un bulletin des travaux du Congrès fut publié plus tard.

Aux élections annuelles de l'automne de 1891, M. Bell refusa de poser sa candidature à la présidence et il désigna comme candidat M. Henderson M. Somerville, ancien juge de la Cour suprême d'Alabama ; ce dernier fut élu et remplit les fonctions de président pour l'année 1892.

Le juge Somerville fut désigné candidat pour l'année 1893, mais il refusa ce nouvel honneur ; M. Bell, désigné à son tour, fit de même ; le juge Abram H. Dailey, ancien « surrerogate » du comté de Kings, fut élu président de la Société ; il occupa la présidence, pendant une année, jusqu'en 1893.

Aux élections annuelles de l'automne 1893, le juge Dailey ayant refusé d'accepter une réélection, le Dʳ Hubbard W. Mittchell, qui pratiquait la médecine à New-York, fut élu président de la Société et il remplit ces fonctions pendant deux années, à savoir 1894 et 1895.

Aux élections annuelles de l'automne de 1895, le Dʳ S. B. W. McLeod, pratiquant la médecine à New-York, fut élu président de la Société ; il occupa la présidence jusqu'en 1896.

Il eut pour successeur l'hon. Jacob F. Miller, un des premiers présidents de la Société ; ce dernier fut élu en 1896, à l'automne, et présida à la session de 1897.

Le Dʳ S. B. W. McLeod fut réélu président aux élections présidentielles de l'automne de 1897 et présida à la session de 1897-98.

Il eut pour successeur M. Albert Bach, substitut du chef du contentieux de la municipalité de New-York ; M. Bach avait rempli, à différentes reprises, les fonctions de vice-président de la Société et, pendant plusieurs années, avait pris une part active à ses travaux ; il fut élu en 1898 et occupa la présidence jusqu'en 1899.

Aux élections annuelles de l'automne de 1899, M. Clark Bell fut réélu à l'unanimité président de la Société et présida à la séance mensuelle de janvier 1900. Il est actuellement le président de la Société.

OUVRAGES DIVERS PUBLIÉS EN AMÉRIQUE SUR LA JURISPRUDENCE MÉDICALE

Outre les écrits et les ouvrages déjà mentionnés, le professeur James J. Elwell, du barreau de Cleveland, Ohio, publia un volume intitulé : « La Jurisprudence médicale, par Elwell ». Ce livre eut une grande vogue parmi les avocats et les médecins. Le professeur J.-J. Ordinoux écrivit un traité intitulé : « Jurisprudence de la médecine », qui fut publié en 1869 ; ce livre eut un grand succès en son temps et exerça une grande influence sur l'opinion publique et la législation de cette époque.

Le Dʳ Allan McLane Hamilton publia, en 1894, un ouvrage intitulé : « Système de médecine légale, par Hamilton ». Le Dʳ Francis Wharton publia, en 1885, un petit ouvrage sur l'aliénation mentale ; il le fit suivre par un autre ouvrage intitulé : « Traité de Jurisprudence médicale », qu'il écrivit en collaboration avec le Dʳ Morton Stille ; c'était un livre volumineux de 815 pages ; il eut trois éditions successives en 1869, 1872 et 1875 ; en 1882, on en publia une quatrième édition : c'est une addition précieuse à la science de médecine légale.

Le professeur William A. Hammond écrivit plusieurs ouvrages et publia pendant plusieurs années une Revue de médecine psychologique.

Dean publia son traité de Jurisprudence médicale ; quoiqu'il fût contemporain de Beck, son livre ne put ni dépasser celui de ce dernier, ni même égaler l'ouvrage du professeur Elwell.

L'essai bibliographique le plus complet énumérant tous les ouvrages relatifs à la jurisprudence médicale publiés en Amérique, ainsi que les meilleurs traités de jurisprudence médicale publiés en France, en

Allemagne, en Angleterre et en Italie jusqu'au mois de septembre 1876, est le discours magistral du professeur Stanford E. Chaillé, prononcé en 1876 devant le Congrès international de médecine de Philadelphie, discours auquel je renvoie l'étudiant en médecine légale, avec la plus grande confiance.

Si j'en trouve le temps, je soumettrai au Congrès un supplément contenant l'énumération des ouvrages qui ont été publiés en Amérique depuis 1876.

LA SOCIÉTÉ DE MÉDECINE LÉGALE DE NEW-YORK
SON INFLUENCE ET SES TRAVAUX

Quoique l'organisation de cette Société fût complétée en 1868 et qu'elle fût dûment incorporée conformément aux lois de l'État de New-York, ce n'est cependant que vers 1871 et 1872 qu'elle acquit une position imminente comme un élément de progrès de la science.

A partir de cette époque, elle se développa, s'agrandit et devint une association puissante et distinguée, composée de juristes, d'avocats et de médecins.

Au mois de juin 1875, fut fondé le « Medico-Legal Journal » qui a continué depuis à servir d'organe officiel à la Société; cette Revue a été dans les vingt-cinq dernières années du dix-neuvième siècle, le plus illustre et le plus efficace facteur du progrès et du développement de la science sur le continent américain.

La Société de Médecine légale resta une organisation nationale jusqu'en 1889; en 1889, elle devint internationale : elle compte aujourd'hui des vice-présidents, non seulement dans tous les États et Territoires de l'Amérique, mais aussi dans presque tous les pays civilisés du monde.

En 1889, le premier Congrès international de Jurisprudence médicale se réunit à New-York, sous les auspices de la Société.

Le second Congrès international de Jurisprudence médicale se réunit à Chicago, en 1885, à l'occasion de l'Exposition Universelle, et au mois de septembre 1895 un Congrès de Jurisprudence médicale se réunit au palais de justice fédéral de la ville de New-York : ce dernier Congrès attira plus d'attention que les précédents.

La Société a publié les bulletins des travaux des différents Congrès, et le dernier de ces bulletins contient un grand nombre d'articles et de communications qui sont d'une importance primordiale.

La Société a publié aussi trois volumes contenant les contributions scientifiques et les communications de la première période de son existence ; elle se propose de publier deux autres volumes qui contiendront tous les travaux de la Société jusqu'au commencement de la publication du « Medico-Legal Journal ».

M. VLEMINCKX, président, remercie et félicite l'orateur ; il fait l'éloge de la Société de médecine légale de New-York, qui s'est annexés, comme vice-présidents, des autorités médicales et judiciaires du monde entier.

DE L'INFLUENCE DE LA PUTRÉFACTION SUR LA DOCIMASIE PULMONAIRE HYDROSTATIQUE

par le docteur DESCOUST,

Chef des Travaux de Médecine légale pratique à la Faculté de Médecine de Paris,

Membre de la Société de Médecine légale

et M. le docteur BORDAS,

Sous-Directeur du Laboratoire Municipal de Paris, Auditeur au Comité consultatif d'hygiène de France

Membre de la Société de Médecine légale.

L'influence de la putréfaction sur le poids spécifique des poumons des nouveau-nés est une question très discutée et dont la solution intéresse au plus haut point la médecine légale.

Déjà au Congrès de médecine légale de Bruxelles, M. le professeur Dallemagne, dans un rapport très intéressant et très documenté, avait montré toute l'importance du sujet.

Le savant rapporteur avait relaté ses expériences personnelles, ainsi que celles de M. le professeur Malvoz, de Liège, et la conclusion était que la putréfaction gazeuse pouvait dans certains cas entacher d'erreur les résultats fournis par la méthode de la docimasie pulmonaire hydrostatique.

La discussion qui suivit la lecture du rapport de M. le professeur Dallemagne ne permit pas de tirer des conclusions bien positives, et d'un commun accord il fut décidé que la question serait à nouveau soumise à la discussion lors du prochain Congrès de médecine légale de Paris.

Les phénomènes de la putréfaction présentent une très grande variété d'aspect suivant les différents stades de la décomposition et suivant aussi les conditions dans lesquelles ont été placés les corps des nouveau-nés.

Le médecin-expert, lorsqu'il se trouve en présence de poumons plus légers que l'eau, est actuellement obligé de tenir compte de l'état de décomposition du petit cadavre. Mais comme il n'existe aucun moyen permettant de déterminer exactement le degré plus ou moins avancé de la putréfaction, il en résulte que, si le principe du rôle de la putréfaction dans la modification physique du poumon était admis sans conteste, la méthode hydrostatique se trouverait par ce seul fait toujours sujette à discussion.

Envisageons rapidement les grandes lignes du processus putride chez le nouveau-né en général, de façon à bien préciser l'objet de la discussion qui est soumise au Congrès.

La putréfaction chez le nouveau-né, mort peu de temps avant son expulsion, n'offre pas les mêmes caractères que chez l'enfant nouveau-né qui a respiré ou chez celui qui a déjà absorbé des aliments.

Considérons d'abord le cas d'un enfant mort-né qui n'a pas respiré.

Ici le petit cadavre aura une tendance à se momifier, surtout s'il a été placé dans un endroit où l'air est confiné et s'il se trouve à l'abri des insectes.

Ces phénomènes de momification sont généralement plus fréquents chez l'enfant que chez l'adulte, et cela tient à plusieurs causes.

L'enfant nouveau-né, mort quelque temps avant son expulsion, a un tube digestif privé de germes dans toute son étendue, et la décomposition microbienne, lorsqu'elle se fait, est centripète; il en résulte que, si le cadavre est placé dans les conditions que nous venons d'énumérer plus haut, il n'y a pas à proprement parler de décomposition cadavérique.

Le mécanisme de ce phénomène particulier mérite que nous nous y attachions, car il peut présenter un très grand intérêt dans certains cas.

L'épiderme du nouveau-né abandonné à l'air libre ne tarde pas à se modifier profondément. Le corps perdant rapidement une très grande quantité d'eau, la peau se dessèche, se parchemine, se racornit; il se produit par ce fait une véritable barrière contre l'envahissement des germes provenant de l'air.

La matière organique n'est pas transformée en produits ultimes liquides ou gazeux; elle tend, au contraire, sous l'influence des conditions physico-chimiques ambiantes, à se changer en produits très complexes offrant une certaine stabilité pour ramener la matière organique de cette période d'arrêt en produits définitifs C. Az. H.; il faut l'assistance, non plus de micro-organismes, mais de diptères, coléoptères, acariens, bref de tous ces insectes que M. Mégnin a groupés sous le nom de « travailleurs de la mort ».

Il se produit là un phénomène de momification analogue à celui qui se produit chez l'enfant macéré; dans un cas le petit cadavre est protégé par son épiderme; dans l'autre, les membranes intactes le défendent contre l'envahissement microbien. Il n'y a donc pas à proprement parler de putréfaction dans le sens que nous y attachons en général.

On conçoit par ce qui précède que toutes les causes qui pourront ralentir l'évaporation du petit cadavre favorisent, au contraire, le développement des micro-organismes, des mucédinées, etc., qui, trouvant alors un milieu plus propice, ramèneront la matière organique à l'état d'éléments minéraux.

Quoi qu'il en soit, la marche de la putréfaction chez un nouveau-né n'ayant pas respiré sera toujours très lente, et les viscères conserveront leur aspect primitif pendant un temps très long.

Tout autre est le cas chez un enfant nouveau-né ayant respiré.

L'air, en pénétrant dans les alvéoles pulmonaires, dans l'estomac, entraine les poussières de l'atmosphère en même temps que les micro-organismes qui s'y trouvent en suspension.

Ces germes se développent plus ou moins rapidement, suivant la température, amènent la désagrégation des cellules et pénètrent ensuite dans le système circulatoire.

Ces micro-organismes produisent de grandes quantités de gaz qui favorisent la dissémination des germes dans toute l'étendue du petit cadavre par une sorte de circulation nouvelle.

Chez l'enfant qui n'a respiré qu'imparfaitement, c'est-à-dire chez celui qui, pour une cause quelconque, n'a pu pratiquer des inspirations assez complètes pour permettre à l'air de pénétrer profondément dans toutes les alvéoles pulmonaires, on rencontre des phénomènes analogues à ceux que nous venons de décrire; la différence ne réside plus que dans la rapidité de la putréfaction, qui est moins grande et en quelque sorte localisée à certains endroits bien définis; la putréfaction, dans ces conditions, se trouve être en relation directe avec le plus ou moins d'intensité des actes respiratoires antérieurs.

Si nous envisageons d'abord les caractères extérieurs des poumons, nous remarquerons qu'ils n'offrent plus cette teinte uniformément rosée du poumon qui a respiré; on voit, au contraire, des ilots rosés, disséminés sur la partie superficielle et séparés les uns des autres par des masses relativement considérables de tissu hépatisé ne crépitant pas sous les doigts.

On trouve alors fréquemment dans ce cas des bulles de gaz qui soulèvent la plèvre, la décollent d'une façon irrégulière : ces bulles de gaz sont produites par la putréfaction et se rencontrent toujours sur la partie du poumon qui a conservé l'aspect hépatisé et non pas sur les ilots rosés que nous signalons plus haut.

Ces poumons flottent plus ou moins bien lorsqu'on les jette dans l'eau; ils surnagent encore moins bien lorsqu'on a crevé ces bulles de gaz avec une épingle.

Chez le nouveau-né ayant respiré et absorbé des aliments, la putréfaction a pour point de départ l'intestin; la décomposition cadavérique suit une marche identique à celle qui se produit chez l'adulte.

Des nombreuses expériences que nous avons faites, expériences qui ont été répétées par MM. le Dr Malvoz et Dallemagne, il résulte que la putréfaction du poumon qui n'a pas respiré se caractérise surtout par des phénomènes de liquéfaction.

Les animaux placés en expérience soit dans la terre, soit abandonnés à l'air libre, ou plongés dans des liquides putrides, n'ont jamais présenté de caractères de la putréfaction gazeuse. M. le professeur Malvoz n'a obtenu de résultats différents que dans le cas où l'animal était suspendu par la tête, avec une bouillie composée de terre de jardin diluée dans de l'eau, et introduite dans la gorge.

Cette expérience pratiquée dans des conditions particulièrement favorables à l'introduction de micro-organismes dans l'arbre bronchique démontre, au contraire, la nécessité de l'introduction de germes appartenant au milieu extérieur pour amener la décomposition gazeuse du poumon qui n'a pas respiré.

Nous concluons donc en disant que la putréfaction chez le nouveau-né qui n'a pas respiré ne peut pas provoquer de phénomènes susceptibles de modifier la densité des poumons, et *que la putréfaction gazeuse pulmonaire est donc fonction de la respiration*.

RECHERCHES EXPÉRIMENTALES RELATIVES A L'INFLUENCE DE LA DÉCOMPOSITION DES GAZ SUR L'APTITUDE A SURNAGER DES POUMONS DES NOUVEAU-NÉS

par G. PUPPE et E. ZIEMKE,

Docent à l'Université de Berlin.

Messieurs,

J'ai l'honneur de vous rapporter les recherches faites en commun avec M. le Dr Puppe, docent de l'Université de Berlin.

Nous nous sommes occupés de savoir s'il est possible que les poumons des nouveau-nés, qui n'ont pas encore respiré, deviennent flottants par la décomposition, de façon à s'illusionner sur un résultat positif de la docimasie pulmonaire.

Sans doute, cette question est d'un intérêt pratique.

Si vous prenez en considération, qu'au médecin légiste dans sa pratique journalière, on remet très souvent des nouveau-nés à fin d'autopsie, dans un état de décomposition plus ou moins avancé, et qu'il doit décider, sur cet objet peu approprié, la question si l'enfant a vécu et respiré ou non, s'il s'agit d'un meurtre, ou si l'enfant est mort-né, vous voudrez bien convenir avec moi, de l'importance pratique de la question, et combien il est nécessaire de savoir, si l'épreuve, c'est-à-dire la docimasie pulmonaire — qui doit se décider en première ligne — par les modifications qui se produisent après la mort dans les poumons, peut être ébranlée dans sa force démonstrative.

Comme on le sait, parmi les objections qu'on soulève depuis longtemps contre la valeur de la docimasie pulmonaire, on rencontre aussi l'assertion, que les poumons des nouveau-nés qui n'ont pas encore respiré, deviennent flottants à la suite de la décomposition des gaz. Ainsi, E.-V. Hoffmann déclare, dans son fameux Manuel de médecine légale, que la propriété de flottaison des poumons par elle-même ne prouve rien autre chose, sinon que dans les poumons se trouve de l'air : et qu'on n'est autorisé à tirer une conclusion ultérieure, à savoir, que cet air a pénétré par la respiration, que si d'autres circonstances sont exclues, par lesquelles l'air a pu pénétrer dans les poumons, comme par exemple, par la décomposition. Et dans son atlas, planche 6, est figuré un poumon devenu gazeux à la suite de la décomposition, complètement flottant, malgré sa provenance d'un enfant mort-né ou vivant, mais qui dans tous les cas ne pouvait pas encore respirer.

Strassmann se trouvait en présence de cas où les poumons des enfants mort-nés sont devenus flottants par la simple décomposition, et déclare comme faux, de supposer que les poumons des nouveau-nés, ne peuvent pas en général devenir flottants à la suite de la décomposition.

Toute une série d'observateurs, à l'encontre, se sont tenus sur la réserve ; déjà Jamassia, dans un travail de 1876, sur la décomposition du poumon, a contesté le fait, que les poumons des nouveau-nés peuvent devenir flottants seulement par les modifications de la décomposition. D'après lui, les poumons n'acquièrent la propriété de surnager que si l'air a pénétré dans les bronches par la respiration.

Cette conception est très énergiquement défendue dans un traité de MM. Bordas et Descoust, présenté en 1893 à l'Académie de médecine de Paris. Les auteurs rapportent que, dans les expériences faites au laboratoire de Brouardel, sur les poumons des fœtus d'animaux mort-nés, malgré les différentes variations des conditions expérimentales, ils n'ont jamais observé la décomposition gazeuse des poumons. Les poumons, qui n'avaient pas respiré, coulaient au fond de l'eau, tandis que les poumons, qu'ils avaient gonflés artificiellement, se convertirent d'une façon abondante en décomposition gazeuse. Les résultats étaient identiques, lorsque au lieu d'employer pour les expériences des fœtus d'animaux, ils utilisaient des poumons d'enfants mort-nés. Ils concluent de la façon suivante : « Les poumons des nouveau-nés ne flottent qu'à la condition que l'enfant ait respiré, car les poumons des mort-nés, malgré leur décomposition, ne flottent pas. » Donc, Bordas et Descoust considèrent que les poumons de l'enfant qui n'a pas respiré sont incapables de flotter, tandis que les poumons de l'enfant qui a respiré acquièrent la propriété de la flottaison. Si cette distinction seule et aussi précise sur la propriété de la flottaison des poumons était admissible, dans ce cas la décision du médecin légiste, ainsi que le problème de savoir si un nouveau-né après sa naissance a respiré ou non, seraient d'une simplicité pour ainsi dire primitive, et on pourrait dans tous les cas répondre avec une précision vraiment idéale, à la suite du résultat obtenu sur la flottaison de la docimasie pulmonaire.

Mais cependant, c'est M. Brouardel, ni plus ni moins, lui-même qui prévient — sans toutefois méconnaître la valeur des expériences de MM. Bordas et Descoust — contre des conclusions, poussées aussi loin, car il exhorte ses collègues à être prudents et à tenir une très grande réserve devant les tribunaux, où le jugement et la décision du médecin légiste peuvent devenir d'une importance capitale et définitive à la charge contre la mère, accusée d'infanticide. Et, en vérité, messieurs, la prudence de M. Brouardel n'est que très justifiée.

Déjà M. Dallemagne, dans son rapport présenté au Congrès international de médecine légale de Bruxelles en 1897, fait ressortir très justement que les données constatées par les expériences de MM. Bordas-Descoust ne peuvent avoir la prétention du bien fondé exclusif. Ceci est confirmé aussi par les expériences et recherches faites par M. Malvoz, précisément pour examiner et compléter les expériences de MM. Bordas-Descoust. Ce savant a exposé trois fœtus d'animaux, qui n'ont pas respiré, en plein air, pour la décomposition naturelle. Dans deux de ces cas, il constatait à peine quelques bulles gazeuses dans les poumons. Cependant, dans aucun de ces cas, la décomposition gazeuse n'était assez abondante pour que les poumons des animaux acquièrent la propriété de flottaison. Mais les poumons présentaient une allure tout à fait différente lorsqu'en modifiant les conditions expérimentales il introduisait aux animaux mort-nés, par la bouche, une émulsion d'eau faite avec de la terre végétale.

Pour ces expériences on utilisait trois fœtus de moutons et un pour le contrôle, en l'exposant à l'air pour la décomposition spontanée. Après 8 jours on constatait déjà une différence surprenante. Tandis que le fœtus du contrôle présentait à peine une coloration verdâtre sur la bouche et l'anus, les trois autres fœtus présentaient une décomposition foudroyante, la région du cou et du ventre était très turgescente, la tête bouffie et complètement vert noir, et partout l'emphysème cutané très abondant. Particulièrement surprenante était l'attitude des poumons, qui remplissaient complètement les sacs de la plèvre, et colorés en rouge rose. Sous le revêtement de la plèvre on observait une quantité nombreuse de vésicules gazeuses très serrées et groupées en forme de mosaïque de la grandeur moyenne d'une petite tête d'épingle. Par endroits on distinguait aussi des vésicules gazeuses plus grandes, mais en général c'étaient les les petites qui dominaient.

Les poumons, aussi bien en entier qu'en petits morceaux, étaient capables de flotter, et crépitaient sous la pression du doigt. Sans aucun doute dit M. Malvoz, un observateur moins exercé, dans ce cas, en aurait tiré la conclusion qu'il s'agit de poumons qui ont déjà respiré.

Donc, en présence de ces résultats, pour lui, il n'existe le moindre doute, que dans les conditions favorables il peut se développer dans les poumons des nouveau-nés qui n'ont pas respiré, une décomposition gazeuse qui serait capable de faire croire (illusionner) à un résultat positif de la docimasie pulmonaire. Pour cela suffisent déjà de la terre végétale dans la bouche, la position verticale du nouveau-né, et une température un peu plus élevée dans le milieu ambiant.

L'examen bactériologique des poumons démontrait surtout une grande abondance de microbes anaérobies, et M. Malvoz ne fait aucune difficulté d'attribuer la décomposition gazeuse intense, qui habituellement dans les conditions naturelles n'est pas observée dans les poumons des cadavres des nouveau-nés, à l'action des germes anaérobies.

Résumant encore une fois et brièvement les expériences de Malvoz ainsi que les faits nouveaux, ils consisteraient alors en ceci, que les

poumons des nouveau-nés, qui n'ont pas respiré et par l'introduction
d'une émulsion composée de terre végétale, par la bouche, arrivent à
un si haut degré de décomposition, qu'ils deviennent flottants. Mais là
où se produisent des gaz de décomposition, et c'est grâce alors à
l'active reproduction des bactéries et que ceux-ci, ainsi que nous le
savons, se retrouvent non seulement dans la terre mais très fréquemment dans d'autres intermédiaires : l'air et les liquides, si enfin en
d'autres termes, dans leurs reproductions ils ont le don de l'*ubiquité*,
nous ne voyons pas bien pourquoi il ne se produirait pas dans les
poumons des nouveau-nés, en passe de se décomposer, voire dans
d'autres conditions que celles mentionnées par M. Malvoz, la décomposition gazeuse, c'est-à-dire une décomposition gazeuse si intense,
que les poumons peuvent devenir flottants. Il n'est qu'à supposer que
les germes gazeux ont effectivement pénétré les poumons.

Ces considérations nous ont conduits aux recherches suivantes, et
sur lesquelles vous voudrez bien nous permettre à présent, de vous
faire le rapport.

Pour nos expériences nous avons utilisé douze cadavres d'enfants
mort-nés, qui furent obligeamment mis à notre disposition par la
clinique gynécologique de l'Université royale de Berlin.

Pour nous procurer la certitude absolue que nos expériences
procèdent réellement sur des poumons vides d'air, nous avons
cherché à établir un contrôle dans une série des cas, et au commencement de nos expériences en ouvrant une cavité thoracique — pour la
plupart la gauche — au moyen de la thoracotomie docimasique,
examinant très méticuleusement les poumons en question dans leurs
parties partielles, sur le contenu d'air, suturant ensuite très soigneusement la plaie de la peau.

On constatait aussi que, dans une partie des cas, les poumons
montraient des petites parties isolées contenant de l'air, et cela
notamment aux marges, qui probablement se sont produites à la
suite de respiration partielle, ou soit encore par des manipulations,
faites par des tentatives de rappel à la vie sur des nouveau-nés
asphyxiés.

Si nous trouvions dans l'examen des poumons des endroits qui
nous fissent reconnaître des symptômes, comme quoi une respiration
aurait eu lieu, dans ce cas on déterminait leur position topographique,
et l'observation ensuite était couchée sur le procès-verbal.

Nous cherchâmes de cette façon d'éviter le plus possible des
erreurs, qui facilement pouvaient se produire, en considérant au
moment de l'expérience finale les endroits de prime abord comme

contenant de l'air, tandis qu'ils étaient déjà primitivement vides d'air, ne devenant gazeux que seulement à la suite de la décomposition.

Pour la production de la décomposition gazeuse, nous ne choisîmes que des cultures pures de bactéries produisant des gaz, c'est-à-dire ceux qui possiblement, le plus souvent, se trouvent ubiquitaires dans le monde extérieur et, en même temps, jouent aussi un rôle prédominant dans la flore bactérienne de la décomposition des nouveau-nés.

Pour nos recherches les proteus et les coli-bacilles nous semblaient les mieux appropriés et qui ne sont pas attachés à la terre, comme ceux de Malvoz, c'est-à-dire les producteurs des gaz anaérobies, et enfin aussi ceux qui se produisent dans les intermédiaires liquides, en l'air, en un mot, partout où se produit la décomposition.

Donc, nos expériences furent exécutées d'une telle façon, qu'après avoir mis à nu la trachée, nous procédâmes à la trachéotomie supérieure ou à la laryngotomie, et nous remplîmes, à travers l'ouverture trachéale, au moyen d'un cathéter élastique et stérilisé, à l'extrémité supérieure ou attacha un *infundibulum* en verre, ccm. 10 une culture de bouillon sacchariné, vieux de 24 heures, de bacilles de proteus ou de coli-bacilles.

Nous évitâmes soigneusement d'exercer une pression active sur le liquide de culture, pour ne pas provoquer une extension artificielle sur les alvéoles pulmonaires non encore développées. Après la ligature médiate et la ligature de la trachée, la plaie cutanée fut fermée par la suture, et le cadavre, dans une position verticale, suspendu dans une caisse spacieuse. Dans cette position le cadavre était, autant que possible, à l'abri des insectes ; et conservé jusqu'à la fin de l'expérience le cadavre restait abandonné à son sort.

Malheureusement, on ne réussissait pas, dans tous les cas, d'empêcher le développement des oxyures de mouches.

Je ne veux pas, messieurs, vous ennuyer avec les détails des observations médicales des expériences, dans un autre endroit ils seront connus et d'une façon plus circonstanciée. Je veux dire ici seulement, qu'après avoir terminé toutes les expériences des cadavres, ils furent selon « lege artis », autopsiés, les poumons et les autres organes intérieurs sur leur propriété de flottaison très soigneusement examinés, et que des cultures de poumon, de foie, de rein, du contenu intestinal, du sang de cœur, et en quelques cas aussi de la subcutis, furent préparées.

Les poumons en outre furent soumis à un examen très soigneux à la loupe et plusieurs parties des poumons conservées dans le formol, pour l'examen microscopique.

Or, si j'arrive aux résultats de nos expériences, je puis alors vous affirmer qu'ils étaient très remarquables en ceci que tous les nouveau-nés traités aux cultures bactériennes gazeuses, se trouvaient dans un laps de temps de peu de jours, dans une décomposition foudroyante, et produisant dans tous les organes la formation gazeuse la plus étendue. Quoique au moment où nous procédions à nos expériences il régnait pendant le jour une très haute température, cependant nous n'avons jamais observé chez des nouveau-nés, qui dans les conditions ordinaires succombaient à la décomposition spontanée, une décomposition aussi foudroyante que chez les nôtres.

Nous sommes disposés à rapporter ce haut degré de décomposition non seulement à la température un peu plus forte qui précisément régnait à ce moment-là, — d'ailleurs pas toujours constante, — mais nous y voyons plutôt la suite d'infusion des bactéries, une hypothèse qui dans les résultats des expériences bactériologiques trouve un certain appui.

D'ailleurs on réussit, dans tous les cas où les bactéries furent utilisées dans les expériences, à obtenir non seulement des poumons, de tous les organes examinés, voire du tissu cellulaire sous-cutané de la cuisse, et qui présentait un emphysème cutané très abondant, des cultures pures ou pour le moins une quantité richement abondante.

Cette inondation complète du cadavre, des bactéries infusées aux poumons, peut à peine s'expliquer autrement que par la marche active des bactéries douées d'un mouvement propre et vif et est de nature à projeter un jour nouveau et très intéressant sur l'extension des microbes mobiles dans les cadavres, et surtout sur la fréquente production des coli-bacilles dans les organes intérieurs, après la mort, et finalement sur leur rôle pathogène.

La suite de cette décomposition foudroyante consistait dans la majorité des cas, dans la propriété de flottaison de tous les organes abdominaux, du cœur, et un emphysème cutané étendu sur le cadavre entier.

Comment se comportaient, avec une décomposition gazeuse aussi étendue sur le corps total, les poumons?

Eh bien, messieurs, ceux-ci aussi étaient tellement envahis de vésicules gazeuses dans tous les cas, qu'ils avaient la propriété de surnager.

Si nous voulons entrer dans plus de détails sur l'attitude des poumons, alors, certes, nous devons faire observer que dans quelques cas une certaine asymétrie frappait dans la distribution des vésicules gazeuses, et cela d'une façon que souvent les lobes supérieurs et ceux

du centre se trouvaient uniformément remplis de vésicules gazeuses,
tandis que les lobes inférieurs ne contenaient que des vésicules
gazeuses isolées et grandes, ayant conservé du reste leur nature vide
d'air ainsi que leur couleur rouge foncé. Dans d'autres cas, le tissu
pulmonaire avait pris par contre une coloration rouge clair, et tous
les lobes pulmonaires se trouvaient uniformément remplis de décomposition gazeuse de la grandeur d'une tête d'épingle jusqu'à la grosseur d'un petit pois, sans pouvoir réussir à découvrir par un examen
superficiel les parties vides d'air avec la coloration primitivement
rouge foncé.

Nous voudrions diviser nos cas en deux groupes.

Le premier groupe embrasse les nouveau-nés dont les poumons se
présentaient avec la thoracotomie docimasique complètement vides
d'air.

Dans le deuxième groupe nous admettrons tous les cas qui nous
furent remis comme mort-nés, mais sans avoir procédé à la thoracotomie docimasique et ceux dont les poumons dans quelques régions
partielles laissaient reconnaitre quelques éléments d'air.

Le premier groupe, messieurs, et en cela, le sceptique le plus
endurci sera obligé d'en convenir avec nous, est, pour la solution de
notre problème, absolument d'une force démonstrative et probante.

D'abord nous avons prouvé ici la flottaison des poumons vides d'air
par l'infusion des bactéries gazeuses en peu de temps; — l'oscillation
variait entre 5 et 18 jours.

Contre la force démonstrative du deuxième groupe, on pourrait
avancer l'objection qu'une proportion sûre pour l'examen de l'élément
d'air des poumons, provoquée par la décomposition gazeuse faisait
défaut, et qu'une erreur n'est pas impossible, parce que les poumons,
déjà avant l'expérience, ou bien étaient partiellement gazeux, ou pour
le moins, il n'a pas été expressément établi qu'ils étaient vides
d'air.

Mais dans ces cas l'élément d'air se trouvait en si petites parties
circonscrit et limité, qu'un accroissement aussi considérable de
celui-ci, à l'achèvement de l'expérience, ne pouvait pas nous échapper
et de fait n'a pas échappé non plus.

Et chez ceux des nouveau-nés où nous supposions l'état fœtal des
poumons, sans le vérifier par l'ouverture de la cage thoracique, nous
étions autorisés, d'après l'analogie des autres cas, — à supposer
qu'une respiration aurait eu lieu, — de considérer cette dernière circonstance (la respiration) pour si insignifiante, qu'elle ne suffisait
pas à rendre flottants les poumons.

Donc nous pouvons considérer le deuxième groupe de nos expériences comme démonstratif et probant.

Résumant à nouveau les résultats principaux de nos expériences, nous croyons avoir démontré que dans certaines conditions, c'est-à-dire lorsque les bactéries gazeuses participent en grande masse à la décomposition des poumons, les poumons des nouveau-nés qui n'ont pas respiré, acquièrent en conséquence la propriété de flottaison produite par les gaz de la décomposition.

Vous pourriez, messieurs, m'objecter que ce n'est qu'à la suite de la disposition de nos expériences, c'est-à-dire par l'introduction directe des bactéries dans la trachée-artère et dans les bronches pulmonaires, nous aurions artificiellement créé des conditions plus favorables qu'elles ne se produisent effectivement dans la décomposition, lorsqu'on procède dans des conditions naturelles.

Mais cette objection d'abord ne tient pas debout dans ceux des cas où les enfants mort-nés séjournaient un certain temps dans les milieux liquides.

Conformément à leur état d'agrégation, ces liquides peuvent sans aucun doute pénétrer jusqu'aux embranchements de l'arbre bronchial les plus délicats, et dans la diffusion ubiquitaire des microbes de décomposition gazeuse, devenir ainsi dans ce cas la raison de la décomposition gazeuse. Vous avez de même pu constater que l'introduction de terre végétale dans la bouche d'un nouveau-né, d'après les expériences de M. Malvoz, est suffisante pour produire une décomposition gazeuse foudroyante dans les poumons.

Donc si vous voulez considérer que les excitateurs de la décomposition gazeuse non seulement et uniquement par l'intermédiaire de terre et des liquides parviennent aux poumons du fœtus, mais qu'on les rencontre sur les membranes muqueuses de la cavité buccale et le pharynx de chaque cadavre, et qu'on se trouve ainsi devant la possibilité et en présence d'une diffusion de ceux-là jusqu'aux alvéoles pulmonaires, vous conviendrez alors avec nous qu'une décomposition gazeuse dans les poumons des fœtus, capable de produire la flottaison, même dans les circonstances naturelles dans l'air libre, ne doit pas être considérée comme une impossibilité.

Cependant d'après les expériences générales, et dans le fait il est très rare que les poumons des nouveau-nés qui succombaient à la décomposition spontanée de l'air, soient remplis aussi abondamment et uniformément de décompositions gazeuses, et de façon de pouvoir obtenir la docimasie pulmonaire.

Même, si la plupart des autres organes spécifiquement sont devenus plus légers que l'eau, le poumon fœtal montre-t-il régulièrement sa nature primitive, vide d'air, et coule au fond de l'eau.

Que le poumon fœtal dans la décomposition spontanée devient si rarement capable de flotter, ne prouve certainement pas qu'en général ils ne peuvent devenir flottants par la décomposition.

D'après notre opinion, les poumons des nouveau-nés, qui n'ont pas respiré, peuvent de même avoir la propriété de la flottaison par la décomposition comme les autres organes. Nous n'en avons jamais douté, pas même avant nos expériences, et c'est pourquoi nous sommes obligés d'infirmer et contredire l'affirmation et l'hypothèse de MM. Bordas et Descoust, comme quoi la propriété de flottaison des poumons prouverait que l'enfant a respiré.

Du reste, un hasard très heureux nous favorisait d'une docimasie comme exemple dans un cas de la pratique, et qui complète et confirme d'une façon très heureuse nos considérations théoriques. Il s'agissait d'un enfant nouveau-né de 50 centimètres de long, et autopsié par ordre du tribunal, l'enfant, d'après le rapport de la police, ayant été repêché dans l'eau ; l'enfant se trouvait dans un état de décomposition avancée ; les poumons encore relativement bien conservés étaient rouge pâle, et présentaient de nombreuses vésicules aériennes petites et grandes ; par endroits on observait des parties plus compactes de couleur rouge foncé, et sur lesquelles on percevait des petites vésicules gazeuses. Ces poumons avaient la propriété de surnager.

Donc, comme chez un fœtus de 24 semaines, on peut avec certitude exclure une respiration qui aurait eu lieu, et qu'en conséquence nous pouvons supposer que les poumons après la naissance se trouvaient encore dans leur état fœtal, le cas présent confirme donc que des poumons de fœtus, lors même qu'ils se décomposent dans les conditions naturelles peuvent, dans ces circonstances, par la décomposition des gaz, devenir flottants.

Quelles sont donc les conclusions et les suites de ce fait pour la pratique ?

La capacité des poumons de flotter dans l'eau, n'a pas encore, ainsi que nous l'avons vu, messieurs, par elle-même, la même signification et l'équivalent comme quoi l'enfant aurait respiré.

Mais si on réunit pour le complément les autres états de sections adjuvantes des poumons, dans ces cas, même dans la décomposition avancée, on pourra obtenir certainement des résultats totaux, un jugement sûr et précis.

Une considération particulière mérite, d'après nos expériences, l'observation des poumons avec une loupe appropriée.

Les poumons, qui à l'œil nu paraissaient abondamment et uniformément pénétrés par la décomposition gazeuse, présentaient par l'observation à travers la loupe une grande différence très visible, distinguant les poumons de ceux qui avaient respiré et ensuite se décomposaient.

Tandis que chez ceux-ci les vésicules aériennes partielles, en rapport avec les alvéoles pulmonaires, se trouvaient si serrées les unes contre les autres qu'entre elles on ne reconnaissait que les parois ténues alvéolaires, mais pas de parenchyme pulmonaire proprement dit, on observait sur les poumons fœtaux, devenus gazeux à la suite de la décomposition autour des vésicules gazeuses, des emplacements plus ou moins larges de tissus vides d'air, ayant conservé leur coloration primitive de bleu rouge foncé.

Les observations microscopiques sur les objets durcis aussi, et que nous avons exécutées dans tous nos cas, sont pour la décision s'il s'agit de vésicules aériennes ou de vésicules de décomposition d'une grande valeur. Les poumons qui ont respiré présentent sous le microscope, et dans la décomposition gazeuse plus avancée, presque toujours encore l'aspect connu, les espaces alvéolaires remplis uniformément d'air. Par contre, dans les poumons fœtaux décomposés, la diffusion et la grosseur des vésicules gazeuses est complètement irrégulière, non uniforme.

Si la décomposition des poumons est arrivée à un tel degré, que même à travers la loupe nous ne pouvons plus nous en faire un jugement, dans ce cas alors nous nous trouvons à l'extrême limite de notre science, et nous ferons beaucoup mieux et acte de générosité de l'avouer, que de vouloir conclure que la capacité de flottaison des poumons est la conséquence de la respiration de l'enfant.

DISCUSSION

M. le Dr Étienne MARTIN dit qu'il a repris les expériences de M. Descoust et qu'en opérant sur des fœtus de mouton et sur des fœtus humains pendant les derniers froids, il a obtenu des résultats identiques qui ont été publiés dans la thèse de Daday. Lyon, 1899, mais pendant l'été, sous l'influence des fortes chaleurs, la putréfaction gazeuse n'a pas épargné les poumons mis en expérience.

C'est ainsi qu'un fœtus tué dans le ventre de sa mère par la craniotomie et qui se trouvait dans les conditions médico-légales d'examen, c'est-à-dire un fœtus à terme dont il s'agit de déterminer si le poumon a respiré, a été mis en expérience. C'était au mois de juillet, par une température de 25°.

Au bout de trois ou quatre jours les signes de la putréfaction gazeuse apparaissaient : météorisme abdominal, boursouflure de la face.

L'autopsie montra que non seulement le tissu pulmonaire était envahi par la putréfaction gazeuse, mais le thymus, le tissu hépatique, la rate.

Peut-on dire que la putréfaction gazeuse soit liée à l'introduction de l'air dans le tissu pulmonaire, puisque, même dans les tissus absolument privés d'air, cette forme de la putréfaction se développe sous l'influence de la température extérieure.

Nous faisons donc des réserves si les corps des nouveau-nés qui n'ont pas respiré ont une tendance à se momifier. Mais lorsque la température extérieure favorise l'évolution des bactéries gazogènes qui se trouvent à la surface du corps et dans les cavités, bouche et nez, la putréfaction gazeuse n'épargne pas le tissu pulmonaire qui n'a pas respiré.

Les poumons du fœtus comme les autres tissus peuvent être envahis et il est difficile d'établir une règle définitive en médecine légale disant que la putréfaction gazeuse est fonction de la respiration.

M. DESCOUST répond que dans les observations qu'on a opposées à leurs conclusions, on a toujours parlé de fœtus ayant pu au moment de l'expulsion faire quelques efforts respiratoires et ces efforts suffisent à introduire quelque peu d'air dans les poumons et à rendre possible la putréfaction gazeuse dans la suite.

Les expériences qu'il a entreprises ont été faites au mois de juin sur des embryons de mouton renfermés dans la poche des eaux pour éviter tout contact avec l'extérieur, ou en hiver à une température de 15 et 16 degrés. Même au mois de juin, il n'a pas contracté la putréfaction gazeuse.

M. BORDAS ajoute que dans les expériences entreprises par Malvoz, la terre et les cultures introduites dans la bouche des sujets en expérience ont pu suffire à faire pénétrer de l'air dans les poumons. En laissant macérer des moutons dans les eaux d'égout colorées avec de la fuchsine, il a constaté que d'elles-mêmes ces eaux ne pénétraient pas plus profondément que le pharynx.

M. ZIEMKE dit qu'il n'est pas de l'avis de MM. Descoust et Bordas. Il lui semble certain que la putréfaction des fœtus qui n'ont pas respiré est très ralentie. Mais il a vu souvent des fœtus n'ayant pas respiré présenter du côté des poumons la putréfaction gazeuse. Avec M. Puppe il a tenté l'expérience suivante : en introduisant dans la trachée de fœtus n'ayant pas respiré du coli et du proteus la putréfaction gazeuse s'est rapidement développée.

En observant attentivement les poumons où s'est développée la putréfaction gazeuse, alors que ceux-ci n'avaient pas respiré, au moyen de la loupe et du microscope, il a vu que les bulles gazeuses étaient beaucoup moins denses, plus superficielles que dans un poumon qui avait été rempli d'air par la respiration, puis putréfié. Il y a là un moyen de distinguer si les poumons putréfiés gazeusement ont ou n'ont pas respiré.

M. VLEMINCKX dit que sans avoir fait d'expériences personnelles il a constaté souvent dans sa pratique médico-légale ce que vient d'avancer M. Ziemke.

SAMEDI 4 AOUT

Présidence de M. CLARCK BELL.

––––––

M. le Dr G. Silva y Valencia (de Mexico) fait la communication suivante, qu'il complète par des tableaux statistiques très documentés. Ces tableaux n'ayant pas été laissés à notre disposition, nous avons le regret de ne pouvoir les publier.

Messieurs

En vous faisant connaître le tableau statistique médico-légal du District Fédéral de la République Mexicaine, depuis l'organisation du corps médico-légiste, en novembre 1880, je désire que vous fixiez votre attention, que sur le chiffre de 11.782 cas, enregistrés dans les archives, on trouve :

Deux cas d'infanticides *seulement*, parfaitement contrôlés :

Qu'à la différence du Code Français, qui ne considère que la « Violation », le Code Pénal Mexicain considère le « Viol » et la « Violation », je cite intégralement les articles :

Art. 795. — On nomme *viol*, le coït avec une femme chaste et honnête, en employant la séduction ou la tromperie pour obtenir son consentement.

Art. 795. — Commet le délit de *violation* : celui qui, au moyen de la violence physique ou morale, a des rapports sexuels avec une personne sans la volonté de celle-ci, quel que soit son sexe.

Je me suis servi de l'expression « *Viol* » pour exprimer le premier, parce que c'est la seule que j'ai trouvée plus d'accord avec l'idée du législateur :

Que l'avortement n'a jamais été la conséquence d'un acte criminel, car les cas enregistrés sont le résultat d'efforts corporels, de forts travaux physiques ou de traumatismes, sans que les tribunaux y aient trouvé une intention criminelle.

Il est à remarquer le très grand nombre de cas de mort par agents vulnérants, ainsi que de blessures, que les premiers ne sont pas toujours des homicides qualifiés, et aussi bien que les seconds, ils sont plutôt le résultat de l'excitation alcoolique.

Une autre des affaires qui nous fait apporter beaucoup d'attention, c'est le grand nombre des questions sur l'âge, principalement dans les dernières années, mais c'est qu'en augmentant dans leur transcours, la population et avec elle les délits, celui du vol rampant a eu un grand développement dans la jeunesse du bas peuple, et les tribunaux ont besoin de connaître l'âge des inculpés pour la détermination de la peine ;

Et finalement que l'empoisonnement est le résultat d'accidents, d'erreurs, ou de suicides, mais jamais d'un crime.

LÉSIONS VALVULAIRES CONSÉCUTIVES AUX CONTUSIONS DES PAROIS THORACIQUES

par **M**. le docteur **CASTIAUX**,

Professeur de Médecine légale à la Faculté de Médecine — Lille,

et **M**. le docteur **LAUGIER**,

Médecin à la maison de Nanterre. Médecin expert près les tribunaux,

Membre de la Société de Médecine légale de France.

Considérations préliminaires. — Le chapitre de cardiologie médico-légale, dont la rédaction nous a été confiée, se trouve très nettement délimité par le seul énoncé de son titre. D'une part, les ruptures traumatiques *complètes* du cœur n'ont pas à nous occuper, mais seulement les lésions valvulaires ; et, de l'autre, parmi les traumatismes susceptibles de produire les lésions en question, nous n'avons à envisager que les contusions thoraciques, qu'elles soient simples ou bien accompagnées de fracture sternale ou costale, mais à condition, toutefois, que, dans ce dernier cas, le muscle cardiaque soit resté intact.

Nous laisserons donc de côté les lésions valvulaires, résultant d'un effort, bien que, anatomiquement parlant, elles soient assimilables aux ruptures ou déchirures par contusion. Mais, c'est qu'il ne faut pas perdre de vue que nous devons nous tenir sur le terrain médico-légal, et que, si l'effort peut être considéré comme un traumatisme, c'est un traumatisme *intrinsèque* dont la démonstration matérielle est, le plus souvent, impossible à faire, et qui, pour cette raison, ne saurait être mis sur le même pied que les traumatismes *externes*, accidentels ou criminels, susceptibles de provoquer une action judiciaire.

Cette question des lésions valvulaires déterminées par une contusion thoracique est d'origine récente, et nous ne serions nullement surpris si elle trouvait encore, dans le corps médical, plus d'un sceptique s'arrêtant à cette objection que telle lésion valvulaire, présumée trau-

matique, devait exister antérieurement, ou bien, que, si elle n'est
réellement apparue qu'après le traumatisme, ce n'a été que l'effet d'un
processus pathologique sans relation aucune avec la blessure. Cette
objection, ainsi qu'on va le voir, ne résiste pas à l'étude impartiale
des faits cliniques et anatomo-pathologiques, ainsi que des recherches
expérimentales que nous devons aux travaux de ces quarante dernières années, et il faut admettre dorénavant qu'une contusion thoracique peut créer, de toutes pièces, une affection valvulaire.

Historique. — *A.* C'est à E. Barié que revient l'honneur de la première étude d'ensemble consacrée aux ruptures valvulaires, et, nous
pouvons ajouter, de la plus complète qui ait été publiée jusqu'à ce
jour. Avant cet important travail, il n'existait, épars dans la science,
qu'un certain nombre de faits ou d'observations dus, à l'étranger, à
Henderson, Prescott-Hewitt, Todd, Peacock, Hayden, Swiney, Foster,
Burney Yeo, Weiss, Lindmann — en France, à Legendre, Aran, Alvarenga, Peter, Leroy, et surtout Durosiez, qui avait pu réunir vingt cas
de déchirure des sigmoïdes aortiques résultant d'un choc extérieur.

Dans sa thèse d'agrégation, Charles Nélaton a consacré tout un chapitre aux affections cardiaques consécutives aux ruptures valvulaires
produites par le traumatisme précordial, et, d'une façon plus générale,
par le traumatisme thoracique, et il a ajouté quatre observations
nouvelles et inédites, dont une, très intéressante, de Millard, aux faits
déjà connus.

Postérieurement à la thèse de Nélaton, nous devons citer un certain
nombre d'observations dues à Hermann Biggs, Tretzel, Hecktoën, Heiden-
hain, Bernstein, la thèse de Gilbin, des leçons cliniques de Barié, de Jaccoud et de Potain, et les excellentes thèses de J. Dreyfus et de Ch. Dufour.
La première contient une très belle observation de rupture d'une sigmoïde pulmonaire recueillie par N. Weiss; la seconde, publiée sous
l'inspiration de notre collègue Descoust, est exclusivement consacrée à
la rupture des sigmoïdes aortiques dont elle contient 24 observations.

Enfin, l'un de nous doit à l'obligeance de Carrière, professeur
agrégé à la Faculté de médecine de Lille, la communication d'une
observation récente et inédite, très complète, de lésions valvulaires
aortiques consécutives à un écrasement de la région précordiale par
une charge de planches. Le blessé, après avoir été, pendant les quinze
premiers jours, entre la vie et la mort, a fini par prendre le dessus et
présentait, le 15 janvier 1899, quatre mois et demi après l'accident,
avec tous les signes de l'insuffisance aortique la plus nettement, on
pourrait même dire la plus violemment caractérisée (oppression et
douleur rétro-sternales, dyspnée à paroxysmes nocturnes, pouls plein,

bondissant, à brusque retrait diastolique surtout accentué dans l'élévation du bras, double souffle crural), un souffle holodiastolique en jet de vapeur, musical et légèrement piaulant.

B. Notre historique serait incomplet si, à côté des faits cliniques, nous n'indiquions pas les recherches expérimentales qui ont servi à les éclairer et à en faciliter l'interprétation. Aux expériences de Chauveau et Marey sur la rupture des sigmoïdes aortiques chez le cheval ont succédé celles de Rosenbach, de François-Franck et de Pinet sur la déchirure directe des sigmoïdes aortiques du chien au moyen d'un uréthrotome à lame cachée, ou d'une sonde ; mais celles qui touchent plus particulièrement à notre sujet, parce qu'elles ont réalisé, dans la mesure du possible, les conditions du traumatisme thoracique *accidentel*, sont celles de Barié et de Dufour, les premières, exécutées sur le cadavre, les secondes, sur des chiens sacrifiés à cet effet : elles ont été longuement décrites par leurs auteurs, dans les deux mémoires déjà cités, et nous en reparlerons plus loin.

Mécanisme, Étiologie. — *A.* Quand nous avons spécifié, au début de ce rapport, que nous ne devions avoir en vue que les lésions valvulaires consécutives aux contusions ayant laissé intact le muscle cardiaque, nous avons, par là même, sous-entendu que les contusions n'avaient pas pu atteindre les valvules par une vulnération directe, et ceci nous conduit immédiatement à nous demander en vertu de quel mécanisme des organes aussi profondément situés peuvent être mis en cause par un traumatisme extérieur. La réponse est facile. Le choc imprimé à la cage thoracique, dont on connaît assez la flexibilité, se transmet, par l'intermédiaire de la paroi, à un appareil musculaire creux, que parcourt incessamment un liquide poussé par des contractions rythmiques, et qui est pourvu de valvules destinées à empêcher le reflux de ce liquide dans la cavité dont il vient d'être chassé, au moment où le relâchement (diastole) succède à la contraction (systole).

Il suit de là que c'est, en réalité, par le sang intra-cardiaque qu'agit la pression extérieure due au traumatisme, et ce dernier, en vertu de la loi physique de l'incompressibilité des liquides, force, en quelque sorte, le passage, en déchirant ou rompant, plus ou moins complètement, une ou plusieurs valvules. Maintenant, est-il possible de préciser davantage, et de chercher à déterminer, en s'appuyant sur la physiologie du cœur, lesquelles de ces valvules, intra-cardiaques ou cardio-vasculaires, doivent être lésées suivant le moment de la circulation où agit le traumatisme? Voici ce que répondent Potain et Barié, et on ne peut guère, ce nous semble, que se ranger à leur opinion le traumatisme a lieu pendant la diastole — ou bien l'augmentation de la pression supportée par les sigmoïdes aortiques triomphe de la résistance de ces dernières, qui sont déchirées — ou bien, les sigmoïdes supportent cet excès de pression, et le sang, refluant par la mitrale, en arrache les tendons. Si le choc se produit, au contraire, au moment de la systole ventriculaire, le traumatisme vient exagérer la pression que subit la mitrale, du fait de la contraction, au point de rompre un ou plusieurs de ses cordages.

Ce que nous venons de dire de l'action mécanique du sang comme cause déterminante des déchirures valvulaires a été clairement démontré par les expériences de Barié et de Dufour auxquelles nous faisions allusion plus haut.

Barié, après avoir effectué la réplétion du système artériel d'un cadavre au moyen d'une injection d'eau dans la carotide interne et amené ainsi la distension de l'aorte dont les sigmoïdes abaissées ferment l'orifice auriculo-aortique, a frappé, avec un maillet, du poids de 75 kil., une planchette fixée sur la région sternale. Quatre fois sur sept, il a réussi à déchirer, de la sorte, une valvule sigmoïde, et le plus souvent, celle de la cloison. Quant à Dufour, il a contusionné, également à coups de maillet, la région sternale de chiens immobilisés sur le dos, et dans chacune de ses quatre expériences, il a obtenu une ou plusieurs ruptures valvulaires aortiques.

Ces faits de pathologie expérimentale, indépendamment de leur valeur probante au point de vue du mécanisme des ruptures valvulaires, présentent ce grand intérêt qu'ils démontrent la possibilité de ces lésions sur un cœur sain.

Dans tout ce qui précède, nous n'avons eu en vue que les lésions valvulaires *immédiates* ou *d'emblée* ; mais il nous paraît bien difficile de ne pas admettre qu'il puisse s'établir, secondairement, des lésions valvulaires (insuffisance ou rétrécissement), et cela, par le fait d'une endocardite résultant du traumatisme. Nous savons bien que tous les auteurs ne se rangent pas à cette opinion : c'est ainsi que Laveran et Teissier considèrent les faits d'endocardite aiguë, d'origine franchement traumatique « comme n'étant pas encore hors de doute », mais tel n'est pas l'avis du professeur Jaccoud, qui a consacré une de ses cliniques à un fait d'endocardite traumatique par coup de brancard, ayant débuté par l'orifice mitral et ayant ensuite gagné l'aorte. De son côté, Haidenhain a observé un cas de violente contusion thoracique par la manivelle d'un treuil, dans lequel il constata, deux jours après l'accident, de l'insuffisance aortique, accompagnée d'une insuffisance et d'un rétrécissement très léger de la mitrale, avec forte hypertrophie du ventricule gauche : et il conclut, dans son rapport, que l'affection cardiaque était la conséquence directe du traumatisme. Nous sommes d'autant plus portés à adopter cette manière de voir que l'un de nous, dans une expertise récente, a eu occasion de constater une insuffisance mitrale apparue un mois à peine après un coup de brancard reçu dans la région précordiale. De même, Ch. Nélaton, en commentant l'intéressante observation que lui avait communiquée Millard (insuffisance mitrale type, consécutive à la chute d'un sac de ciment sur la région précordiale), a pensé que cette lésion pouvait être la conséquence d'une endocardite traumatique.

B. Les différents traumatismes relevés dans les observations du mémoire de Barié et des thèses de Nélaton, Dreyfus et Dufour réalisent toutes les conditions de choc ou de pression thoracique requises pour amener l'exagération de pression sanguine intra-cardiaque nécessaire à la production de ruptures valvulaires.

Sur les 24 malades aortiques de la thèse de Dufour, 14 étaient tombés d'une hauteur plus ou moins grande, avec choc de la poitrine contre le sol, une rampe ou des marches d'escalier, un arbre, etc. ; dans 8 autres cas, comme dans celui de Carrière, il y avait eu contusion résultant d'un coup, ou du choc d'un corps pesant (coup de brancard, de timon, coup de pied de cheval, coup de tête, choc d'une bille de bois, etc.) ; dans les deux derniers cas, enfin, il s'agissait d'un traumatisme, en quelque sorte bilatéral (tamponnement, compression entre deux banquettes de wagon).

Pour les lésions mitrales, les trois observations de Barié sont trois exemples, l'un, de pression violente, l'autre de chute, la troisième de coup. Quant aux deux faits de Potain et de Vibert, rapportés par Dreyfus, ce sont deux cas de chute.

Dans la seule observation de rupture tricuspidienne connue, il y avait un coup violent dans la région précordiale (Todd).

Dans l'observation de rétrécissement pulmonaire reproduite par Nélaton, le malade avait reçu un coup de pied de cheval, et dans le fait, jusqu'à présent unique, de rupture sigmoïdienne pulmonaire dû à N. Weis, il y avait eu chute sur la région précordiale. Enfin, on a vu que l'endocardite traumatique, suivie de lésions aortiques ou mitrales, avait succédé dans les quatre cas que nous avons cités, à un choc direct.

Anatomie pathologique. — Quand on étudie les observations rapportées par Barié, Ch. Nélaton, Dreyfus et Dufour, on voit que les lésions aortiques sont beaucoup plus fréquentes que les mitrales (ce qu'explique suffisamment la moindre résistance des voiles sigmoïdiens), et que, dans la mitrale, ce sont les cordages, ou les colonnes charnues, qui se rompent, et jamais la valvule elle-même. Quant aux lésions tricuspidiennes et pulmonaires, elles sont absolument rares. C'est dire que les lésions vasculaires traumatiques du cœur gauche sont la règle, et celles du cœur droit, l'exception. Au reste, voici exactement les chiffres respectifs de ces différentes lésions, tels que nous les avons relevés, dans les travaux précités. Sur les 36 cas actuellement connus, 25 fois il y avait lésion valvulaire aortique, 8 fois, lésion mitrale, 2 fois, lésion sigmoïdienne pulmonaire et 1 fois, lésion tricuspidienne. Les autopsies, bien qu'elles aient été relativement peu fréquentes, ont donné des résultats intéressants et en rapport, au moins pour ce qui concerne les lésions aortiques, avec ceux des expériences de Barié et de Dufour. Sur les 6 examens *post mortem* relatés par ces deux auteurs, il y avait eu 4 fois rupture d'une seule sigmoïde, 2 fois rupture de deux, et les lésions consistaient, tantôt en une échancrure du bord libre, tantôt en une déchirure transversale suivant la base, ou le long du bord libre, tantôt enfin, en une déchirure verticale. Rappelons, à ce propos, que, dans ses quatre expériences, Dufour a obtenu, sur un de ses chiens, la rupture des trois valvules, sur deux autres, celle de deux, et sur le quatrième, celle d'une seule; deux fois, il a observé une désinsertion valvulaire sans rupture, une fois la rupture sans désinsertion, et une fois la rupture d'une valvule et la désinsertion d'une autre.

Dans les deux autopsies de lésions mitrales, citées, l'une, par Barié, l'autre par Dufour, il y avait, dans la première, rupture des quatre tendons de la valvule, et dans la seconde, forte éraillure du pilier antérieur de cette même valvule.

Le seul examen anatomique de lésions sigmoïdiennes pulmonaires qui soit encore connu et qui est dû, comme nous l'avons déjà dit, à Weis, a montré une déchirure transversale de la sigmoïde droite.

Enfin, dans l'unique observation de lésion tricuspidienne que nous possédions, il y avait rupture de tous les tendons fibreux de la valvule (Todd).

Nous nous sommes bornés, dans les lignes qui précèdent, à la seule indication des déchirures ou ruptures valvulaires, mais il convient d'ajouter que, le plus souvent, ces lésions traumatiques s'accompagnent des altérations anatomiques qu'on rencontre dans les affections organiques du cœur, c'est-à-dire hypertrophie, athérome, dilatation aortique ou pulmonaire, épaississement et végétations valvulaires, avec toutes leurs conséquences pulmonaires, hépatiques, rénales, etc.

Les limites qui nous sont imposées nous empêchent de nous

étendre davantage sur ces derniers détails anatomo-pathologiques, qui n'ont d'ailleurs rien de spécial à notre sujet.

Nous nous contenterons de faire remarquer que, si, dans quelques cas, les lésions organiques qui accompagnent une déchirure valvulaire, ont pu précéder ce traumatisme et en faciliter l'action, dans d'autres, au contraire, ils doivent être considérés comme secondaires. C'est ainsi que Potain est d'avis que les lésions mitrales, observées en même temps qu'une déchirure des sigmoïdes aortiques sont dues à une endocardite consécutive à cette lésion traumatique, et les expériences de Rosenbach confirment cette manière de voir.

Symptômes et Diagnostic. — Les déchirures et ruptures valvulaires, par cela même qu'elles créent une insuffisance immédiate de l'orifice lésé et qu'elles peuvent donner lieu, secondairement, à diverses altérations organiques, s'accompagnent naturellement des signes qui appartiennent aux insuffisances spontanées et, par conséquent, à l'histoire générale des maladies du cœur, laquelle sort de notre sujet. Nous devons donc nous borner à citer les particularités symptomatiques qui sont le propre du trauma thoracique et du genre de lésion anatomique créé par lui. Ce sont, d'abord, les signes de début.

Si un malade, qui vient d'être victime d'un choc violent de la cage thoracique, présente une douleur vive, déchirante, au niveau de la région précordiale, une dyspnée extrême, des attaques syncopales, il y a bien des chances, même si ces accidents sont suivis d'une rémission, pour qu'il s'agisse d'une lésion valvulaire immédiate, ou, tout au moins, d'un trauma endocardique susceptible de produire une altération valvulaire consécutive. Mais, ce qui appartient, d'une façon toute spéciale, aux ruptures, ce sont les caractères qu'imprime aux bruits morbides de l'insuffisance traumatique, la disposition anatomique de la lésion. 9 fois, Durosiez a constaté chez ses aortiques, un double souffle à la base, avec prédominance notable du souffle diastolique au double point de vue de la durée et de l'intensité, et prolongation de ce dernier souffle dans les vaisseaux du cou : le double souffle crural a été aussi plusieurs fois noté par lui ; en outre, le battage, par le sang, des lambeaux sigmoïdiens peut donner au bruit diastolique un timbre particulier pouvant aller jusqu'au bruit de piaulement, et causer, en même temps, un frémissement sensible à la main. De même, le flottement, dans le courant sanguin, des cordages rompus de la mitrale ou de la tricuspide, produit au lieu du souffle habituel de l'insuffisance organique, un son grave, rude et prolongé, explicable par les vibrations des débris tendineux de la valvule.

Marche. — Pronostic. — Survie. — Sur les 24 aortiques dont il a rapporté les observations, Dufour a noté, 15 fois, un début immédiat ou postérieur, de quelques jours seulement, au traumatisme : 1 fois, les accidents ont apparu au bout de 2 mois, 1 fois au bout de 2 ans, 1 fois au bout de 4 ans.

Dans les trois observations de lésions mitrales citées par Barié, le début des accidents a été immédiat ou très rapide.

Le diagnostic d'insuffisance traumatique des valvules entraine, ainsi qu'on a pu facilement s'en rendre compte par tout ce qui précède, un pronostic grave, que l'existence de lésions antérieures assombrira encore, bien entendu. De blessé, le sujet atteint ne tarde pas à devenir un malade, un cardiaque. Les efforts, les travaux fatigants, les longues marches lui deviennent pénibles, sinon impossibles. S'il s'agit d'un ouvrier, il en résulte, pour lui, une incapacité de travail partielle ou totale.

Les symptômes qui caractérisent l'insuffisance s'accentuent de jour en jour et aboutissent finalement à l'asystolie et à la mort souvent subite, s'il s'agit d'une lésion aortique. Il ne faut pas oublier, d'autre part, qu'une insuffisance aortique produite par un coup ou une chute peut se compliquer ultérieurement d'insuffisance mitrale, et réciproquement, sans compter qu'une plaie valvulaire est une porte ouverte à une infection endocardique (Hermann Biggs).

Cette gravité du pronostic se marque, indépendamment de l'intensité des symptômes, par la rapidité de la marche. Ainsi qu'on l'a vu plus haut, qu'il s'agisse des sigmoïdes ou de la mitrale, le trauma imprime, le plus souvent, au processus pathologique une vivacité d'allure qui manque en général dans les lésions valvulaires spontanées, parce que, dans ce dernier cas (et ce qui ne peut avoir lieu dans un organe surpris par le traumatisme), la compensation s'opère au fur et à mesure des progrès du mal.

En cas de lésion sigmoïdienne, Foster estime que le pronostic est plus menaçant quand les valvules intéressées sont celles que surmonte l'embouchure des coronaires, à cause de l'obstruction consécutive de ces artères et de l'ischémie cardiaque qui en résulte. Quant à la mitrale, le pronostic semble plus grave, quand il y a eu rupture d'une colonne charnue, et non d'un cordage.

Quelle est la durée de survie laissée aux malades par ces graves lésions? Variable, suivant le siège et l'étendue des déchirures, et aussi, suivant l'état antérieur du cœur, c'est, toutes choses égales d'ailleurs, dans les cas de rupture des sigmoïdes aortiques qu'elle s'est, jusqu'à présent, montrée la plus longue. Non seulement on a vu la vie des blessés se prolonger 1 an, 2 ans, 5 ans, mais dans deux observations (Barié et Durosiez) les sujets n'ont succombé qu'au bout de 10 ans; dans deux autres cas (Alvarenga et Barié) les malades vivaient encore après 11 et 14 ans; mais ce sont là des faits certainement exceptionnels.

En résumé, le pronostic est, on le voit, extrêmement grave, et les experts ne peuvent manquer de le présenter comme tel, ce qui porte nécessairement les tribunaux à se montrer sévères et à accorder aux victimes des indemnités souvent considérables.

Toutefois, si les choses se passent de cette façon dans l'immense majorité des cas, il convient de faire quelques prudentes réserves au sujet d'une guérison possible, quelque improbable que celle-ci puisse paraître au premier abord, et ceci permet, dans une certaine mesure, de rendre le tableau moins sombre. Potain et Leyden ont signalé, chacun, un cas de guérison de lésion valvulaire aortique; de son côté, Oswalt a cité un fait de rupture sigmoïdienne aortique (il s'agissait, il est vrai, d'un effort et non d'une contusion thoracique, mais, la lésion anatomique étant la même dans les deux cas, l'observation n'en reste pas pour nous moins instructive, au point de vue spécial de la guérison possible) dans lequel, au bout de 3 mois, le souffle diastolique du premier jour était devenu à peine perceptible, et il rapproche ce cas d'un fait analogue d'Austie, cité par Burney Yeo, dans lequel, au bout de quelques années, il n'existait plus aucun signe d'une rupture sigmoïdienne de l'aorte.

Mais, le fait le plus curieux et le plus probant que nous puissions citer est celui du malade dont Leroy avait rapporté l'intéressante histoire dans le *Bulletin médical du Nord* (1879), et que l'un de nous vient d'être assez heureux pour retrouver guéri, plus de 20 ans après l'accident. Nous aurions voulu reproduire, dans son entier, cette observation si curieuse à tous égards; mais l'espace nous fait réellement défaut, et nous devons nous borner à en résumer les points essentiels. Le malade en question, victime, le 2 mars 1879, d'un accident de chemin de fer, avait été retiré d'un wagon brisé où il avait été serré entre les deux banquettes. Tous les signes de l'insuffisance aortique (pouls bondissant, double souffle crural, battements du cœur tumultueux, essoufflement), avec adjonction d'un bruit de piaulement au second temps et à la base, furent constatés chez le blessé, et, sur les conclusions des experts commis 7 mois plus tard à son examen médico-légal, il lui fut alloué, par le tribunal, un capital de 26 000 francs et une rente viagère annuelle de 4000 francs reversible par moitié sur la tête de sa femme. Deux ans plus tard, le diagnostic de Leroy et des experts fut confirmé par plusieurs professeurs de la Faculté de Lille ; mais, 1 an après, Leroy, examinant de nouveau son malade et trouvant que le souffle diastolique avait diminué, crut pouvoir conclure à un travail de guérison en train de s'effectuer. Ce pronostic s'est confirmé. Le 25 février dernier, c'est-à-dire près de 21 ans après l'accident, l'examen du sieur X..., pratiqué par l'un de nous, assisté de son collègue Carrière, professeur agrégé à la Faculté de Lille, auquel nous devons l'observation inédite dont il a été question précédemment, a donné les résultats suivants. L'état du malade est assez satisfaisant, sauf quelques crises d'œdème pulmonaire. Le sieur X... ne se plaint ni de palpitations, ni d'étouffements, ni de dyspnée, à la suite d'efforts, et soulève parfois de lourds fardeaux. A l'auscultation, dédoublement du premier bruit à la pointe, et deuxième bruit normal à la base. Au foyer aortique, premier bruit sourd et deuxième bruit augmenté d'intensité, et éclatant, mais non clangoreux. Le double souffle crural n'existe plus et le tracé sphygmographique du pouls radial ne présente aucun caractère d'insuffisance.

Voilà donc un fait dont l'observation est entourée de toutes les garanties désirables et qui fait, à lui seul, la preuve qu'une insuffisance aortique, suite de contusion thoracique, et accompagnée, à son début, des symptômes les plus graves, est susceptible de guérison : c'est, sans doute, une exception, une très rare exception ; mais il suffit que la chose soit possible, pour qu'on soit forcé de la faire entrer en ligne de compte, dans les conclusions d'un rapport médico-légal.

Maintenant, par quel mécanisme expliquer la guérison ? La discussion est ouverte, et nous n'avons nullement la prétention de résoudre du premier coup cette délicate question de physiologie pathologique. Nous nous contenterons de faire remarquer qu'une oblitération de la solution de continuité produite par le traumatisme est véritablement inadmissible, si une sigmoïde a été déchirée verticalement de haut en bas, ou bien si elle a été détachée de la paroi aortique par un de ses côtés et est restée flottante, ou bien, enfin, si elle a été largement désinsérée au fond « du panier de pigeon ». Il nous semble, en conséquence, que la guérison ne puisse avoir lieu que si, le bord seul d'une valvule ayant été échancré, cette échancrure n'a dépassé que de peu la limite d'adossement de la valvule (on sait que les sigmoïdes ne s'adossent pas par des bords, mais par des surfaces). Ne serait-il donc pas possible que, dans ces conditions, la formation consécutive d'un certain degré de rétrécissement de l'aorte amenât, en augmentant l'étendue de l'adossement, l'obturation de la déchirure ? Rappelons, à l'appui de cette hypothèse, que, sur les animaux chez lesquels on avait déchiré expérimentalement une sigmoïde, on a constaté, au bout d'un temps variant de 1 à 5 mois, un rétrécissement aortique (Ch. Nélaton).

Tout ce que nous venons de dire au sujet de la gravité du pronostic et de la durée de la survie ne s'applique, comme on a dû le remarquer, qu'aux seuls cas de déchirure ou de rupture valvulaire produite par contusion; mais, s'il ne s'agit que de lésions valvulaires consécutives à une endocardite traumatique, nous ne voyons aucune raison pour que la maladie évolue plus gravement et plus rapidement que dans les cas d'endocardite spontanée, rhumatismale, par exemple.

Considérations médico-légales. — La connaissance des lésions valvulaires consécutives aux contusions thoraciques présente, ainsi qu'on a pu s'en rendre compte à la lecture des pages qui précèdent, un intérêt considérable pour le médecin légiste, puisque — soit qu'il s'agisse d'un traumatisme criminel, soit qu'on se trouve en présence d'un accident — l'affection cardiaque qu'on est en droit de rattacher à la violence extérieure en cause entraîne, pour le blessé, par l'importance même du dommage causé, des conséquences de nature à aggraver considérablement la responsabilité de l'auteur volontaire ou involontaire de la blessure. L'expert, néanmoins, tout en ne perdant pas de vue la possibilité de l'origine traumatique d'une affection cardiaque, aura bien soin de ne pas se départir de la prudence et de la réserve qu'exige sa difficile mission et de ne pas oublier, en se gardant du vieil adage généralisateur *post hoc, propter hoc,* que ses conclusions doivent être strictement subordonnées aux conditions particulières du cas soumis à son appréciation. Enfin, il se rappellera que, bien qu'exceptionnelle, la guérison, au moins en ce qui concerne les lésions aortiques, est possible, et il devra l'indiquer.

En l'absence d'antécédents généraux (rhumatisme, alcoolisme, syphilis) et locaux, ou en présence d'antécédents généraux certains, mais avec examen cardiaque antérieur négatif, il sera en droit, s'appuyant, tant sur les signes actuels constatés par lui que sur les commémoratifs, de conclure à une relation directe de cause à effet, entre le trauma et la maladie. Mais, si le blessé, avec des antécédents généraux suspects et même mauvais, n'a jamais été soigné pour le cœur, de telle sorte qu'on ne possède aucune donnée sur l'état de cet organe avant l'accident, l'expert ne sera pas suffisamment autorisé à admettre une affection cardiaque créée de toutes pièces par le traumatisme, et il ne devra pas, dans ses conclusions, aller au delà d'une aggravation résultant de la blessure. Enfin, il se trouvera des cas où, chez un malade atteint d'une affection du cœur ancienne et avérée, mais jusque-là suffisamment compensée, l'expert constatera, à la suite d'une contusion de la paroi thoracique, une rupture d'équilibre des fonctions cardiaques et une aggravation de l'état tant local que général qui lui permettront de conclure à l'action nocive du traumatisme sur la marche de la maladie préexistante.

Conclusions. — 1° Les contusions violentes de la cage thoracique, qu'elles résultent, soit d'un coup porté, soit d'une chute, soit d'une compression entre deux corps résistants, sont capables de produire sur un corps sain, et, à plus forte raison, sur un cœur déjà malade, des lésions valvulaires.

Ces lésions valvulaires sont, le plus souvent, immédiates, et consistent en une rupture ou une déchirure due à l'augmentation, sous l'influence du traumatisme, de la pression sanguine supportée par la valvule. Mais elles peuvent aussi être consécutives, et n'apparaître qu'à la suite d'une myo-endocardite résultant du traumatisme.

Elles donnent lieu, quand elles sont immédiates, à une insuffisance d'*emblée* de l'orifice lésé, susceptible de se compliquer, par l'effet d'un processus pathologique ultérieur, de lésions de l'endocarde, d'un autre orifice, et des gros vaisseaux du cœur.

2° Les valvules, le plus souvent mises en cause, sont les sigmoïdes aortiques. Viennent ensuite la valvule mitrale, et, exceptionnellement, les sigmoïdes pulmonaires et la tricuspide.

3° Les signes physiques des lésions valvulaires en question sont, d'une manière générale, les mêmes que ceux des lésions valvulaires spontanées, avec cette différence, toutefois, que les souffles sont plus intenses et plus prolongés, et que le flottement, dans le courant sanguin, des lambeaux valvulaires ou des cordages rompus donne au bruit morbide une tonalité et des vibrations spéciales.

4° Le pronostic de l'insuffisance traumatique est plus grave que celui des lésions spontanées et la marche de l'affection plus rapide, parce que l'organe étant, en quelque sorte, surpris par le traumatisme, le travail de compensation qui s'opère progressivement dans les cas chroniques, n'a pas le temps de s'effectuer. Néanmoins, les longues survies, et même la guérison, au moins dans les cas de lésion aortique, sont possibles, quoique, cela va sans dire, exceptionnelles.

5° La connaissance des lésions valvulaires dépendant de la contusion des parois thoraciques présente un intérêt considérable pour le médecin légiste, puisqu'elle lui permettra de conclure, dans certains cas, qu'une affection cardiaque est le résultat d'un traumatisme extérieur — avec cette conséquence que l'auteur, volontaire ou involontaire, de la blessure verra ainsi sa responsabilité singulièrement aggravée.

Bibliographie.

Sénac. Traité clin. des maladies du cœur, 1778, t. I.

Corvisart. Essai sur les maladies du cœur, 1811, 2e édit.

Ollivier. Art. Cœur. Dict. en 50 vol., t. VIII, p. 549, 550 et 551.

Dezeimeris. *Arch. gén. de méd.*, 1854, p. 551.

Henderson (W). Rupture of the semilun. valves. *Edinb. Med. Journ.*, 1885, t. XLIII, p. 154.

Legendre. *Bull. Soc. anat.*, 1859, p. 195.

Bouillaud. Traité clin. des mal. du cœur, 1841, t. I, p. 592.

Aran. Signes et diagnostic de l'insuffisance aortique. *Arch. de méd.*, 1842, p. 27.

Prescott-Hewitt, *London med. Gaz.*, 1847.

Todd. *Dublin Quat. Journ. of med.*, 1848.

Peacock. *Monthly Journ. of med. Sc.*, 1852, t. XV, p. 1.

Alvarenga. Sur l'insuffisance des valvules aortiques. *Th. de Paris*, 1856.

Marea. *Mém. de l'Acad de Médecine*, 1865.

Hayden. *Dubl. Quart. Journ.*, nov. 1867.

Raynaud (M.). Art. Cœur. Dict. Baillière, t. VIII, p. 546.

Swiney. *Dubl. Journ. of med Sc.*, 1873.

Foster, *Med. Times and Gaz.*, 1873, t. II, p. 657.

Burney-Yeo. Rupture of the aortic valves. *The Lancet*, 5 déc. 1874, p. 792, et *Med. Times and Gazette*, 1879, p. 180.

Peter. *Gazette des Hôpitaux*, 1875, p. 101.

Weiss (Nathan). *Wiener med. Presse*, 1875, n°s 1 et 2.

Rosenbach (Otto). *Arch. für experim. Pathol. und Pharm.*, 1878, p. 180.

Leroy. Insuffisance aortique de cause traumatique. Médiastinite. In *Bull. méd. du Nord*, 1879, p. 201.

Durosiez. Du traumatisme dans l'insuffisance aortique. *Union médicale*, 1880, et *France médicale*, 2 février 1894.

Lindmann. Zur Kazuistick seltener Herzkrankheiten. In *Arch. für klin. Med.*, t, XXV, 1881.

Barié (E.). Recherches cliniques et expérimentales sur les ruptures valvulaires du cœur. *Revue de Médecine*, février, avril et juin 1881. Leçon clinique de l'hôpital Tenon, in *Revue gén. de clinique et de thérapeutique*, 1895.

Franck (Fr.). *Comptes rendus de la Société de biologie*, 1882.

Nélaton (Charles). Rapports du traumatisme avec les affections cardiaques. *Thèse d'agrég. en chirurgie*, 1886.

Pinet. Lésions expérimentales des valvules du cœur chez les chiens. *Bull. Soc. Anat.*, 1887, p. 475.

Leyden. Rupture des valvules aortiques. *Berl. klin. Woch.*, 15 mars 1889, et *Ibid.*, 1892, p. 1015.

Biggs (Hermann). Rupture traumatique d'une valvule aortique et endocardite microbienne. *Bull. méd.*, mars 1890.

Tretzel. Rupture de valvules aortiques. *Jahresbericht*. 1891, t. II, p. 150.

Hectoen. Rupture des valvules aortiques. *Jahresbericht*. 1892.

Jaccoud. Cardiopathie d'origine traumatique. In *Journal de Lucas-Championnière*, 1892, p. 641.

Potain. Du traumatisme du cœur. *Bull. méd.*, 18 déc. 1892. Traumatismes cardiaques. *Clin. méd. de la Charité*, 1894.

Huchard. Diagnostic du tendon aberrans. *Bull. méd.*, 4 janvier 1895.

Gilbin. Rupture des tendons de la valvule mitrale. *Thèse de Paris*, 1895.

Haidenhain. Affections organiques du cœur consécutives aux contusions de cet organe. *Deutsche Zeitsch. f. Chir.*, XLI, p. 4, 5, 286, 529, 1895, et *Rev. Hayem*, t. XLVII, p. 240, 1896.

Bernstein Du développement d'affections du cœur à la suite des traumatismes extérieurs. *Zeitsch. f. klin. Med.*, XXIV, p. 519, 1896.

Dreyfus (Jules). Ruptures valvulaires consécutives au traumatisme et à l'effort. *Thèse de Paris*, 1896.

Dufour (Charles). Des insuffisances aortiques d'origine traumatique. *Thèse de Paris*, 1897.

Oswalt. *Revue de Médecine*, 1898, p. 906.

DISCUSSION

M. Dufour (de Marseille). — Dans les cas de lésions valvulaires d'origine traumatique, il est à remarquer que les lésions de l'orifice mitral comportent un pronostic plus grave que celles de l'orifice aortique.

Ainsi, dans le très intéressant travail de MM. Castiaux et Laugier, on trouve une observation d'insuffisance aortique d'origine traumatique suivie de guérison, mais on n'en rencontre pas d'analogue lorsqu'il s'agit de lésions mitrales.

Je citerai à ce propos le cas suivant que j'ai observé l'an dernier à Marseille.

Un enfant de neuf ans, le jeune J..., avait l'habitude en sortant de l'école communale de se livrer avec ses camarades à un sport singulier. Ils prenaient un gros pavé dans chaque main, les bras rapprochés du tronc et les avant-bras fléchis sur les bras et s'élançaient ensuite dans cette attitude vers un but déterminé et à un signal donné; le premier arrivé était proclamé vainqueur.

Au cours d'un de ces exercices, le jeune J... ressentit une douleur très vive dans le côté gauche. Il s'affaissa, en proie à une angoisse précordiale et une dyspnée intense. On le porta à son domicile où je fus appelé à l'examiner. Cet enfant présentait les signes les plus nets d'une insuffisance mitrale : bruit de souffle, humé, en jet de vapeur, siégeant à la pointe et se propageant vers l'aisselle; pouls irrégulier et petit, œdème des membres et de la face. Pendant quatorze mois, le jeune J... eut une existence des plus pénibles. Ne pouvant faire un mouvement sans voir augmenter la dyspnée, il était fréquemment atteint de crises d'asystolie qui paraissaient devoir l'emporter.

Dans les derniers temps, l'hypertrophie du cœur était énorme, la pointe battait dans le huitième espace, il mourut dans une crise d'asystolie.

Comme il s'agissait d'un accident simple, sans qu'il y ait faute ou imprudence de personne, aucune action judiciaire ne fut engagée et l'autopsie ne fut pas pratiquée.

Toutefois, avec les symptômes si nettement constatés, le diagnostic d'insuffisance mitrale traumatique était de toute évidence. L'effort nécessité par la course joint à la pression exercée sur le thorax par les pavés que cet enfant portait dans les mains avait augmenté la tension sanguine intra-cardiaque et sous cette influence une des valves ou bien les piliers tendineux de la valvule s'étaient rompus, donnant ainsi naissance à une large insuffisance mitrale.

M. le professeur Brouardel désire attirer l'attention sur la difficulté d'affirmer le diagnostic de maladie traumatique du cœur. A la suite d'un accident, le blessé présente des troubles cardiaques, sont-ils bien le fait du traumatisme? N'existaient-ils pas auparavant?

Dans un cas qu'il a eu à observer il n'y eut aucun doute, le blessé avait été ausculté quinze jours avant l'accident par M. Dumontpalier qui n'avait pas trouvé de lésion. Cet individu, en descendant d'omnibus, est pressé contre une voiture. Rentré chez lui, on l'ausculte et on trouve une insuffisance aortique.

Comment, dans les cas qui ne sont pas aussi bien caractérisés, faire le diagnostic précis et affirmer que la maladie est bien d'origine traumatique?

M. Brouardel a observé qu'au cours de l'évolution d'une insuffisance aortique il y a des variations du tracé sphygmographique qui peuvent indiquer l'âge de la lésion.

Pendant la période d'évolution le tracé est irrégulier puis au moment de la cicatrisation le tracé reprend une allure régulière.

Il y aurait peut-être là un moyen de contrôle par le sphygmographe permettant de conclure à l'installation récente ou ancienne de l'insuffisance aortique.

Au point de vue du pronostic, même difficulté. Un homme politique bien connu reçut un coup de pistolet dans la région précordiale, il y avait à cet endroit une forte ecchymose de la paroi. M. Brouardel appelé à l'examiner constata, pendant le premier et le deuxième jour, des troubles de la contraction cardiaque, de la tachycardie. Aucune lésion valvulaire.

Cinq ou six mois après, cet homme qui était un grand marcheur, disait qu'il ne pouvait plus faire de courses. M. Brouardel constata un début d'affection mitrale qui finit plusieurs années après par la mort. L'évolution s'est faite en quatre ou cinq ans.

Il s'est donc produit à la suite du traumatisme une endocardite à évolution lente. Au moment de la constatation de la lésion, l'expert aurait été incapable de fixer un semblable pronostic.

M. Laugier fait remarquer que le cas de M. Brouardel est unique. Dans la revue qu'il a faite des observations publiées, il n'a pas trouvé signalé le fait d'un traumatisme par balle de revolver, déterminant une maladie du cœur.

M. Dufour demande si on ne pourrait pas faire intervenir l'influence du système nerveux. La tachycardie primitive amenant progressivement une maladie organique du cœur. Il a observé des cas semblables à la suite d'une collision de voitures.

M. Descoust dit que dans les expériences qu'il a entreprises sur les animaux, il a observé qu'un traumatisme intense n'était pas nécessaire pour créer les lésions valvulaires.

Il n'a pas calculé en kilogrammes l'effort nécessaire à développer, mais il serait possible de l'établir expérimentalement.

M. Brouardel répond à M. Dufour qu'il ne connaît pas de cas de troubles nerveux cardiaques, sauf dans la maladie de Basedow, qui aient entraîné des altérations valvulaires.

DÉTERMINATION DU MOMENT DE PRODUCTION
DES ECCHYMOSES SOUS-PLEURALES DANS LES ASPHYXIES MÉCANIQUES

par le docteur F. SARDA,

de Montpellier.

L'année dernière, un de mes élèves, le docteur Jules Paraire, a réuni dans sa thèse inaugurale un certain nombre d'expériences faites à mon cours de médecine légale et quelques-unes qu'il avait pratiquées lui-même sous ma direction[1]. Le point de départ des unes et des autres, touchant la question particulière qui fait l'objet de la présente communication, est un fait médico-légal qui m'avait particulièrement frappé. Il s'agissait d'une autopsie au cours de laquelle j'avais trouvé des ecchymoses sous-pleurales produites certainement par une asphyxie mécanique (suffocation) qui avait été le point de départ d'une pneumonie traumatique à laquelle avait succombé le blessé.

Les expériences connues de mon éminent collègue et maître, M. le professeur Brouardel, l'ont conduit à cette affirmation : que *les ecchymoses sous-pleurales se forment immédiatement avant la mort.* S'il en était toujours ainsi, j'aurais dû, dans le cas médico-légal en question, admettre que le traumatisme (compression du thorax) avait entraîné une asphyxie de longue durée, puisque la mort n'était survenue que quelques jours après. Je n'ai pas jugé ainsi. J'ai pensé, au contraire, me basant sur l'aspect des ecchymoses, qu'elles avaient suivi de très près le traumatisme. C'est pour vérifier le bien fondé de cette opinion, que j'ai réalisé les expériences dont le résumé et les résultats font l'objet de la présente communication.

Toutes ces expériences ont été faites par moi-même, ou sous mes yeux, par mon préparateur, le Dr Dusser, dont le concours m'a été précieux en cette circonstance.

A). Nous avons choisi le genre d'asphyxie qui donne le plus facilement et le plus régulièrement des ecchymoses sous-pleurales nombreuses : la suffocation, et, parmi les moyens de la produire, le plus facile : l'oblitération des voies aériennes par un corps étranger (linges).

Les animaux chez lesquels nous avons expérimenté sont des

---

1. Les ecchymoses sous-pleurales. Modes de production. Importance médico-légale.

cobayes, des lapins et des chiens, que nous avons sacrifiés par section du cou après ligature préalable des vaisseaux, pour éviter l'hémorragie.

Dans un premier groupe de faits, la section du cou a été opérée au moment des convulsions ultimes.

Dans un deuxième groupe, nous avons pratiqué cette section au moment des *inspirations brusques et saccadées*.

Dans un troisième groupe, la section a été faite au moment des inspirations rapides de la première minute, avant la mort apparente.

Dans un quatrième groupe, enfin, les animaux étaient sacrifiés vers le milieu de la première minute, lorsqu'il n'existait encore que de légères modifications des mouvements respiratoires.

Dans toutes ces expériences, l'autopsie a révélé la présence d'ecchymoses sous-pleurales.

Celles-ci peuvent donc apparaître à tous les stades de la suffocation. Elles semblent être le résultat de la gêne respiratoire, lorsque celle-ci apparaît avec *intensité et brusquerie*.

B). Nous avons modifié le mode opératoire de la façon suivante. Au lieu de sacrifier l'animal dans les divers stades de l'asphyxie, nous supprimions l'obstacle, pour permettre le rétablissement complet de la respiration et de la circulation; et nous attendions, pour sacrifier l'animal, le retour complet à la vie.

Les résultats ont été absolument identiques aux premiers.

Dans toutes ces expériences, des animaux témoins ont prouvé que le genre de mort était, par lui-même, incapable de produire les ecchymoses sous-pleurales.

Je dois ajouter que ces ecchymoses, rares à la fin du premier stade, augmentent en nombre et en évidence au fur et à mesure qu'on se rapproche de la mort.

C). Nous avons obtenu les mêmes résultats chez des cobayes en *plaçant une ligature sur la trachée préalablement isolée des vaisseaux et des nerfs.*

D). Il était intéressant, en présence de ces résultats, qui justifiaient mon opinion au sujet du cas médico-légal dont j'ai parlé, de recourir au procédé opératoire de M. le professeur Brouardel.

Nous avons donc repris nos expériences de suffocation par oblitération des voies aériennes et de ligature de la trachée sur des animaux dont la plèvre était rendue visible par une fenêtre pratiquée à la paroi antéro-latérale droite du thorax. Après avoir rabattu un lambeau musculo-cutané de 2 centimètres carrés, nous réséquions une côte. Nous avons eu soin, chaque fois, de protéger le poumon contre les traumatismes résultant de l'expansion brusque de l'organe et de son application contre une ouverture à parois tranchantes.

Comme dans les précédentes expériences et tout aussi nettement, nous avons vu se former les ecchymoses sous-pleurales au moment où se montrent les inspirations brusques et saccadées du début du second stade. Ces ecchymoses augmentent en nombre jusqu'à la fin de la vie.

C'est surtout chez le cobaye et le lapin que ces derniers résultats ont été obtenus. C'est peut-être la raison du désaccord entre mes résultats et ceux de M. Brouardel. Mais j'ai choisi ces animaux à cause de leur sensibilité expérimentale qui, pour le cas particulier, les rapproche des nouveau-nés.

LES ECCHYMOSES SOUS-PLEURALES DANS LA SUBMERSION EXPÉRIMENTALE

par le docteur SARDA

Tous les médecins légistes admettent aujourd'hui que la mort par submersion s'accompagne parfois de production de taches ecchymotiques sous-pleurales. Mon intention n'est pas d'élucider le mécanisme qui préside à la formation de ces taches, mais de rechercher la raison des particularités que présentent sous ce rapport les poumons des noyés. On sait que ces ecchymoses, qui manquent souvent, sont, dans bien des cas, larges, irrégulières, pâles, bien différentes, en un mot de celles qu'on observe dans la mort par suffocation. D'autre part, l'observation a montré que dans certaines circonstances on se trouve en présence d'ecchymoses petites. régulières, d'un rouge plus ou moins foncé. véritables taches de Tardieu.

D'où vient cette différence?

Déjà, l'année dernière. à la suite de nombreuses expériences pratiquées dans mon laboratoire en présence des étudiants, j'ai pu conclure, avec M. le professeur Brouardel, que les ecchymoses petites, régulières. foncées, sont le fait de la mort rapide. J'ajoutais que l'absence d'ecchymoses appartenait à la catégorie des faits dans lesquels la survie est très longue.

J'ai repris récemment ces expériences. Elles ont servi aux démonstrations pratiques faites par mon préparateur le Dr Dusser.

En voici quelques-unes, choisies dans six groupes, et qui résument très bien toutes les autres.

I. — Un chien adulte pesant 7 kilogrammes est plongé dans la cuve à eau. On lui avait, au préalable, lié les pattes de derrière. Un poids de 4 kilogrammes attaché aux pattes de devant rendait impossible la respiration à la surface du liquide. La mort survient en trois minutes et demie. A l'autopsie, nombreuses ecchymoses sous-pleurales, petites, rondes, régulières, de coloration foncée.

II. — Un cobaye est plongé dans la cuve à eau et empêché de venir respirer à la surface du liquide. Il meurt au bout de trois minutes. A l'autopsie, nombreuses taches ecchymotiques sous-pleurales, petites, régulières, rouge foncé.

III. — Un cobaye adulte est plongé dans la cuve à eau et maintenu au fond jusqu'au moment de la mort, survenue à la cinquième minute. Il n'a pas fait une seule inspiration hors de l'eau. A l'autopsie, nombreuses ecchymoses sous-pleurales, plus larges, plus pâles, moins régulières que celles de la suffocation.

IV. — Un cobaye adulte est plongé dans l'eau. Il a les pattes libres et vient souvent respirer à la surface. Au bout de six minutes, on le retire de l'eau ; on laisse la respiration et la circulation se rétablir complètement ; puis on sacrifie l'animal par section du cou. Ecchymoses sous-pleurales très nombreuses, grosses, pâles, irrégulières.

V. — Un chien adulte de petite taille, du poids de 5 kilogrammes, est plongé dans l'eau, les pattes de derrière liées. L'animal peut, par intervalles, venir faire quelques inspirations à la surface. Il meurt au bout de neuf minutes. Quelques taches ecchymotiques larges, irrégulières, pâles.

VI. — Un chien adulte pesant 6 kilogrammes est plongé dans l'eau, les pattes de derrière liées par une corde au bout de laquelle est un poids d'un kilogramme. L'animal remonte souvent à la surface pour respirer. Il meurt pendant la dixième minute. Pas de taches ecchymotiques.

Tel est, je le répète, le tableau qui résume les expériences, au nombre de 52, que j'ai pratiquées.

Je dois ajouter que chez les animaux trachéotomisés au préalable, les ecchymoses sous-pleurales sont généralement absentes, même quand la mort survient rapidement. C'est là un fait particulier sur lequel je reviendrai plus tard.

L'interprétation de ces faits me paraît facile. Lorsque la mort est brusque, les phénomènes ressemblent à ceux de la suffocation. C'est, dans les deux cas, la privation d'oxygène qui entraîne la mort. Si l'animal survit quelque temps (quatre à six ou sept minutes) une quantité de plus en plus considérable d'eau pénètre dans les poumons :

les ecchymoses se produisent, mais elle tirent de la présence de l'eau ces caractères d'irrégularité, de pâleur, de plus grandes dimensions observés dans ces conditions. Lorsque enfin la submersion est très lente et la survie longue (huit minutes et plus) les ecchymoses sont peu visibles et manquent le plus souvent.

Ainsi se trouve expliquée la célèbre expertise de M. Girard, de Grenoble, qui, on le sait, avait noyé des animaux dans des conditions telles qu'ils ne pouvaient pas remonter à la surface de l'eau. Ces expériences expliquent également l'opinion de Tardieu, qui niait l'existence des ecchymoses sous-pleurales dans la submersion. Tout dépend de la durée de la lutte et de la quantité d'eau absorbée.

L'intérêt médico-légal de ces données est trop évidente, au cas où l'on soupçonne qu'il s'agit d'homicide par submersion, pour que je ne me contente pas de la signaler ici.

LA TEMPÉRATURE POST MORTEM ET LE REFROIDISSEMENT DU CADAVRE DANS LES MORTS VIOLENTES

par le professeur S. OTTOLENGHI

(Université de Sienne, Italie).

I

1° *Conditions expérimentales.* — J'étudiai la température et le refroidissement du cadavre dans le chien en plusieurs genres de mort violente; en 15 expériences précisément dans la mort par écrasement du bulbe rachidien (5 expériences), dans la mort par *strychnine* (4 expériences), dans la mort par *pendaison* (2 expériences), dans la mort par *suffocation* (2 expériences), dans la mort par *égorgement* (2 expériences).

Dans toutes les expériences j'examinai la T de la cavité abdominale (en introduisant le thermomètre 10 ou 15 centimètres dans le rectum), la T du cerveau entre les deux hémisphères cérébraux (en faisant la trépanation nécessaire), enfin la T des muscles des extrémités en appliquant le tube le long des espaces intermusculaires plus profonds.

On se servit de thermomètres ayant de longs tubes et une longue échelle sur laquelle on pouvait lire les centièmes de degrés en se

servant d'une lentille, convenablement appliquée: les premières
expériences furent faites avec les thermomètres Geisser et Baudin.

On commençait les observations par la cavité abdominale une
heure à peu près avant la mort: pour les autres parties du corps
toujours une demi-heure après la mort en appliquant le thermomètre
aussitôt que la mort était constatée: 'on les poursuivait à chaque
5′ pour sept heures de suite en 12 expériences, pour neuf heures
en 3′.

Les observations furent faites à la T du milieu entre 22 et 28°.

II

Résultats.

2° *La T du corps une demi-heure après la mort.* — Dans tous
les genres de mort la T plus haute fut constatée en correspondance de
la cavité abdominale qui a donné un maximum de 40° et un
minimum de 38°40; suit la T du cerveau qui a présenté un maximum de 40° à un minimum de 35°45 (égorgement). Les températures
les plus basses furent celles des muscles des extrémités qui d'un
maximum de 37°9'5, dans les extrémités antérieures et de 56°95 pour
les extrémités postérieures, descendirent à un minimum pour les
extrémités antérieures de 32°45 et pour les postérieures de 29°40.

La différence entre la T du cerveau et celle des muscles résultat
minime dans la mort par égorgement (lente ou rapide), dans la mort
par pendaison (position verticale) et dans la mort par empoisonnement
strychnique (dans ces cas le cerveau et les muscles avaient une plus
haute température, dans les autres le cerveau était le plus froid).

3° *Augmentation de la T post mortem.* — Le rehaussement de la
T post mortem fut étudié seulement pour la cavité abdominale et se
vérifia sept fois: toujours dans l'écrasement de la moelle allongée et
dans deux cas d'empoisonnement strychnique et de pendaison: il dura
de 15 à 45 minutes et atteignit un maximum de 65 centièmes de degrés.
L'augmentation post mortem coïncide presque toujours avec un
abaissement de la T dans les derniers moments de la vie.

Deux fois la T resta stationnaire pour 12° (égorgement rapide et
empoisonnement par strychnine lent).

4° *Décours du refroidissement.* — Nous avons étudié le degré de
rapidité du refroidissement du cadavre sur les courbes graphiques
résultant de l'observation faite à chaque 5′.

Les différentes courbes de la T démontrent que, dans tous les *genres de morts violentes étudiés* : la cavité abdominale se refroidit beaucoup plus lentement que le cerveau et les muscles. Le refroidissement n'est pas parfaitement uniforme mais il progresse lentement presque graduellement.

b). Le cerveau se refroidit plus rapidement que les muscles : entre la 2ᵉ et la 5ᵉ heure il devient plus froid que les muscles.

c). Le refroidissement du cerveau et du muscle n'est jamais graduel : il est maximum dans le premier quart d'heure.

5° *Intensité du refroidissement.* — Elle fut étudiée en tenant compte de la différence entre les observations à chaque 5′ et en calculant la fraction de chaleur initiale perdue dans l'unité de temps $\dfrac{t}{t-t'}$.

1° *Cavité abdominale.* — Intensité maxima du refroidissement : de 0°12, 0°10 chaque 5′ dans la 2ᵉ heure à 0°06, 0°05 dans les 7ᵉ et 8ᵉ, de $\dfrac{1}{15}$ de la T initiale par heure dans la 2ᵉ à $\dfrac{1}{52}$, $\dfrac{1}{54}$ dans les 7ᵉ et 8ᵉ.

Intensité minima du refroidissement : de 0°08 chaque 5′ dans la 2ᵉ heure à 0°02 chaque 5′ dans la 7ᵉ, de $\dfrac{1}{64}$ de la T initiale dans la 2ᵉ à $\dfrac{1}{77}$ dans la 7ᵉ heure.

2° *Cerveau.* — Intensité maxima du refroidissement :
De 0°25, 0°22 chaque 5′ dans la 1ʳᵉ heure à 0°05 0°04 dans la 7ᵉ, de $\dfrac{1}{5}$, $\dfrac{1}{8}$ de la T initiale par heure dans la 1ʳᵉ à 0°05, 0°04 dans la 7ᵉ.

Intensité minima :
De 0°11, 0°09 chaque 5′ dans la 1ʳᵉ heure à 0°02, 0°01 dans la 7ᵉ, de $\dfrac{1}{16}$, $\dfrac{1}{14}$ de la T initiale pour chaque heure dans la 1ʳᵉ à $\dfrac{1}{72}$, $\dfrac{1}{70}$ dans les 7ᵉ et 8ᵉ heures.

3° *Muscles des extrémités antérieures.* — Intensité maxima du refroidissement : de 0°20 chaque 5′ dans la 1ʳᵉ heure à 0°05, 0°04 dans les 7ᵉ et 8ᵉ heures de $\dfrac{1}{5}$, $\dfrac{1}{15}$ de la T initiale dans chaque heure dans la 2ᵉ à $\dfrac{1}{45}$ dans la 7ᵉ heure.

Intensité minima du refroidissement : de 0°10, 0°09 chaque 5′ dans les 1ʳᵉ et 2ᵉ heures à 0°02 dans la 7ᵉ : de $\dfrac{1}{24}$ de la T initiale par heure dans la 2ᵉ à $\dfrac{1}{55}$ dans la 7ᵉ heure.

4° *Muscles des extrémités postérieures.* — Intensité maxima du refroidissement: de 0°22, 0°21 chaque 5′ de la 1re heure à 0° 05, 0°04 dans la 7° heure de: $\frac{1}{7}$, $\frac{1}{14}$ de la T initiale par heure dans les 1re et 2° à $\frac{1}{28}$ dans la 7°.

Intensité minima: de 0° 16, 0°11 chaque 5′ dans la 1re et la 2° heure à 0°02 dans la 7°, de $\frac{1}{19}$ de la T initiale par heure dans la 1re à $\frac{1}{92}$, $\frac{1}{210}$ dans la 7° heure.

III

CAUSES DU REFROIDISSEMENT

1° *Les lois physiques.* — Le cadavre ne perd pas la même quantité de chaleur dans l'unité de temps comme il se passe pour les corps inorganiques réchauffés; mais son refroidissement suit les lois physiques comme la grande influence de la T du milieu et de la conformation des différentes parties du corps le démontrent, de la différence entre la T du milieu et celle des corps.

D'autant plus la partie du corps prise en examen est protégée contre la T du milieu, d'autant moins rapide en est le refroidissement. Ainsi le refroidissement est maximum dans les extrémités, minimum dans les cavités. D'autant plus la superficie d'irradiation de chaleur est étendue, le refroidissement est plus rapide.

C'est pour cela que le cerveau se refroidit très rapidement à cause de l'irradiation de chaleur de la superficie de la calotte cranienne. D'autant plus grande est la distance entre la T de la partie examinée et la T du milieu, d'autant plus grande est la quantité de chaleur perdue dans l'unité de temps; quand la T d'une partie du corps est proche de celle du milieu (comme dans les dernières heures) le refroidissement est d'autant plus lent.

2° *Rapidité de la mort.*

Influence de la rapidité de la mort sur la T une demi-heure après la mort. — Le retard de la mort, une agonie plus ou moins longue parait influencer minimement la T de la cavité abdominale, plus celle du cerveau et plus encore celle des muscles. Dans l'empoisonnement strychnique où la période de l'agonie est plus longue, la T des muscles était plus basse. Dans la mort par lent égorgement la T du cerveau et du muscle était beaucoup plus basse que dans la mort rapide.

Moins évidente est l'influence de la rapidité de la mort sur la rapidité du refroidissement successive, sur laquelle les autres causes prises jusqu'ici en considération, exercent beaucoup plus d'influence (particulièrement la distance entre la T initiale et celle du milieu).

3° *Genres de mort.* — Les règles générales que je viens d'indiquer sur la T initiale et sur le refroidissement des différentes parties du corps valent pour tous les genres de mort violente étudiés. Seulement dans quelques-uns l'influence de la cause de la mort est démontrée sur la T initiale qui se présenta plus haute dans le cerveau et les muscles, dans les cas d'empoisonnement strychnique avec de fortes convulsions tétaniques, moindres pour le cerveau dans la mort par égorgement et dans celle par pendaison.

Le genre de mort exerce moins d'influence sur la rapidité du refroidissement; seulement dans le cerveau cette influence se démontre par le refroidissement plus rapide dans la mort par égorgement et pendaison.

Je crois enfin que le genre de mort ne donne aucune différence caractéristique qui puisse être relevée au delà des premières trois heures.

4° *Position et phénomènes cadavériques.* — L'hypostase déterminée par la position du cadavre peut élever la T d'une partie du corps et diminuer la rapidité du refroidissement.

5° *Poids du corps.* — L'influence du poids du corps sur la T une demi-heure après la mort ne peut être niée, mais elle est secondaire en comparaison de l'influence du milieu et des causes de la mort.

En effet on constate les T très élevées pour la cavité abdominale aussi dans des animaux très petits, des T très élevées dans les muscles et le cerveau de chiens empoisonnés avec la strychnine, d'un poids moyen, et des T très basses dans le cerveau et les muscles de certains chiens égorgés, très gros.

L'influence du poids sur l'intensité du refroidissement est plus évidente mais pas absolue.

En général, le refroidissement est d'autant plus grand, que le poids des animaux est moindre; mais souvent la cavité abdominale et les muscles montrèrent une T qui n'était pas en rapport avec la grandeur de l'animal.

IV

Applications. — Les résultats obtenus par ces observations expérimentales offrent plusieurs applications.

I. — Avant tout à la *technique* des recherches de *thermotanato-*

métrie, dans lesquelles il sera bon d'appliquer les thermomètres avec un long tube et une longue échelle le plus profondément possible dans le rectum de manière à pouvoir en déduire la T de la cavité abdominale et il sera aussi utile d'examiner simultanément la T des autres parties du corps, en particulier des muscles profonds des membres et du cerveau.

II. — La différence trouvée pendant les premières heures entre la T de la cavité abdominale et des muscles pourra être utile pour la constatation de la mort.

III. — Pour la recherche de la *date de la mort*, comme le corps ne perd pas même dans les parties les plus chaudes du corps dans l'unité de temps la même quantité de chaleur, ce sera très difficile de pouvoir calculer avec précision l'époque de la mort par la quantité de chaleur perdue dans l'unité de temps considérée, il faut tenir grand compte de l'influence de la T du milieu.

IV. — Pour la connaissance de *la cause de la mort*, de la phénoménologie des derniers moments de la durée de l'agonie, il sera bien de comparer les différentes T dans les différentes parties du corps, dans le cours du refroidissement.

V. — L'observation comparative de la T des différentes parties du corps peut fournir des jugements enfin sur la position dans laquelle se trouvait le cadavre dans les premières heures après la mort.

LUNDI 6 AOUT

Présidence de **M. MIOT** (Belgique).

LA COMBUSTION CRIMINELLE DES CADAVRES
par P. OGIER,

Docteur ès-sciences, chef du Laboratoire de Toxicologie à la Préfecture de Police.

Parmi les moyens qui permettent de faire disparaître un cadavre, la combustion est un de ceux que les criminels choisissent le plus volontiers. — C'est pourtant une opération fort longue et fort difficile que de brûler complètement un cadavre d'adulte, au moins dans les conditions le plus souvent défectueuses où les criminels sont obligés d'opérer.

Nous désirons, dans cette note, appeler l'attention des membres du Congrès sur quelques-unes des questions qui sont habituellement posées aux experts dans les enquêtes judiciaires sur les combustions de cadavres.

Ces questions portent d'ordinaire sur les points suivants :

Est-il possible de brûler un cadavre à l'aide de tel ou tel appareil? Dans quel temps cette combustion a-t-elle pu être réalisée? — Est-il possible de faire brûler un cadavre à l'air libre, en amorçant et en entretenant la combustion à l'aide de substances combustibles? Comment reconnaître ces substances? etc. D'après les conditions dans lesquelles se trouve le cadavre partiellement brûlé, est-il permis d'affirmer que la combustion est le résultat d'un crime?

Il n'est pas difficile de faire brûler complètement un fœtus ou un nouveau-né dans un appareil de chauffage ordinaire, tel qu'un poêle ou une cheminée : c'est un crime assez fréquent. L'expertise porte alors généralement sur l'examen des débris osseux que l'on retrouve dans les cendres et fragments de charbon non brûlés. Cet examen est quelquefois très simple et peut fournir des données utiles.

Lorsque les débris sont très petits, très brûlés et peu nombreux, leur étude est souvent assez délicate. Le microscope est alors d'un utile secours, ainsi que l'analyse chimique qui permet de déceler sans peine le carbonate et le phosphate de chaux. — Il n'est pas rare de trouver dans les foyers des os calcinés provenant de débris d'animaux (poulet, lapin, mouton) qu'il importe de distinguer des débris humains[1].

Lorsqu'il s'agit d'un cadavre d'adulte, la combustion dans des appareils tels que : cheminée, fourneau de cuisine, poêle, brasero, etc., est une opération longue et pénible. Rarement les criminels se trouvent dans de bonnes conditions pour exécuter un pareil travail sans attirer l'attention. Cependant la combustion, ou les essais plus ou moins réussis de combustion de cadavres par de semblables procédés, sont fort nombreux ; je n'en rappellerai qu'un petit nombre.

Dans l'affaire Pel[2], l'accusé put faire disparaître le cadavre d'une femme adulte, par combustion dans un fourneau de cuisine d'assez petites dimensions : cette opération dura probablement plusieurs jours. Les essais des experts, MM. Brouardel et Lhote, faits avec un fourneau semblable, chauffé au charbon de bois, ont montré qu'on pouvait, en quarante heures environ, réduire en cendres friables un cadavre de 60 kilos, dépecé en morceaux.

Dans un cas récent qui m'est communiqué par le Dʳ Cabanes, de Castres, la combustion d'un cadavre d'adulte, préalablement dépecé, a été réalisée dans un grand fourneau à lessive en pierre, relié à une cheminée d'appel à fort tirage. D'après les aveux du meurtrier, la combustion, activée par un tisonnage énergique, aurait duré six heures.

Dans l'affaire Carara, un cadavre, non dépecé, fut brûlé à l'aide d'un grand brasero à coke qui se trouvait placé dans une galerie d'une champignonnière, à 25 mètres de profondeur et au-dessous d'un puits d'aération recouvert par une cheminée d'appel ; conditions excellentes pour assurer un bon tirage du foyer : malgré ces circonstances exceptionnelles, la destruction du cadavre exigea plusieurs heures.

Nous ne multiplierons pas les exemples : nous voulions seulement rappeler que la combustion d'un cadavre d'adulte est toujours une opération compliquée et longue que les criminels réussissent rarement à mener à son terme. On ne saurait s'en étonner lorsqu'on songe à l'énorme proportion d'eau (75 à 80 p. 100) que contient le corps humain. Rappelons encore que dans les fours crématoires les mieux installés, il faut une heure ou une heure et demie pour réduire un cadavre en cendres blanches : la plus grande partie du corps

---

1. Ainsi, j'ai eu l'occasion de retrouver dans les cendres d'un foyer de cheminée à coke, des fragments osseux provenant d'un nouveau-né, parmi lesquels se trouvaient aussi des côtes de lapin.

2. Voir Brouardel et Lhote, *Annalses d'hygiène*, III, 15, p. 12 et 106.

brûle très vite, en quelques minutes. Mais, après cette première phase, certains organes thoraciques laissent un charbon dont l'oxydation complète est fort lente.

Il est encore beaucoup plus difficile — nous dirions même presque impossible — de réduire en cendres un cadavre d'adulte par combustion à l'air libre après addition de liquides inflammables, tels que l'huile, le goudron, le pétrole, l'alcool. On connait d'assez nombreuses tentatives de ce genre; elles ne paraissent pas avoir souvent réussi.

Il y a quelques années, à propos d'une expertise médico-légale, nous avons cherché, MM. les Drs Descoust, Robert et moi, à préciser les conditions dans lesquelles peuvent brûler des cadavres arrosés de liquides combustibles : diverses circonstances nous ont empêchés de poursuivre les opérations jusqu'à leur terme; mais nous avons pu du moins en constater la difficulté et l'extrême lenteur. Les cadavres pourvus de leurs vêtements et couchés sur le dos étaient arrosés d'huile, d'alcool ou de pétrole : quel que soit le liquide employé, le résultat final est à peu près le même, les différences consistant surtout dans la rapidité avec laquelle le feu se propage dans les vêtements imprégnés de liquide. Le pétrole paraît donner les résultats les plus favorables; l'alcool brûle trop vite et peut se consumer sans laisser sur le cadavre de brûlures notables, s'il n'est pas employé en quantité suffisante. L'huile brûle trop lentement, détermine des combustions localisées de la chair et des vêtements.

Voici les phases observées dans ces opérations. D'abord, l'inflammation de l'agent comburant et des vêtements détermine un échauffement progressif de la peau et des membres; ceux-ci se rétractent peu à peu; les bras s'élèvent par mouvements saccadés; l'avant-bras se rapprochant du bras; les genoux se soulèvent aussi, les talons se rapprochent du siège. De ce changement dans l'attitude du cadavre, il résulte que l'air peut circuler plus librement dans la région des jambes, des cuisses et des fesses; par suite, c'est dans cette région que la combustion devient la plus active : la flamme du liquide répandu sur le sol peut agir efficacement au-dessous des membres soulevés.

Après quelque temps, la température développée est suffisante pour détruire la peau et un peu du tissu musculaire. Les graisses commencent à fondre, tombent à terre tout enflammées et entretiennent à leur tour la combustion. C'est la seconde phase de l'opération. La position prise par les jambes du cadavre explique pourquoi la région du bassin et des cuisses est la plus fortement atteinte par le feu. Les mains et les avant-bras, qui sont aussi soulevés au-dessus du sol, brûlent de même avec une facilité relative. — Quant aux autres parties du cadavre, sur lesquelles la flamme ne peut agir de bas en haut, elles résistent bien plus longtemps; peu à peu cependant, la peau du ventre se fendille, éclate, laisse échapper des graisses liquides, qui peuvent s'étendre par capillarité et imprégner des parties voisines de vêtements incomplètement brûlés. — La combustion se propage de place en place, toujours avec une grande lenteur; dans nos expériences, dans un espace de deux heures, nous n'avions obtenu qu'une carbonisation des organes génitaux et une destruction de la peau des fesses, des cuisses, et d'une faible épaisseur de tissu musculaire; — il n'y avait aucune séparation de membres, aucun os mis à nu. Il aurait fallu, croyons-nous, plus d'une journée, pour arriver à une combustion à peu près complète.

Peut-on déterminer quelle substance a servi à amorcer et à entretenir la combustion? Cette question souvent posée aux experts ne peut que rarement recevoir une solution précise.

S'il s'agit d'un liquide très volatil et très facilement combustible, comme l'alcool ou l'esprit de bois, il est clair que l'on ne pourra presque jamais en retrouver les traces; tout aura disparu par la combustion. — Même observation à propos du pétrole; cependant, ce liquide renfermant d'ordinaire des produits de volatilité faible, il n'est parfois pas impossible, — en examinant, par exemple, les vêtements incomplètement brûlés — d'isoler, soit par épuisement à l'éther, soit par distillation en présence de l'eau, de petites quantités de liquide dont on peut ensuite reconnaitre l'origine pétrolique (odeur, carbures, inattaquables par le brome, l'acide sulfurique, etc.).

Si, enfin, la combustion a été propagée par des liquides peu volatils et difficilement combustibles, comme des huiles ou diverses matières grasses, il peut arriver que certaines parties des vêtements imprégnés échappent à la destruction : il est alors relativement facile d'isoler ces matières et d'en préciser la nature. (Extraction par l'éther, détermination des diverses données physiques et chimiques, densité, indice de réfraction, indice de saponification, dosage des acides gras, essai de Hübl, réactions chimiques diverses, etc.)

Mais ici, la question devient plus complexe : en rappelant brièvement plus haut la manière dont se propage la combustion du cadavre, nous disions que les matières grasses issues de celui-ci y jouent un rôle important. Ces graisses peuvent imprégner certaines portions de vêtements non brûlés ou se répandre à terre. L'expert est donc parfois appelé à résoudre des problèmes tels que celui-ci : une matière grasse, trouvée auprès du cadavre, ou extraite de portions de vêtements non brûlés, provient-elle du cadavre lui-même, ou bien est-elle une huile ou une autre substance grasse versée sur le corps dans le but d'en faciliter la combustion? J'ai eu l'occasion d'étudier un cas de ce genre, dont la relation complète ne saurait trouver place ici : je veux seulement attirer l'attention sur quelques-unes des difficultés que présentent ces sortes d'expertises.

Les données physiques et chimiques relatives à la graisse humaine sont assez variables selon les individus d'où proviennent ces graisses et selon les régions du corps.

Ces graisses sont tantôt solides, tantôt liquides; le plus souvent, une fois qu'elles ont été fondues, elles ne se resolidifient plus qu'en partie. La détermination des points de fusion serait fort difficile et sans intérêt. Les données les plus utiles à connaître nous ont paru être les suivantes :

Densité à + 15°: indice d'iode (Essai de Hübl); indice de saponification (essai de Kœttstorffer); Poids des acides gras fixes; Point de fusion des acides gras, Essai au réfractomètre. (Réfractomètre de Zeiss.)

M. Dié a bien voulu, sur ma demande, faire un certain nombre d'essais de ce genre: je les résume dans le tableau suivant qui donnera une idée des variations que peuvent présenter ces chiffres.

Il est assez facile de distinguer les graisses humaines de la plupart des graisses animales usuelles (bœuf, veau, mouton, porc) : celles-ci sont d'ordinaire moins fusibles; mais leurs points de fusion présentent aussi de grandes variations. Les points de fusion de leurs acides gras sont de 8 à 10 degrés plus élevés (sauf pour la graisse de porc) : les déviations au réfractomètre sont approximativement : graisse de porc 50°5; mouton 47°: veau 47°; bœuf 47°, etc., etc.

Il est encore plus aisé de distinguer la graisse humaine des huiles végétales; nous n'avons pas besoin d'insister sur ce point.

Mais ce qui est facile avec les graisses dans leur état normal, devient au contraire très malaisé lorsque les produits sont altérés par suite d'une combustion partielle ou simplement d'un chauffage prolongé à haute température : c'est le cas ordinaire dans les expertises relatives aux combustions de cadavres. La composition des graisses issues du cadavre lui-même, ou des corps gras qui ont pu être employés pour déterminer ou activer la combustion, subit alors des altérations profondes, et les données physiques ou chimiques sur lesquelles on s'appuie pour déterminer leur nature se trouvent essentiellement modifiées. En voici un exemple :

	DENSITÉ à + 15°	ESSAI DE HUBL (INDICE D'IODE)	ESSAI DE KŒTTSTORFFER (INDICE DE SAPONIFICATION)	ACIDES GRAS FIXES POUR 1 GR. DE GRAISSE	POINT DE FUSION DES ACIDES GRAS	INDICE AU RÉFRACTOMÈTRE DE ZEISS, A + 40°	
Femme maigre, 65 ans. Non putréfiée.							
Poitrine.	0.959	69.2	0.190	0.900	+ 52°4	56.5	Graisse incolore.
Bras.	0.967	75.9	0.189	0.914	29.4	58.8	Graisse incolore.
Cuisse.	0.929	75.7	0.189	0.897	52.2	55.2	Graisse légèrement jaune.
Abdomen.	0.927	69.0	0.198	0.897	52.8	54.2	Graisse incolore.
Homme gras, 56 ans. Légèrement putréfié.							
Poitrine.	0.952	65.2	0.190	0.897	+ 54°2	46.0	Jaune foncé; solide.
Bras.	0.922	75.5	0.188	0.881	52.0	51.9	Jaune.
Cuisse.	0.951	72.5	0.196	0.851	52.8	48.0	Jaune foncé; solide.
Abdomen.	0.925	66.0	0.195	0.859	52.2	47.5	Jaune foncé; solide.
Femme maigre, 45 ans. Non putréfiée.							
Poitrine.	0.950	62.5	0.190	0.894	+ 55°1	52.5	Légèrement jaune.
Bras.	0.940	69.6	0.189	0.856	52.0	52.7	Légèrement jaune.
Cuisse.	0.950	69.5	0.192	0.895	52.2	52.7	Légèrement jaune.
Fesse.	0.929	68.9	0.195	0.882	55.6	51.5	Légèrement jaune.
Abdomen.	0.925	64.4	0.195	0.850	52.4	50.0	Légèrement jaune.

Dans une expertise récente, j'ai eu à analyser une substance qui imprégnait un linge partiellement brûlé, et qu'on supposait avoir servi à déterminer la combustion d'un cadavre de femme. Cette substance présentait les propriétes essentielles des corps gras ; mais les divers chiffres obtenus par l'analyse ne permettaient pas d'en préciser la nature : (Densité, 1,014 ; indice de Kœttstorffer, 216 ; Point de fusion des acides gras, 34°-36° ; indice au réfractomètre, 86). Cette matière avait la consistance d'un liquide très épais, et s'étirait en fils, à la manière d'un sirop. L'expérience nous a montré que des graisses long-temps chauffées subissent des modifications dans le sens indiqué par les chiffres rapportés plus haut. Ainsi en opérant sur de la graisse de porc chauffée à l'air, pendant des temps variables, jusque vers la température d'inflammation, nous avons vu la consistance devenir peu à peu comparable à celle du produit étudié, la densité augmenter et se rapprocher beaucoup de l'unité, l'indice au réfractomètre passer de 50° à 80° ou 90°, etc., etc.

Des graisses humaines, partiellement brûlées, subissent des modifications analogues. On devine donc que dans certains cas la détermination de ces corps gras altérés offre de grandes difficultés.

Combustion spontanée. — Il n'est plus guère admis par personne, dans le monde médical, que le corps humain, dans quelque circonstance que ce soit, puisse spontanément prendre feu, et se consumer en totalité ou en partie. Cependant la possibilité de la combustion spontanée est encore assez répandue dans le public : et dans les affaires de combustion de cadavres, la question est souvent posée aux experts. Nous ne proposons pas de rouvrir sur ce sujet une discussion qui paraît désormais inutile. Toutefois, les observations relatives aux cadavres trouvés dans des conditions telles que le public puisse croire à des phénomènes de combustion spontanée, offrent toujours un certain intérêt. Nous faisons appel aux souvenirs de ceux des membres du Congrès qui auraient eu l'occasion d'étudier des cas de ce genre.

DISCUSSION

M. Laugier demande si les cadavres, par la combustion, peuvent disparaître complètement.

M. Ogier répond que les os éclatent, mais qu'il en reste des débris assez importants, particulièrement les têtes articulaires. Dans une crémation on enterre les gros débris restants, les débris des os minces constituent les cendres.

M. le Dr Hoffmann, inscrit pour une communication sur la crémation dans ses rapports avec la disparition des preuves de crime, est absent.

M. Motet demande si quelques membres du Congrès ont des vues personnelles à exposer sur cette intéressante question.

M. Ogier. — Quand un cadavre est soumis à la crémation, l'arsenic et la strychnine disparaissent.

M. Leprince. — La matière spongieuse des os dans le cas d'empoisonnement se charge d'arsenic; après la crémation, ne serait-il pas possible de déceler le toxique dans ces parties du cadavre?

M. Ogier répond que la constatation pourrait donner un résultat dans les empoisonnements lents, mais non dans l'empoisonnement rapide.

M. Leprince a retrouvé dans les os d'un cadavre d'enfant de l'arsenic. Cet enfant n'avait été soumis que huit à dix jours à un traitement par l'eau de la Bourboule.

DE LA CIRCONCISION RITUELLE AU POINT DE VUE MÉDICO-LÉGAL

par le docteur J. CRESPIN.

Suppléant à l'École de Médecine d'Alger.

Les hygiénistes comme les médecins légistes ne doivent pas rester indifférents à la pratique de la circoncision rituelle. En Algérie, j'ai pu étudier celle-ci soit chez les Arabes, soit chez les Israélites.

Voyons quel est le manuel opératoire des uns et des autres :

Les Arabes pratiquent la circoncision à un âge assez avancé, vers dix ou onze ans. C'est à partir de ce jour que l'enfant cesse d'être confié aux femmes. Il revêt des habits d'homme et aide son père dans les travaux de la maison.

L'enfant est assis sur les genoux d'un parent, les cuisses fortement écartées. L'opérateur ramène le prépuce en avant du gland et le fixe en cette situation à l'aide d'un lien. Puis il se saisit d'un disque en bois perforé en son centre, au travers duquel il fait passer le prépuce avec le fil qui le maintient. Enfin, tirant fortement sur ce fil et appuyant le disque en bois sur le gland, il coupe le prépuce au ras du disque avec des ciseaux ou un rasoir. Le pansement consiste à plonger la verge dans un œuf frais et à l'entourer de bandelettes imbibées d'huile ou de liquides aromatiques.

D'autres fois, les Arabes pratiquent deux ligatures, l'une à la base du gland, l'autre un peu plus bas et coupent le prépuce entre les deux ligatures.

On voit que dans ces procédés, l'antisepsie n'est guère en honneur. Il faut dire cependant que les aromates employés, préparés souvent avec de l'eau ayant bouilli longtemps, ont peut-être une certaine valeur antiseptique.

Les Israélites opèrent de la manière suivante et généralement dans les huit jours qui suivent la naissance, à moins de faiblesse bien constatée de l'enfant. Le rabbin exerce quelques frictions sur le pénis, puis saisit le prépuce et l'introduit dans la rainure d'un instrument en forme de lyre qui joue le rôle de la pince de Ricord. Confiant ensuite l'instrument à un aide, il tend d'une main le prépuce qu'il n'a pas cessé de tenir et exécute la section avec un couteau plus ou moins bien affilé. La section une fois obtenue, l'opérateur introduit la verge de l'enfant dans la bouche pour sucer le sang qui s'échappe de la plaie préputiale. Enfin il insinue les ongles des deux pouces sous la muqueuse préputiale; il la fend jusqu'à la couronne du gland, rabat les lambeaux et fait un pansement avec des bandelettes huilées.

Ces procédés encore trop primitifs exposent à bien des dangers, et cependant les médecins légistes sont rarement requis à cette occasion. La raison en est que les familles évitent de mêler la justice aux choses de la religion. D'ailleurs, en France et dans beaucoup de pays, ces procédés se perfectionnant sont devenus moins dangereux et par suite n'ont pas fourni souvent matière à rapports médico-légaux. Voilà pourquoi les traités classiques ne contiennent pas d'indications à cet égard.

Les accidents que j'ai pu observer en Algérie sont de plusieurs ordres.

I. — Tout d'abord le défaut d'antisepsie entraîne quelquefois, mais moins souvent qu'on pourrait le croire, des accidents de suppuration, d'infection généralisée. Il faut d'ailleurs une gravité exceptionnelle du cas, pour que l'on se décide à appeler un médecin. Une suppuration légère du prépuce, un gonflement des ganglions inguinaux avec fièvre plus ou moins forte sont considérés comme des suites naturelles de l'opération et n'inquiètent guère. Comment concilier le peu de fréquence de l'infection avec ce manque absolu de toutes précautions antiseptiques? c'est que les aromates employés ont peut-être, comme je l'ai dit, une certaine valeur antiseptique et que, d'autre part, le bain d'huile dans lequel est maintenu constamment la surface saignante semble l'isoler du milieu extérieur et jouer le rôle d'un pansement ouaté, susceptible d'arrêter les germes.

II. — La pratique de la succion est employée encore en Algérie par de nombreux rabbins. On a signalé la possibilité de la transmission, à l'aide de la succion de la plaie préputiale, de certaines maladies telles que la tuberculose (fait de Hadgés en 1896, fait plus récent de Neumann in *Wien. med. Press.* mars 1900). Ce dernier raconte que 10 enfants de la commune de Ryeschitra (ligne de Varsovie à Saint-

Pétersbourg) ont été infectés par un opérateur dans l'espace de trois mois, et sur ces 10 enfants, 7 ont succombé. Quelquefois il s'agit d'une tuberculose inguinale ou péritonéale. D'autres maladies ont été transmises par ce procédé, notamment la syphilis, la diphtérie.

III. — En troisième lieu, des hémorragies graves, mortelles, peuvent faire suite à la section préputiale. Les lésions de l'artère du frein sont les plus fréquentes, mais entraînent rarement la mort, car le jet de sang qui en résulte étant assez violent pour inquiéter l'entourage de l'opéré, on appelle un médecin qui fait facilement l'hémostase. D'autres fois, il s'agit d'hémorragies en nappe, se produisant quelques heures après l'opération, hémorragies devenant incoercibles et amenant la mort. Je fus requis dernièrement par le tribunal pour donner mon avis sur la mort d'un jeune Israélite de 30 jours, mort dix-huit heures après la circoncision. Une hémorragie en nappe s'était déclarée quelques heures après l'opération et, en dépit des soins de plusieurs médecins, n'avait pu être jugulée. S'agissait-il d'un hémophilique? Aucune tare n'existait dans la famille susceptible d'expliquer l'hémophilie, mais je trouvai des altérations dégénératives de la rate, ce qui rappelle un cas signalé par Laveran en 1857 sous le nom d'hémophilie avec leucocythémie et altérations de la rate. Dans un relevé, Grandidier avait, en 1855, trouvé que sur 56 opérations mortelles chez les hémophiliques, il y avait eu 4 circoncisions.

Dans le cas auquel je fais allusion, il importait de déterminer si l'opérateur était responsable de la mort.

Le médecin expert n'avait qu'à constater — ce que je fis — que l'opération avait été faite comme elle l'est d'ordinaire par les péritomistes, mais qu'elle n'avait pas été pratiquée conformément aux règles de la chirurgie actuelle. En particulier, il est d'usage de réunir à l'aide de serres-fines ou de ligatures la peau et la muqueuse préputiale : or, cette précaution n'est prise ni chez les Arabes, ni chez les Israélites. Il est vrai que dans la plupart des cas, il ne s'ensuit pas d'hémorragies, mais n'en est-il pas de même pour la ligature du cordon ombilical? les accoucheurs ont tous reconnu qu'il n'était pas besoin de lier ce cordon — dans l'immense majorité des cas; mais ils conseillent tous cette ligature, parce que l'hémorragie ombilicale peut se produire sous certaines conditions, susceptibles de se réaliser brusquement. Les péritomistes étrangers à la médecine devraient donc lier le prépuce, d'autant mieux qu'on a remarqué que chez les hémophiliques, l'hémorragie affectait une allure grave, surtout quand à la suite d'une opération, on avait négligé de faire immédiatement une hémostase absolue. Il convient d'ajouter que l'emploi des ongles pour déchirer la muqueuse préputiale traumatise irrégulièrement les vaisseaux et facilite l'hémorragie capillaire.

Dans l'affaire en question, le rabbin fut condamné à 100 francs d'amende pour avoir par maladresse, imprudence et défaut de précautions, occasionné involontairement la mort.

Comme suite aux considérations précédentes, je crois devoir formuler les conclusions suivantes :

1° La circoncision rituelle telle qu'elle est pratiquée par les Israélites et les Arabes doit éveiller l'attention des médecins légistes, puisqu'elle est parfois l'occasion d'expertises délicates.

2° Cette opération peut donner lieu à des accidents d'infection plus ou moins généralisée, ce qui s'explique par le défaut d'antisepsie ou d'asepsie.

3° Elle peut servir à transmettre de graves maladies, surtout la syphilis, la tuberculose, la diphtérie, etc., grâce à la succion de la plaie.

4° Enfin elle peut donner lieu à des hémorragies très sérieuses et mortelles auxquelles doivent contribuer non seulement les prédispositions des sujets, mais aussi quelques vices dans la technique opératoire.

5° Il y aurait peut-être lieu de réglementer cette cérémonie rituelle, d'autant mieux qu'aucune disposition religieuse ne s'oppose à pareille réglementation.

DISCUSSION.

M. Laugier demande si les médecins israélites ne devraient pas intervenir pour réglementer l'opération.

M. Crespin dit que les médecins israélites sont tout prêts à intervenir, au point que ce sont eux qui ont soulevé l'affaire dont il a fait mention.

M. Motet rappelle que le tribunal de Bordeaux a reconnu la responsabilité du chirurgien qui faisait opérer un rabbin à l'hôpital sous sa surveillance.

RECHERCHES SUR LA MORT PAR SUBMERSION

par M. le docteur CORIN,

de Liège.

L'étude physiologique de la mort par submersion peut être considérée comme à peu près complète depuis les recherches qu'ont publiées à ce sujet Brouardel, Vibert et Loye, tout au moins en ce qui concerne les phénomènes circulatoires et respiratoires. Peut-être y aurait-il quelques points à relever ou à compléter à ce sujet dans les travaux qu'ils ont publiés; mais ce sont des points d'importance assez secondaire et qui ne peuvent guère se traiter dans une rapide communication de Congrès.

Les recherches expérimentales dont je désire entretenir le Congrès ont trait à deux particularités laissées dans l'ombre par mes devanciers et qui ont, pourtant, une importance assez considérable pour le médecin légiste : je veux parler de la mort subite dans l'eau et de la putréfaction des cadavres de noyés.

Il y a quelques années, m'occupant avec mon ami, le Dr Polis, de l'étude graphique de la mort par submersion, nous sommes parvenus à réaliser expérimentalement les conditions de la mort subite dans l'eau, c'est-à-dire à submerger des animaux vivants, qui mouraient dès leur arrivée dans le milieu liquide et dont les cadavres ne présentaient plus, dès lors, les lésions que l'on s'accorde à considérer comme essentielles, comme inséparables de la mort par submersion. Je fais surtout ici allusion à la présence de liquide dans les voies aériennes. La mort étant survenue dès l'arrivée des animaux dans le liquide, les poumons étaient absolument secs et les bronches également.

Or, comme on pouvait, *a priori*, le supposer, cette mort subite peut se produire de deux façons bien différentes : tantôt il s'agit d'une paralysie initiale du cœur; tantôt, au contraire, c'est la respiration qui s'arrête d'emblée. C'est, en somme, de shock cardiaque ou de shock respiratoire que les animaux meurent.

Pour réaliser les conditions de ce shock, il faut se souvenir de certains faits physiologiques qui dominent la pathogénie du shock mortel d'emblée.

Le centre respiratoire peut réagir de deux façons aux excitations venues de la périphérie, suivant l'endroit d'où partent ces excitations et suivant leur intensité, suivant aussi l'état dans lequel se trouve le centre respiratoire lui-même. Tantôt les excitations provoquent un arrêt en inspiration, tantôt, au contraire, elles provoquent un arrêt en expiration. L'irritation des nerfs laryngés, par exemple, provoque très régulièrement un arrêt en expiration. L'irritation des nerfs pneumo-gastriques, ou plutôt de leur bout central, dans la région du cou, provoque d'ordinaire un arrêt en inspiration, à moins que le courant électrique employé ne soit trop intense. Dans certains cas, cependant, quelle que soit l'intensité du courant, on obtient régulièrement un arrêt en expiration : c'est quand on a, préalablement, administré à l'animal un poison qui diminue l'excitabilité du centre respiratoire, tel que le chloral (Fredericq) ou la pyridine (Corin). C'est encore quand on a, par commotion ou par compression, diminué l'excitabilité du cerveau tout entier (Polis).

Si l'on immerge un animal ainsi préparé dans un liquide, la respiration s'éteint lentement, progressivement, sans lutte en quelque sorte et, à l'autopsie, on trouve, naturellement, de l'eau dans les bronches et les poumons, au moins en aussi grande abondance que dans la submersion ordinaire.

Mais si, au lieu de se contenter de rendre plus inerte le centre respiratoire, de faire qu'il réagisse à toute excitation par une expiration plus ou moins prolongée, on augmente l'excitabilité des centres médullaires en même temps, par une injection simultanée de chloral et de sulfate de strychnine, par exemple, il peut arriver que, dès les premiers moments de l'immersion, l'animal cesse brusquement et définitivement de respirer. Il se produit chez lui, comme chez un animal profondément chloralisé dont on irrite les vagues au cou, un arrêt en expiration définitif.

Le même arrêt peut parfois s'obtenir chez des animaux soumis à la compression cérébrale, à la commotion cérébrale et que l'on a strychninisés préalablement.

Parfois aussi, des animaux profondément chloralisés, mais non strychninisés, succombent rapidement si on les a préalablement rasés et si on les plonge dans de l'eau très froide, glacée.

Ce qui est plus fréquent que la mort subite, initiale de la respiration, c'est de voir l'animal exécuter une ou deux respirations assez superficielles, puis cesser tout mouvement actif.

En somme, ce que l'expérience nous révèle au sujet des conditions dans lesquelles la mort subite, par shock, est possible dans la submersion, c'est que les centres respiratoires doivent être assez déprimés, les centres médullaires assez excitables, pour qu'une irritation périphérique, trop faible, en temps ordinaire, pour troubler le tableau de la mort par submersion, parvienne, d'emblée, à provoquer un arrêt en expiration durable, définitif. Cet état particulier du système nerveux pourrait, en somme, se définir sous le nom de faiblesse irritable que l'on a réservé autrefois à la neurasthénie actuelle.

En fait, on comprend que ce soit surtout chez des individus à système nerveux réagissant d'une façon exagérée à la moindre excitation, que les accidents de shock se développent le plus facilement.

Il y a, cela se comprend, une espèce de balancement entre la faiblesse irritable dont nous parlons et l'intensité de l'excitant nécessaire pour produire l'arrêt respiratoire, en ce sens que l'excitant doit être d'autant moins fort pour amener le résultat que le déséquilibrement des centres est plus considérable et inversement.

Il n'est pas douteux non plus que les états de faiblesse irritable soient plus faciles à rencontrer chez l'homme que chez les animaux de laboratoire qu'il faut préparer spécialement pour des expériences de ce genre. Cela tient, sans doute, à la réceptivité, à la réactivité du système nerveux plus grandes chez l'homme que chez les animaux.

On aura plus de chance de voir le shock initial s'établir chez les individus en état d'ivresse, de surexcitation morale, de commotion cérébrale, quelle qu'en soit la cause, chez des personnes d'une sensibilité exagérée, quand elles tomberont, par exemple, dans l'eau d'un endroit élevé, sur la région abdominale, dont la percussion amène si facilement des phénomènes de shock graves.

Je n'ai pas la prétention, en énonçant ces conditions, de fixer de façon immuable les limites dans lesquelles on doit s'attendre à observer la mort subite, par shock respiratoire, dans la submersion. Il ne m'est même pas possible de fixer exactement les conditions dans lesquelles l'expérience de laboratoire elle-même doit fatalement réussir. Tel animal, placé dans des conditions en apparence identiques à celles dans lesquelles un autre a donné des résultats positifs, succombera en offrant un tout autre tableau symptomatologique que le précédent.

Il ne faudrait pas non plus croire que l'expérience permet de reproduire de façon rigoureusement identique la symptomatologie des accidents tels qu'ils évoluent chez l'homme. Il est intéressant de relever, par exemple, que, tandis que, chez nos animaux préparés par le chloral, le centre vaso-moteur est plus ou moins paralysé et que, conséquemment, l'asphyxie n'augmente guère le niveau habituel de la pression sanguine, il peut en être tout autrement dans la pratique, le centre vaso-moteur conservant son activité, son excitabilité et le niveau de la pression sanguine s'élevant par-dessus la moyenne dans des proportions parfois considérables dès que l'excès d'acide carbonique stimule les cellules de ce centre.

Cette variabilité dans la pathogénie du shock respiratoire explique que, en dehors des conséquences dues à la non-pénétration du liquide de submersion dans les voies respiratoires, le repertum anatomo-pathologique puisse être tout à fait négatif. Quelle que soit l'interprétation que l'on admette pour la genèse des ecchymoses sous-séreuses ou sous-muqueuses, on comprend qu'elles puissent exister ou faire défaut dans des cas de ce genre, puisque la pression sanguine peut se comporter de façon absolument différente.

Pour ce qui regarde la siccité relative du parenchyme pulmonaire
et des bronches, on comprend aussi qu'elle puisse être plus ou moins
complète (sur des cadavres frais, naturellement (suivant qu'il a per-
sisté plus ou moins d'excitabilité des centres respiratoires. Dans les
cas tout à fait purs, cependant, il n'y aura, fatalement, ni liquide
spumeux dans les bronches, ni œdème, ni ballonnement du parenchyme pulmonaire.

Une autre forme de la mort subite dans l'eau est représentée par le
shock initial, la paralysie précoce du cœur. Nous sommes parvenus à
la réaliser, avec M. Polis, dans un seul cas. Il s'agissait d'un chien
traité préalablement par le chloral et la strychnine, et chez lequel la
submersion provoqua d'emblée l'arrêt des pulsations cardiaques et la
baisse subite de la pression sanguine.

L'interprétation de cette paralysie précoce du cœur n'est probablement pas univoque. Il est probable cependant que, dans la majorité
des cas, il s'agit bien d'une paralysie réflexe par excitation du vague,
par inhibition au sens propre du mot. Seulement, les centres automatiques du cœur, étant déprimés par l'action du chloral, ne parviennent pas à retrouver leur activité quand celle-ci a été un instant sus-
pendue.

Ici aussi, comme pour le shock respiratoire, il est probable que
l'intensité de l'excitation peut, dans une certaine mesure, suppléer à
la faiblesse irritable des ganglions cardiaques.

Ici aussi, à part la siccité du parenchyme pulmonaire et les signes
éventuellement constatables de la paralysie cardiaque initiale, le
repertum anatomo-pathologique pourra être complètement négatif.
Les altérations du myocarde, des valvules, des artères coronaires, du
péricarde lui-même, préexistant à la mort, doivent être évidemment
soigneusement relevées, parce qu'elles permettraient de rendre compte
jusqu'à un certain point des accidents cardiaques.

Le second point sur lequel je voudrais attirer votre attention est la
manière toute spéciale dont se fait la putréfaction chez les noyés. Tout
le monde sait la rapidité spéciale qui la distingue, et l'on peut affirmer que, toutes choses égales d'ailleurs, elle se fait infiniment plus
vite que sur les cadavres d'individus ayant succombé à d'autres genres
de mort. En d'autres termes, si l'on examine un pendu et un noyé
retiré de l'eau immédiatement après la mort, et si l'on place les deux
cadavres dans des conditions de température et d'humidité identiques, dans l'immense majorité des cas le noyé se putréfiera plus
rapidement que le pendu. Quelle est la raison de cette différence?

Au deuxième Congrès international de médecine légale tenu à

Bruxelles en 1897, mon savant ami, M. Malvoz, a soutenu l'idée, déjà antérieurement défendue par lui, que la putréfaction s'exécutait sur les cadavres d'adultes, non pas seulement par la propagation des microbes saprophytes venus du tube gastro-intestinal et des téguments extérieurs, mais encore et surtout parce que, dans l'agonie, les saprophytes intestinaux franchissaient l'épithélium intestinal et se répandaient dans les organes par les vaisseaux sanguins. Il y aurait ainsi, d'après lui, un véritable semis de microbes exécuté pendant la vie dans les différents organes, et la putréfaction, au lieu de partir des surfaces internes et externes, muqueuses et tégumentaires, aurait autant de points de départ, après la mort, qu'il y avait d'inoculations opérées dans les organes pendant la vie.

En adoptant, *sensu strictiori*, cette théorie séduisante, on devrait admettre que les cadavres d'individus morts rapidement, sans agonie, devaient se putréfier plus lentement, que les individus morts lentement puisque, chez les premiers, le semis saprophytaire avait pu s'exécuter dans les organes *intra vitam*, tandis que chez les seconds, ce semis n'avait pas eu le temps de s'opérer. Je me réserve d'expliquer tantôt la contradiction apparente que tous les médecins légistes habitués aux autopsies auront remarquée entre cette théorie et les faits de la pratique.

Pour le moment, bornons-nous à examiner si la théorie de Malvoz peut s'adapter à ce qui se passe chez les noyés et expliquer leur putréfaction rapide. On peut évidemment se demander si le semis microbien, au lieu de s'exécuter chez eux de la surface tégumentaire et gastro-intestinale vers l'intimité des tissus, ne peut pas s'exécuter aussi de la surface pulmonaire, celle-ci, dans la mort par submersion, étant baignée d'un liquide qui contient, dans la pratique, toujours un nombre respectable de saprophytes. Mais on peut aller plus loin et se demander si, dans l'agonie des noyés, ces saprophytes ne peuvent pas franchir les barrières de l'épithélium pulmonaire et pénétrer dans le sang qui les véhiculerait dans les tissus, à la faveur des dernières contractions du cœur. Il semble bien établi, par les expériences de Brouardel et de Vibert, que de l'eau pénètre au travers de cet épithélium dans les vaisseaux sanguins pendant l'agonie. Il n'y a donc, *a priori*, rien d'irrationnel à admettre que les microbes que l'eau contient passent en même temps qu'elle dans le torrent circulatoire. Cependant une première série d'expériences, dans lesquelles, immédiatement après la mort, j'ai inoculé des tubes de gélatine avec l'aiguille de platine introduite dans les divers organes, ne m'a pas donné de résultat suffisamment probant. La plupart des tubes restaient

stériles. Je me suis demandé si cela ne tenait pas à ce que, immédiatement après la mort, les germes répandus dans les tissus étaient trop
peu nombreux pour que des prises faites en quelques endroits seulement eussent des chances de contenir ces germes. Il ne fallait pas
songer cependant à attendre trop longtemps après la mort, des résultats positifs ne devant plus alors nécessairement prouver en faveur de
la pénétration *intra vitam*.

Je me suis alors arrêté au procédé suivant : pendant la vie, des
canules sont introduites dans les artères crurales ou carotides de
l'animal en expérience et mises en rapport avec des tubes de Pasteur.
Une prise de sang dans un de ces tubes est faite avant la submersion.
Pendant les dernières contractions du cœur, on prend du sang dans
l'autre tube. Les deux tubes sont alors enlevés et scellés, puis placés à
l'étuve à 36 degrés. La submersion s'exécute dans de l'eau tenant en
suspension de la terre végétale et des excréments.

Or, tandis que le premier tube reste régulièrement stérile, le second
contient, après quelques heures, des bactéries de toute espèce. La
simple inspection au spectroscope suffit déjà pour s'assurer du fait.
Dans le premier tube, on a très manifestement le spectre de l'oxyhé-
moglobine : dans le second, on observe la raie unique de l'hémoglo-
bine réduite, même quand on agite le sang avec l'air resté dans le
tube scellé (Fredericq).

D'autre part, l'inoculation en bouillon du sang du second tube
fournit des cultures de saprophytes variés.

Il n'y a, me semble-t-il, qu'une interprétation possible de ce
résultat, c'est que les microbes de la putréfaction contenus dans le
liquide de submersion pénètrent dans le sang pendant les dernières
phases de la vie du cœur et sont lancés dans la circulation. On peut
évidemment, et je me réserve de le faire, pousser l'analyse plus loin
et se demander à quelle période de l'agonie commence cette pénétration. Il est facile d'imaginer le procédé qui permettra de préciser ce
moment de façon quasi mathématique.

Cette expérience rend compte, à mon avis, de la putréfaction si
rapide des noyés. Mais le fait qui m'a semblé le plus intéressant dans
mes expériences de laboratoire est, en apparence, contradictoire de
l'interprétation que je donne de la rapidité de cette putréfaction. C'est
que les chiens noyés dans un liquide manifestement putride ne se
putréfient pas sensiblement plus vite que des chiens ayant succombé
à un autre genre de mort et ayant été placés, après la mort, dans des
conditions identiques.

Cette anomalie me semble provenir d'une particularité que présente

le sang du chien et sur laquelle j'ai déjà, à plusieurs reprises, attiré
l'attention : c'est que, contrairement à ce qui se passe chez l'homme
ayant succombé à une mort rapide, le sang du chien se coagule dans
les vaisseaux, après la mort, avec une grande rapidité.

Si le sang d'un individu noyé reste fluide après la mort, il se produit en quelque sorte une culture mobile des saprophytes qui ont
franchi l'épithélium pulmonaire. Le sang gagne les parties déclives et
véhicule à sa suite, dans l'intimité des tissus, au delà des parois vasculaires, les germes qu'il contient.

S'il se coagule, au contraire, après la mort, les microbes sont
emprisonnés dans les caillots et ne peuvent franchir les barrières vasculaires que par multiplication sur place et par liquéfaction des
caillots.

Il est naturellement difficile de donner une preuve directe de
l'importance que cette mobilisation ou cette immobilisation des cultures cadavériques microbiennes peut avoir pour la putréfaction. Je
pense cependant en avoir trouvé une dans un fait que j'ai pu observer
depuis longtemps dans les expériences de laboratoire : les chiens dont
on a rendu le sang incoagulable par une injection intra-veineuse de
peptone se putréfient bien plus rapidement que les autres.

Si nous examinons maintenant ce qui se passe dans certains cas de
mort rapide, nous constatons que la putréfaction marche parfois infiniment plus vite sur des cadavres d'individus ayant succombé à une
longue agonie, alors que chez ces derniers, dans la théorie de Malvoz,
un semis microbien a pu se faire pendant la vie dans les organes.
Seulement, chez ceux-ci le sang se coagule après la mort, souvent
même pendant l'agonie et cette coagulation emprisonne, immobilise
sur place les saprophytes. Chez les autres, au contraire, le sang restant fluide, les germes qui y pénètrent, même après la mort, sont véhi-
culés de par les lois de la pesanteur en différents points du corps et
vont se développer à l'infini avec une grande rapidité.

Une autre circonstance peut, chez les noyés, modifier les conditions
du problème de la putréfaction et elle ressort des termes mêmes dans
lesquels ce problème est maintenant posé : la putréfaction s'opère
plus rapidement chez eux, grâce à la pénétration pendant la vie, au
travers des poumons, dans le sang, de microbes saprophytes venus du
liquide de submersion.

Or, dans les cas de mort subite, par shock respiratoire ou cardiaque, dans l'eau, cette pénétration ne peut s'opérer et, par conséquent, a priori, la putréfaction s'opérera plus lentement. Je n'ai
malheureusement pas d'expérience directe à fournir à l'appui de cette

hypothèse ; mais elle me paraît découler si clairement des faits acquis que je la crois justifiée.

Dans deux cas de ma pratique médico-légale, pour lesquels j'avais des raisons de croire à une mort subite dans l'eau, la putréfaction m'a semblé manifestement beaucoup moins avancée qu'elle n'aurait dû l'être. Il y aurait donc là un nouveau critérium à joindre à ceux que j'ai signalés plus haut dans le diagnostic de la mort subite dans l'eau : ce serait la marche plus lente de la putréfaction.

Je pense cependant en avoir assez dit pour vous montrer que je ne veux pas, en conclusion de quelques expériences de laboratoire, lancer la médecine légale dans un nouveau champ d'hypothèses. J'ai cherché à montrer, au contraire, que des phénomènes qui, à première vue, paraissaient susceptibles d'interprétations assez simples ou même univoques, dépendent, au contraire, de tant de facteurs différents que l'on ne peut, dans un cas donné, en fournir une interprétation aprioristique.

ACTION DU PERSULFATE D'AMMONIAQUE DISSOUS DANS L'ACIDE SULFURIQUE CONCENTRÉ ET ÉTENDU SUR CERTAINS CORPS ET SPÉCIALEMENT SUR CEUX SUSCEPTIBLES D'ÊTRE RENCONTRÉS DANS LES RECHERCHES TOXICOLOGIQUES

par M. Maurice LEPRINCE.

Les recherches que nous avons entreprises ont été faites comparativement dans les conditions suivantes :

1° Acide sulfurique pur à 66°.

2° Acide sulfurique à 66°, contenant 1 gramme de persulfate d'ammoniaque cristallisé pour 20 c. c.

3° Acide sulfurique à 66°, contenant 5 grammes de persulfate d'ammoniaque cristallisé pour 20 c. c.

4° Acide sulfurique à 66°, contenant 10 grammes de persulfate d'ammoniaque pour 20 c. c.

5° Acide sulfurique à 66° et eau distillée à P. E., contenant 10 grammes de persulfate d'ammoniaque pour 20 c. c. de l'acide dilué.

Nous nous sommes toujours placé dans les conditions d'une analyse médico-légale, avec le dispositif final suivant :

Évaporation lente des solutions sur de petits verres de montre très concaves, placés, après refroidissement, sur du papier blanc ; le réactif est porté sur le résidu par goutte, à l'aide d'un agitateur en verre.

Le résultat est noté immédiatement après le contact, puis après quelques heures (12 au maximum).

L'examen est fait ensuite à chaud, à des températures successives à l'aide de la plaque chauffante.

Aconitine cristallisée (Merck) : point de fusion = 189 degrés.

1° Légère teinte jaune à froid, qui se fonce à chaud.

2°   —   —

3° Rien à froid ; légère teinte jaune à chaud.

4° Jaune à froid ; cachou à chaud.

5° Rien à froid ; cachou à chaud.

Aconitine étiquetée pure (Merck) : point de fusion = 155 degrés.

1° Jaune à froid, se fonçant à chaud.

2°   —   —

3° Curcuma à froid, se fonçant à chaud.

4° Curcuma plus foncé à froid ; rouge sang à chaud.

5° Rien à froid ; cachou à chaud.

Aconitine cristallisée blanche (Duquesnel) : point de fusion = 195 degrés.

1° Rien à froid ; jaune, puis brun à chaud.

2°   —   —   —   —

3° Légère teinte jaune à froid ; café à chaud.

4°   —   —

5° Rien à froid ; cachou à chaud.

Un échantillon du *même cachet*, mais teinté en jaune brun, fondant à 150 degrés, a donné les réactions suivantes :

Aconitine cristallisée (jaune brun) (Duquesnel) : point de fusion = 150 degrés.

1° Jaune curcuma à froid, se fonçant à chaud.

2°   —   —

3° Curcuma à froid ; rouge sang à chaud.

4°   —   —

5° Rien à froid ; cachou à chaud.

Aconitine cristallisée (sans cachet) : point de fusion = 188 degrés.

1° Jaune clair à froid, passant lentement au violet, puis au brun à chaud.

2°   —   —   —

3° Rien à froid ; brun à chaud.

4°   —   —

5°   —   —

Aconitine cristallisée (Rac. aconit napel) Merck : point de fusion = 192 degrés.

1° Rien à froid : brun à chaud.

2°   —   —

3° Légère teinte jaune à froid ; cachou léger à chaud.

4°   —   —

5° Rien à froid ; cachou à chaud.

Aconitine cristallisée (Rac. aconit napel) (Merck) : point de fusion = 192 degrés.

1° Rien à froid : jaune, puis brun à chaud.

2°   —   —   —

3° Rien à froid ; chocolat à chaud.

4°   —   —

5° Rien à froid ; cachou à chaud.

Aconitine amorphe (Rac. aconit napel) (Merck) : point de fusion = 115 degrés.

1° Jaune à froid, se fonçant à chaud.

2°   —   —

3° Curcuma léger à froid, se fonçant à chaud.

4°   —   plus accentué à froid, s'accentuant à chaud.

5° Rien à froid ; cachou à chaud.

Aconitine (Rac. *aconitum ferox*) (Merck) : point de fusion = 110 degrés.

1° Légère teinte jaune à froid, se fonçant à chaud.

2°   —   —

3° Rien à froid : vert foncé à chaud.

4°   —   —

5° Rien à froid, ni à chaud.

Aconitine (Rac. aconit *japonica*) (Merck) : point de fusion = 158 degrés.

1° Jaune à froid : brun à chaud.

2°   —   —

3° Rien à froid : légère teinte jaune à chaud.

4° Jaune à froid ; cachou à chaud.

5° Rien à froid ; cachou à chaud.

Aconitine (Rac. aconit *japonica*) (Merck) : point de fusion = 182 degrés.

1° Légère teinte jaune à froid : brun à chaud.

2° Rien à froid, ni à chaud.

3°   —   —

4°   —   —

5°   —   —

Atropine.

1° Rien à froid : jaune, puis cachou à chaud.

2°   —   —   —

3° Coloration jaune foncé au centre de la goutte du réactif, après quelques minutes de contact, qui disparait et qui revient à chaud.

4° Brun *rosé* à froid, plus accentué à chaud.

5° Rien à froid ; brun clair à chaud.

Antipyrine.

1°, 2°, 3°, 4°, 5° Rien à froid, ni à chaud.

Brucine.

1° Rien à froid, ni à chaud.

2° Jaune à froid et à chaud.

3° Rouge acajou intense à froid, passant au jaune, extrêmement sensible.

4° *Rien à froid, ni à chaud.*

5° Rien à froid ; jaune à chaud.

Caféine.

1°, 2°, 3°, 4°, 5° Rien à froid ; brun à chaud.

Cinchonine.

1° Rien à froid, ni à chaud.

2° — —

3° Jaune brun au centre de la goutte à froid ; brun chocolat à chaud, puis disparait.

4° Rien à froid, ni à chaud.

5° — —

Cocaïne.

1° Rien à froid ; brun violet à chaud, *avec odeur d'essence de Wintergreen*,

2° — — —

3° Précipité brun au centre de la goutte à froid, qui disparait après dix minutes, plus sensible à chaud.

4° Rien à froid ; brun à chaud.

5° — —

Codéine.

1° Rien à froid ; couleur rosée à chaud.

2° Légère coloration, jaune sale à chaud.

3° Jaune plus clair qu'avec la morphine, ne passe pas au brun.

4° Rien à froid ; *aubergine* à chaud.

5° Rien à froid ; mauve *clair* à chaud.

Colchicine.

1° Jaune à froid, se fonçant à chaud.

2° Jaune d'or —

3° Jaune paille à froid, devenant mordoré à chaud.
4° Jaune vif spécial à froid, se fonçant à chaud.
5° Jaune intense à froid, se fonçant à chaud.
(Ces réactions sont d'une extrême sensibilité.)

Colchicéine (Merck).

1° Jaune pâle à froid, se fonçant à chaud.
2°   —   —
3° Jaune curcuma à froid, se fonçant à chaud.
4°   —   —
5°   —   —

Cantharidine.

1° Rien à froid, ni à chaud.
2°   —   —
3° Rien à froid ; brun à chaud.
4°   —   —
5°   —   —

Delphinine.

1° Rouge cachou à froid, se fonçant à chaud.
2°   —   —
3° Jaune rouge *à la longue*, à froid et à chaud.
4°   —   —
5° Jaune à froid ; groseille à chaud.

Digitaline.

1° Vert foncé à froid ; rouge brun à chaud.
2°   —   —
3° Rouge brun à froid ; s'accentuant à chaud.
4°   —   —
5° Rien à froid ; brun violet à chaud.

Ces réactions sont d'une extrême sensibilité et semblables avec toutes les variétés de digitaline cristallisée (marques Nativelle, Duquesnel) ou amorphe (marques Mialhe, Adrian), ainsi qu'avec la digitoxine de Merck.

Émétine.

1° Jaune verdâtre à froid ; disparaissant à chaud.
2°   —   —
3° Rien à froid ; brun à chaud.
4°   —   —
5° Jaune citron à froid ; s'accentuant à chaud.

Esérine.

1° Rien à froid, ni à chaud.
2°   —   —
3° Jaune pâle à froid ; de même à chaud.
4° Jaune plus foncé à froid.
5° Rien à froid, ni à chaud.

Hyoscyamine.

1° Rien à froid ; brun à chaud.
2°   —   —
3°   —   —
4°   —   —
5° Rien à froid ; brun clair à chaud.

Lycoctonine (Merck).

1°, 2°, 3°, 4° Rien à froid ; brun à chaud.
5° Rien à froid, ni à chaud.

Acide méconique (Merck).

1° Rien à froid, ni à chaud.
2°   —   —
3° Rien à froid ; rose à chaud.
4°   —   —
5° Rien à froid, ni à chaud.

Morphine.

1° Rien à froid ; mauve, puis brun à chaud.
2° Rien d'abord ; brun pâle au bout d'un quart d'heure.
3° Jaune citron à froid ; brun avec précipité à chaud.
4° Brun rosé à froid ; rose vif à chaud.
5° Rien à froid, ni à chaud.

Narcéine.

1° Jaune gris à froid, passant au rouge à chaud.
2° Jaune d'or à froid ; ocre à chaud.
3° Mauve, passant au rose à chaud.
4° Mauve à froid, s'accentuant à chaud.
5° Rien à froid ; mauve à chaud.

Narcotine.

1° Jaune clair à froid ; rouge brun à chaud.
2°   —   —
3° Jaune citron à froid ; violet rouge à chaud.

4° Jaune plus foncé à froid; violet à chaud.
5° Rien à froid; rose brun à chaud.

Nicotine.

1°, 2°, 3°, 4°, 5° Rien dans toutes les conditions.

Napelline (Merck).

1° Jaune foncé à froid, s'accentuant à chaud.
2°
3° Rosé à froid, se fonçant à chaud.
4° Plus intense à froid; curcuma à chaud.
5° Rien à froid; brun à chaud.

Paparérine (Merck).

1° Bleu violacé à froid, s'effaçant à chaud.
2°   —   —
3° Mauve (fugace) à froid; rien à chaud.
4° Mauve plus pâle à froid; rien à chaud.
5° Rien à froid; brun à chaud.

Quinine.

1° Légère teinte jaune à froid, s'accentuant à chaud.
2° Coloration brun clair rosé, qui se forme à la longue, surtout à chaud.
3° Jaune clair, surtout à chaud.
4° Rien à froid, ni à chaud.
5°   —   —

Sabadilline (Merck).

1° Jaune clair à froid; rouge à chaud.
2°   —   —
3° Jaune, passant au rouge brun, surtout à chaud.
4° Plus intense à froid qu'à chaud.
5° Rien à froid; groseille à chaud.

Solanine (Merck).

1° Rouge clair à froid; puis brun clair à chaud.
2°   —   —
3° Jaune intense instantanément à froid; brun à chaud.
4°   —   —
5° Jaune rosé à froid; groseille à chaud.

Strychnine.

1° Rien à froid, ni à chaud.
2°   —   —

3° Rien à froid, jaune curcuma à chaud.
4° Vert olive foncé à froid, s'accentuant à chaud.
5° Rien à froid; vert brun à chaud.
Acide salicylique. — *Sulfonal.* — *Trional.* — *Chloral hydraté cristallisé*
Rien à froid, ni à chaud dans tous les cas.

Théobromine.

Rien à froid, brun à chaud dans tous les cas.

Vératrine.

1° Jaune vif à froid; orangé, puis rouge à chaud.
2°   —   —
3° Rien à froid; rose, puis rouge à chaud.
4° Jaune rouge instantanément à froid; rouge sang à chaud.
5° Rien à froid; belle couleur permanganate à chaud.

Conclusions.

Le persulfate d'ammoniaque ne possède que des réactions négatives ou n'ajoute rien à celles de l'acide sulfurique pur sur un certain nombre de corps.

Il a, au contraire, une action très nette sur certains autres et non des moins intéressants, action qui se manifeste par des phénomènes de coloration d'une extrême sensibilité, susceptibles d'aider à la recherche de ces corps dans les analyses toxicologiques.

Son action sur les différents échantillons d'aconitine examinés est très variable, mais en rapport étroit avec leur point de fusion; elle est à peu près nulle sur l'aconitine ayant un point de fusion de 190-195 degrés.

MARDI 7 AOUT

Présidence de M. le professeur BROUARDEL.

LES EXPERTISES RENDUES NÉCESSAIRES PAR LES ACCIDENTS POUVANT RÉSULTER DE L'USAGE HABITUEL D'ALIMENTS OU DE BOISSONS DONT LA CONSERVATION A ÉTÉ ASSURÉE PAR DES AGENTS CHIMIQUES (BORAX, ACIDE SALICYLIQUE, FORMOL, ETC.)

par M. le professeur BROUARDEL,

Doyen de la Faculté de Médecine de Paris, Président de la Société de Médecine légale de France

et M. le professeur POUCHET,

Professeur de Pharmacologie et de Matière médicale à la Faculté de Médecine de Paris.

Membre de la Société de Médecine légale.

Jusqu'ici, les poursuites exercées au sujet de l'addition des substances antiseptiques à des aliments n'ont, pour ainsi dire, jamais abouti à des condamnations et, par conséquent, à une répression efficace, parce que les tribunaux ont envisagé cette question à un point de vue particulier dont il importe de faire ressortir l'inexactitude.

Presque toujours, la répression a été nulle, parce que la question était posée catégoriquement de la façon suivante :

« Telle substance alimentaire additionnée de tel ou tel antiseptique a-t-elle causé un dommage immédiat à la santé du consommateur? »

Posée en ces termes, la question amène nécessairement une réponse négative, la quantité de substance antiseptique ou conservatrice ajoutée à l'aliment n'étant jamais en quantité suffisante pour déterminer, *ipso facto*, des symptômes, même légers, d'intoxication.

Tout autre serait la réponse dans le cas où il s'agirait de savoir si l'ingestion, longtemps et régulièrement continuée, d'un aliment additionné d'une substance antiseptique peut nuire à la santé de celui qui fait un usage journalier d'un semblable aliment.

Ce point de vue est pourtant le seul auquel il soit logique de se placer pour juger de la valeur indifférente ou nuisible d'un aliment.

Pour prendre un exemple qui fasse bien comprendre notre pensée, une dose de 30 à 50 centigrammes d'acétate neutre de plomb, absorbée en une seule fois, pourra produire des effets médicamenteux et utiles, alors que la même quantité, répartie à la dose de quelques milligrammes dans des aliments ingérés chaque jour, produira infailliblement des phénomènes graves de saturnisme. Une eau de boisson renfermant une fois par hasard quelques milligrammes de plomb par litre ne déterminera aucun accident chez celui qui la boira; il n'en sera plus de même s'il est fait un usage journalier d'une pareille eau.

Pour revenir aux substances antiseptiques conservatrices, colorantes, etc., il est indiscutable que l'action d'une substance antiseptique sur un aliment ne peut s'exercer qu'en le mettant dans l'impossibilité de subir les métamorphoses que lui font subir les agents de la putréfaction et qui sont, pour ainsi dire, les témoins de la possibilité pour ces aliments d'être utilisés comme substance nutritive; l'instabilité de la substance organique étant la condition essentielle des échanges nutritifs.

Ainsi que l'a écrit l'un de nous, dans l'article CONSERVATION DES ALIMENTS, de l'*Encyclopédie d'hygiène et de médecine publique*, « toutes les fois qu'on arrive à conserver une substance alimentaire autrement qu'en la mettant mécaniquement à l'abri des germes et des ferments, on la rend plus ou moins impropre à entretenir la nutrition.

« C'est pour cela que l'addition aux substances alimentaires de produits antifermentescibles, *quelle qu'en soit la nature*, dans le but de les conserver, est absolument irrationnelle au point de vue de la nutrition et, de plus, capable d'occasionner un préjudice plus ou moins grave au bon et régulier fonctionnement de l'appareil digestif.

« Nous avons tenu, avant d'aborder ce point de notre étude, à bien mettre en évidence ce résultat de nombreuses observations : ceci expliquera pourquoi nous ne nous occuperons ici d'aucun des procédés de conservation consistant à additionner les aliments de substances antifermentescibles: procédés que nous condamnons absolument tous, depuis l'acide salicylique, le borax, la saccharine, etc., etc., jusqu'au reverdissage des légumes par le cuivre.

« Chacun de ces procédés, du reste, pèche par sa base, attendu que si le borax, par exemple, est un excellent antiseptique, vis-à-vis de tel ou tel organisme inférieur, il est indifférent (pour ne pas dire plus) à l'égard de tel autre; et, si l'on voulait seulement tenir compte d'un certain nombre de micro-organismes, assez bien déterminés, jouant un rôle actif dans les altérations dites spontanées, subies par les aliments, il faudrait ajouter à ces aliments à peu près *tous* les antiseptiques actuellement connus. Il nous paraît difficile de se nourrir de substances antifermentescibles; on ne tendrait cependant rien moins que vers ce but, si l'on permettait les boissons salicylées, les aliments conservés à l'aide de borax, d'acide benzoïque, de saccharine, etc., les légumes reverdis au cuivre.

« L'alimentation finirait bientôt par se composer, pour la plus faible partie, d'aliments rendus encore indigestibles par leur association à des composés absolument étrangers à l'organisme et ne pouvant qu'entraver ses fonctions normales.

« *Diminution de la valeur nutritive*; quelquefois dans une très notable proportion, tel est l'immanquable résultat de la conservation des aliments par addition de substances antifermentescibles. Or, il est à remarquer que la consommation des conserves, abstraction faite du soldat et du marin, est surtout répandue dans la classe peu aisée; celle qui a besoin d'une alimentation réparatrice et qui ne peut consa·crer une somme élevée à son alimentation. Il faut songer, d'autre part, au tort irréparable causé à la santé de l'individu par l'ingestion de substances qu'il regarde comme nutritives et qui se comportent, en partie tout au moins, comme des substances étrangères, heureux encore quand elles n'entraînent pas à leur suite de troubles plus ou moins graves des fonctions digestives. Ce rôle déplorable de certaines conserves alimentaires a pu être cruellement mis en évidence dans quelques cas; il suffit, pour s'en convaincre, de lire les appréciations des médecins militaires qui en ont vu employer d'une façon presque exclusive, faute d'autres aliments. L'hygiène doit condamner sans appel ces procédés qui consistent à conserver à un aliment son bon aspect et ses dehors engageants, tout en lui enlevant, plus ou moins, ce qui constitue l'essence même de l'aliment, son pouvoir nutritif. »

On sait quelle est la puissance de la *continuité dans l'ingestion*, même lorsqu'il s'agit d'une modification peu énergique; et des recherches récentes ont montré, d'une façon absolument évidente, le trouble profond apporté dans l'organisme par l'ingestion continue de faibles doses de substances étrangères à l'organisme.

Que d'affections de l'appareil digestif, que d'anémies, d'affections chroniques de tout genre, pendant longtemps inexplicables, n'ont pas d'autre cause que l'ingestion longtemps continuée d'éléments étran·gers à la composition normale de l'organisme qui, absorbés une seule fois à dose beaucoup plus forte, ne produiraient aucun trouble! Le vin plâtré pourrait servir d'exemple à ce sujet.

Le diagnostic des accidents causés par ces absorptions journalières qui ne troublent que lentement et sournoisement l'harmonie de la nutrition est entouré de difficultés de toutes sortes; mais c'est une raison de plus pour ne pas perdre de vue l'importance de ce côté de la question et pour ne pas hésiter à reconnaître le tort irréparable que peut causer dans l'avenir, à la santé de l'individu, l'usage d'aliments de cette nature.

Nous pensons qu'il y aurait un grand avantage, en même temps qu'un réel intérêt pour l'hygiène publique, à faire adopter par les tribunaux cette opinion qui nous paraît absolument démontrée, que des aliments additionnés de substances antiseptiques, quelles qu'elles soient, constituent des produits de valeur amoindrie, on pourrait presque dire des aliments indigestes, et dont l'usage continué pendant un temps assez considérable ne laisse pas que d'être fort préjudiciable à la santé du consommateur.

Il est désirable de savoir de quelle façon cette question est envisagée dans les différents pays; et il y aurait lieu de faire à ce sujet des propositions qui seraient les bases d'un accord international.

DISCUSSION.

M. Bordas. — Dans de semblables expertises, la question posée à l'expert par le parquet est la suivante : la quantité de substance antiseptique employée est-elle capable de produire une intoxication?

La réponse de l'expert est négative, les doses employées étant très faibles, et c'est ainsi que l'on autorise l'emploi des matières antiseptiques les plus variées.

M. Ottolenghi croit qu'il faudrait faire des expériences sur les animaux pour établir l'action nocive des substances employées à faible dose.

M. Bordas. — On a étudié expérimentalement l'acide borique. Il ne croit pas que cette étude sur l'animal puisse donner des résultats.

M. Leredu. — D'après la loi de 1851, on ne peut pas falsifier une substance qui sert à l'alimentation. Il suffirait donc de déclarer, pour les magistrats, qu'il y a falsification toutes les fois qu'il y a introduction de substances chimiques dans les aliments à conserver.

Un principe aussi général n'est pas admis à l'étranger comme en France. A propos de chaque corps spécial, il y a une loi spéciale. Seul le code italien dit : Sera puni qui falsifiera ou altérera les aliments par l'introduction d'une substance chimique. Le principe est beaucoup plus étendu. Au lieu des lois spéciales dont on use de plus en plus en France, ne pourrait-on admettre un principe général?

M. Vibert. — Le vœu que propose M. Leredu est irréalisable. Un principe général interdisant la conservation, par des substances chimiques à dose minime, des produits alimentaires, serait une gêne pour le négociant et on n'aboutirait pas à une modification de la législation.

M. Vleminskx. — En Belgique, à côté des lois nous avons des réglementations visant chaque cas particulier à mesure que le besoin se fait sentir. Le principe qu'on ne doit ajouter aucun toxique pour la conservation des substances alimentaires est admis. Il est très difficile de l'appliquer, parce que devant les tribunaux la question posée est toujours la même : les doses employées sont-elles véritablement toxiques? Mais peu à peu on arrivera à de meilleurs résultats.

M. Ogier est de l'avis de M. Vibert. Un principe aussi exclusif entravera le commerce et l'on arrivera à empêcher même l'emploi du sel marin.

Il serait mieux d'indiquer dans un vœu les substances que l'on considère comme dangereuses et qui sont employées.

M. Vleminskx. — Un excellent moyen de protection employé en Belgique est le suivant : les brasseurs ont voulu mettre dans la bière de la saccharine; on s'y est opposé, et on leur a dit : « Vous pouvez vendre de la bière saccharinée, mais il faut le dire, l'indiquer sur les bouteilles; si vous ne le faites pas, vous serez poursuivi ».

M. Vibert. — Ce procédé de protection est inefficace à Paris, surtout dans les débits populaires. Les débitants ont donné à leurs liqueurs des noms de fantaisie et le contenu des flacons n'est pas garanti.

M. Bordas propose le vœu suivant qui est adopté à l'unanimité :

« Étant donné les accidents signalés par les auteurs des différents pays, résultant de l'usage habituel d'aliments ou de boissons dont la conservation a été assurée par des agents chimiques, le XIIIe Congrès de médecine, section de médecine légale, émet le vœu que l'emploi de ces produits (borax, acide salicylique, formol, saccharine) soit interdit dans les matières alimentaires.

UN CAS DE SUICIDE PAR AUTO-EXTIRPATION DU LARYNX

par le docteur Henri SZIGETI,

Ancien chef des travaux à l'Institut médico-légal de l'Université royale hongroise à Budapest,

actuellement médecin légiste à Temesvar (Hongrie).

Un mode très rare de suicide est de se couper la gorge. A Budapest, par an, en moyenne 200 personnes (sur 10 000 habitants) meurent par suicide; parmi celles-ci il y en a 6,8, qui se coupent la gorge. La plupart sont des hommes, parce que cette manière de suicide exige une énergie qui ne se rencontre guère chez la femme.

Un fait singulier, qui d'après mon observation se répète d'une année à l'autre, est celui-ci, que ces cas de suicide par section de la gorge ne se passent pas sporadiquement, car généralement se suivent 2, 3 cas, l'un après l'autre à de courts intervalles, après quoi il y a une pause pour un certain temps. Il paraît qu'on doit l'attribuer à l'esprit d'imitation, qui, d'ailleurs, joue un grand rôle chez les suicidés. Ainsi au mois de novembre de l'an 1894, furent apportés à la Morgue, pour l'examen médico-légal, 3 suicidés par section de la gorge, l'un après l'autre. Parmi ceux-ci il y avait un cas des plus rares et je crois ne pas exagérer l'affaire, si je me permets de prétendre qu'il forme une exception, car parmi les 1500 cas de suicide que j'ai eu l'occasion de voir dans le courant des dernières années en qualité de chef des travaux à l'Institut médico-légal de Budapest et pendant mon séjour prolongé aux instituts similaires à Vienne, Berlin, Paris et Lyon, aucun ne ressemblait à celui-ci et même dans la littérature de ce genre je n'en ai pas trouvé indiqué de pareil, à l'exception d'un seul, dont fait mention dans son livre hongrois de médecine légale (page 556) Belky récemment décédé. C'est le cas de Jameson, dans lequel un homme âgé de cinquante ans s'est coupé cinq fois la gorge; lorsqu'on voulait mettre le bandage sur ses blessures, il sortait de sa poche un objet saignant, qui se *déroulait* comme le cartilage cricoïde, la partie gauche du cartilage thyroïde, la partie droite du cartilage aryténoïde, une partie du premier anneau de la trachée, un *morceau* du pharynx et quelques faisceaux musculaires du sterno-cléido-mastoïdien.

Pour ce motif je considère comme nécessaire de décrire comme suit le cas très rare observé par moi.

Mme Jeanne B..., 42 ans, épouse d'un ouvrier, allait, le 25 novembre 1894, avec une voisine demeurant dans la même maison (IIᵉ rayon rue Foti, 25), au bain artésien du bois de la ville, pour se baigner dans une cabine commune. Elles avaient déjà pris le billet pour deux personnes, mais elles devaient attendre leur tour. Pendant que la voisine se trouvait aux lieux d'aisance, Mme B... disparaissait soudainement. Sa compagne la cherchait, mais comme elle ne la trouvait pas, elle vendit le billet de bain à deux autres femmes et rentra chez elle. Elle arriva à 5 heures de l'après-midi à la maison et voulut entrer chez Mme B... pour lui demander pourquoi elle l'avait abandonnée. Mais elle trouva fermée la porte de la cuisine, qui donnait sur la cour, et retourna chez elle, bien que les voisins qui se trouvaient dans la cour prétendissent que Mme B... était chez elle, parce qu'ils l'avaient vue revenir à la maison. Elle pensa qu'il était possible que les voisins se trompassent ou que Mme B... fût, en attendant, de nouveau partie. Vers les 6 heures elle alla de nouveau à la demeure de Mme B..., et trouvant encore la porte fermée, elle frappa, mais ne reçut aucune réponse. Alors elle observa que la porte n'était pas fermée à clef, mais seulement, à l'intérieur, au verrou. Et comme les voisins prétendaient toujours que Mme B... était revenue à la maison, et que personne ne l'avait vue repartir, le soupçon s'éveilla en elle qu'un malheur pouvait être arrivé à Mme B... Elle appela immédiatement le mari de Mme B..., qui travaillait dans la fabrique voisine. Comme il ne pouvait pas entrer par la porte, fermée au verrou, il pénétra avec un camarade dans la chambre par la fenêtre. Cela se passait à 6 heures et demie, 7 heures du soir. La chambre présentait un aspect terrible. Mme B..., le cou coupé, gisait dans une grande mare de sang, le dos sur le plancher. On téléphonait tout de suite au service de sauvetage. Pas longtemps après, vers 7 heures et demie du soir, arrivèrent les hommes du service sanitaire, et mon ami, M. le Dr Charles Aczil, donnait à la blessée les premiers soins. Après avoir enlevé le foulard avec lequel la blessure était liée provisoirement, il observait, à son plus grand étonnement, que le larynx manquait, et il trouva ce dernier aussi dans une mare de sang, sur le plancher, à une distance de trois pas. A côté se trouvait le couteau de table saignant, très émoussé (pas aiguisé), avec lequel la femme

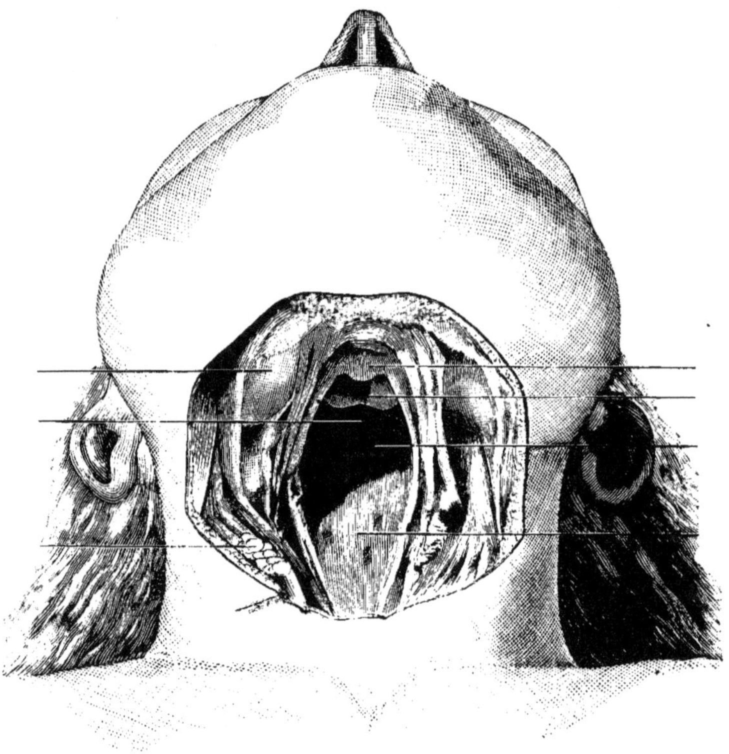

Fig. 1.

s'était coupé le cou; car il s'agissait d'un suicide, ce qui était hors de tous les doutes par les circonstances du cas. L'hémorragie avait été arrêtée. Le bord inférieur de la blessure fut tourné avec quelques sutures pour que la trachée respiratoire découpée et se retirant derrière le bord libre ne fût pas couverte et la respiration empêchée.

Ensuite il envoya la blessée à la clinique chirurgicale de M. le professeur Kováes, où elle mourut, vers les 2 heures du matin, d'une anémie du cerveau, après avoir encore perdu beaucoup de sang avant son installation. De cette façon, elle vivait encore 8 ou 9 heures après s'être coupé la gorge.

L'autopsie policière sanitaire, entreprise le jour suivant, donnait la situation suivante (voir figure 1) : A la partie antérieure du cou, il y a une coupure ouverte à peu près en forme de cinq coins à bords nets, et à coins arrondis, de 11 centimètres de largeur en direction transversale et 10 centimètres de longueur, qui va de l'os hyoïde jusqu'au jugulum et qui est limitée de deux côtés par les muscles sterno-cléido-mastoïdiens. La partie droite du bord inférieur de la blessure continue encore sous un angle aigu en trois blessures linéaires courant parallèlement entre elles. La base de la blessure est concave, en bateau ; des deux angles supérieurs sortent les glandes sous-maxillaires et entre ceci le corps de l'os hyoïde. Derrière, on voit le V épiglotte. Le larynx entier et le cartilage cricoïde ensuite, une partie de la glande thyroïde, la partie antérieure du pharynx et la partie supéro-antérieure de l'œsophage manquent. La paroi postérieure de l'œsophage forme un triangle tourné la pointe en bas ; sur celle-ci on voit, à la hauteur du larynx, trois coupures superficielles en forme de lignes. La voie respiratoire sectionnée, la partie restante de la glande thyroïde et les extrémités du muscle droit du cou se sont retirées derrière le bord inférieur de la blessure dans le jugulum. Les paquets de muscles sterno-cléido-mastoïdiens gisant superficiellement sont coupés. Les veines extérieures jugulaires déchirées et les artères du larynx se sont rétractées. Les deux carotides et les veines jugulaires internes sont intactes, de même le nerf vague. Le larynx coupé montre des coupures répétées ; à celui-ci n'est suspendu aucun morceau de peau, par conséquent il ne manque rien de la peau de la face antérieure du cou.

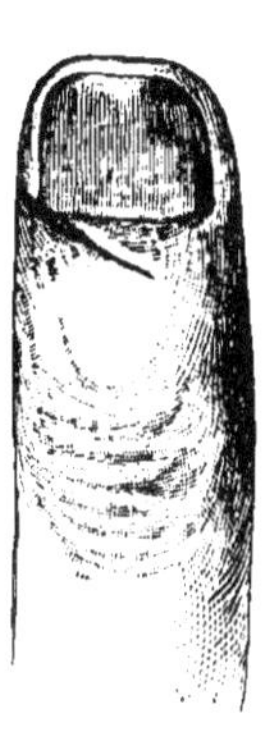

Fig. 2.

Alors je trouvai de quelle manière la femme avait pu s'extirper le larynx avec ses propres mains. Sur la face dorsale de la troisième phalange du médius taché de sang, on voyait au bord extérieur, près de l'angle extérieur de l'ongle, une coupure béante superficielle de 1 demi-millimètre et 8 millimètres de longueur (fig. 2).

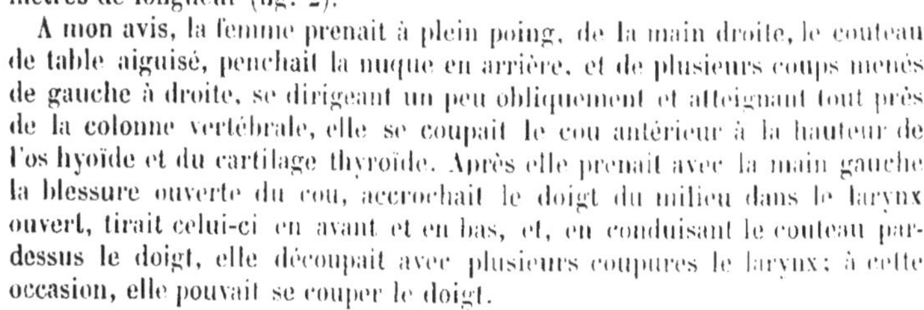

A mon avis, la femme prenait à plein poing, de la main droite, le couteau de table aiguisé, penchait la nuque en arrière, et de plusieurs coups menés de gauche à droite, se dirigeant un peu obliquement et atteignant tout près de la colonne vertébrale, elle se coupait le cou antérieur à la hauteur de l'os hyoïde et du cartilage thyroïde. Après elle prenait avec la main gauche la blessure ouverte du cou, accrochait le doigt du milieu dans le larynx ouvert, tirait celui-ci en avant et en bas, et, en conduisant le couteau par-dessus le doigt, elle découpait avec plusieurs coupures le larynx ; à cette occasion, elle pouvait se couper le doigt.

Ce cas est au point de vue médico-légal d'un intérêt particulier. Heureusement les circonstances du cas étaient si claires, qu'il n'y avait aucun doute, qu'il ne s'agissait ici que d'un suicide. Mais comment se serait présentée l'affaire, si le cas s'était passé la nuit après une querelle avec le mari (son époux), devant ses yeux, sans présence des témoins? Il est certain que le soupçon terrible d'avoir tué sa femme aurait pesé sur l'homme innocent, car qui aurait pensé et voulu croire que la femme s'était elle seule coupé la gorge? Ou bien on pouvait facilement soupçonner un meurtre sadique, si la femme par exemple avait été trouvée sur un lieu écarté. Un tel cas peut aussi être compliqué par l'éventualité, qu'on n'observe pas tout de suite la gorge découpée, et lorsqu'on va chercher le larynx, un chien ou un chat passant par là peut déjà l'avoir mangé depuis longtemps.

Aussi au point de vue psychiatrique ce cas est très hautement intéressant. S'il est permis de tirer une conclusion sur l'état mental du suicidé par la manière du suicide exécuté, alors je crois qu'on peut admettre avec raison qu'un aliéné peut seul exécuter pareille chose. La femme avait perdu plusieurs semaines auparavant son unique enfant par la diphtérite, elle en était depuis lors inconsolable, très triste, d'humeur abattue et très réservée. Possible qu'elle a souffert par la mélancolie ou qu'elle était prédisposée à la vésanie, et sous l'impression d'une hallucination arrivée soudainement ou d'un sentiment de frayeur a exécuté le suicide. Quelles mutilations affreuses sont capables de commettre sur eux-mêmes les aliénés, j'en connais quelques exemples, grâce à la communication bienveillante du docteur Falga, médecin en chef de la maison centrale d'aliénés à Budapest. Ainsi il racontait un cas, qu'un aliéné s'est fendu le scrotum avec ses ongles et s'est arraché les parties. Un autre s'arracha les yeux avec ses propres mains. Il y a peu de temps, dans un asile français d'aliénés, un pensionnaire s'est façonné un poignard de mie de pain, il a laissé sécher le pain jusqu'à la dureté complète, puis, aiguisant la pointe de ce poignard, il s'est frappé au cœur.

Enfin, une circonstance mérite encore notre attention, notamment que les deux plantes des pieds de la femme étaient tachées de sang, ce qui est une preuve que la femme, après s'être coupé le cou, devait avoir fait encore quelques pas. C'est au point de vue médico-légal un fait important, parce qu'en cas donné la question peut être posée, si la blessée après la section du cou pouvait encore marcher, comme c'était par exemple le cas dans le double meurtre commis sur une prostituée et sa petite nièce, il y a quelques années, dans le Haris-Bazar, à Budapest, et qui est aussi mentionné dans le livre d'étude pour médecine légale de von Hoffmann, au chapitre du meurtre par section du cou, dans lequel mon maître vénéré, M. le professeur Ajtai, pouvait constater, par les traces saignantes visibles sur le plancher du lieu du crime, qu'une victime, la prostituée Véronique Pesck, dont le cou était tranché jusqu'à la colonne vertébrale et chez laquelle on avait trouvé dans les corps des vertèbres des fragments brisés du rasoir, avait couru avec le cou entr'ouvert, deux fois et demi autour de la chambre.

Qu'on puisse exécuter encore des mouvements instinctifs même avec une blessure profonde du cou, comme dans le cas décrit par moi, cela est prouvé une fois de plus par l'observation faite à la clinique sur Mme B., qui toutes les fois qu'on la couchait sur le dos se tournait toujours, pour reprendre la position sur le ventre. Probablement cette position lui plaisait davantage. Cette observation mérite pour cela attention, parce qu'à peine quelque temps avant dans un cas de meurtre douteux, la question venait à la délibération : est-il possible qu'un homme, qui, dit-on, s'était coupé de sa propre main le cou, étant couché près de sa femme dans le lit à côté du mur, après s'être fait la blessure, ait pu contourner par-dessus le corps de sa femme dormante et ainsi tomber du lit par terre? On devait croire à la possibilité, même si le témoignage de l'épouse accusée du meurtre de son mari apparaissait pour d'autres motifs très improbable.

DISCUSSION.

M. Vibert. — Le cas rapporté par M. Szigeti est surtout très intéressant par la très longue survie qui est signalée.

J'ai vu un aliéné se couper le cou avec un rasoir et ensuite enfoncer son rasoir dans la terre. Cependant il avait la carotide ouverte. Il était tout nu et ses vêtements étaient dispersés aux alentours.

M. Motet rappelle que chez les aliénés on observe les mutilations les plus extraordinaires : il a vu un aliéné se mutiler avec un morceau de verre. Il s'enleva un testicule, la plaie mâchée et la torsion du cordon avaient empêché l'hémorragie de se produire.

Un aliéné lui a craché au visage un morceau de sa langue qu'il avait sectionnée avec ses dents.

M. Dufour (Marseille). — A propos des expertises médico-légales concernant les plaies du cou par instrument tranchant, je signalerai, comme très importants pour la distinction entre un suicide et un crime, le siège et la direction de ces plaies.

S'il s'agit d'un suicide et chez un individu qui n'est pas gaucher, la plaie siège sur la partie latérale gauche du cou et sa direction est de gauche à droite.

Lorsque la plaie siège à droite, il y a lieu de penser à un crime, si l'individu n'est pas gaucher.

J'ai eu l'occasion d'observer un cas douteux de plaie du cou par un rasoir, que j'ai publié dans les *Annales d'hygiène publique et de médecine légale*, et dans lequel, malgré les apparences contraires, je conclus à un suicide en me basant sur le siège et la direction de la plaie.

L'enquête judiciaire confirma ultérieurement mes conclusions.

M. le Dr OLLIVE. — Je crois qu'il y a une grande utilité à publier tous les cas analogues à celui de M. Szigeti. Le diagnostic médico-légal entre le suicide et l'assassinat est trop souvent difficile et l'enseignement que l'on peut tirer des observations publiées servira toujours beaucoup à l'expert pour faire prévaloir son opinion. J'ai, il y a quelques années, à propos d'un cas que j'ai observé, relevé dans un travail, *Suicide ou Assassinat*, un certain nombre de faits, et ne désire qu'en voir y ajouter d'autres.

M. le Dr MÉGEVAND (Genève). — J'ai eu l'occasion d'observer une dizaine de cas de suicide par section de la gorge avec un rasoir, et j'estime que la direction de la plaie a une très grande importance au point de vue de la question de savoir s'il s'agit d'un suicide ou d'un crime. Or, dans les cas que j'ai observés, la direction était presque toujours oblique, la section plus prononcée d'un côté du cou que de l'autre, généralement du côté de la main qui tenait le rasoir. Dans le cas de suicide, et surtout s'il s'agit d'un alcoolique ou d'un aliéné, on trouve en outre une irrégularité des bords de la plaie, il y a des dentelures, même sur le cartilage thyroïde quand il est intéressé, fait qui prouverait que l'individu qui s'est suicidé a fait des mouvements de va-et-vient, ou même plusieurs tentatives avant d'arriver à une section complète, soit des parties molles, soit des cartilages du larynx. La section des carotides est très rare.

M. ÉTIENNE MARTIN. — Nous avons observé, M. Lacassagne et moi, un cadavre qui portait à la partie antérieure du cou et sur la nuque des plaies profondes faites par un instrument tranchant. Il y avait eu tentative de décapitation. La direction des plaies et l'absence totale de toute autre trace de violence montraient bien qu'il s'agissait d'une tentative de suicide.

Cet individu n'ayant pas réussi par ce procédé à se donner la mort s'était jeté dans le Rhône.

Ces suicides extraordinaires, qui sont souvent très difficiles à différencier de l'assassinat, sont la plupart du temps le fait d'aliénés atteints de dépression mélancolique.

Ils présentent une anesthésie à la douleur remarquable, et ils peuvent se faire les plaies les plus dangereuses et les plus profondes, multiplier les coups de l'instrument dont ils se frappent sans être arrêtés par la sensation douloureuse qui paralyse l'homme sain.

J'ai pu à plusieurs reprises me rendre compte de cette anesthésie à la douleur sur des mélancoliques avec idées de suicide.

C'est une particularité que je désire mettre en évidence et qui permet de se rendre compte de ces blessures invraisemblables des suicidés, comme l'auto-extirpation du larynx.

LA RÉHABILITATION DU TÉMOIN MÉDICO-LÉGAL

par Albert BACH,

Ex-président de la Société médico-légale de New-York.

L'introduction, dans les procès, d'experts médicaux date d'une origine fort ancienne.

Le droit romain autorisait le service des experts dont la fonction était de renseigner les juges sur les lois et sur les phénomènes physiques.

Loi 8, paragraphe 1, xi.
Loi 5, paragraphe 4, xi, 6.

A la date éloignée de 1582, on permettait, en France, ce genre de témoignage. En Angleterre, dans un ancien procès, sur l'appel d'un nommé Mayhew, l'accusé pria le tribunal d'alors d'examiner la blessure et de se rendre compte par lui-même de la question de savoir si le blessé était estropié pour la vie. La plaie étant encore fraîche, le tribunal ne sut comment juger et l'accusé demanda que cette blessure fût examinée par des chirurgiens. Un ordre fut, en conséquence, donné au shérif de rassembler des chirurgiens qu'il convoqua dans le but indiqué.

Voir le recueil des lois anglaises :

28 Ass. pl. 5.
9 H. 7. 16.
7 H. 6. 11.
Buckley et Rice 1. — Plow 125.

Un témoignage d'expert est un témoignage fourni par une personne ayant des connaissances spéciales du sujet auquel ce témoignage est applicable et se rapportant à des renseignements qui dépassent le niveau de l'observation et de l'intelligence ordinaires.

Un expert est une personne qui a fait, sur le sujet qui motive son opinion, des études, des expériences ou des observations spéciales, et il est nécessaire, par suite, qu'il ait une connaissance particulière du sujet en question.

La nécessité du témoignage d'experts médicaux dans les procès tient à ce fait, que dans la solution de questions qui comportent une connaissance de la science médicale, la loi est tenue de faire appel à l'expert médical pour en tirer les informations et les renseignements

nécessaires et sans lesquels on ne pourrait pas rendre convenablement la justice.

Il y a dépendance réciproque entre les disciples des deux grandes
professions, du droit et de la médecine, en vue de remplir la plus
haute destinée de l'homme. Dans la distribution de la justice, il y a
union inévitable et inviolable entre la médecine, science qui dévoile
les lois physiques, et le droit, science qui découvre et applique la loi
morale.

La profession médicale devrait être désireuse de faire de son mieux
pour l'établissement de la vérité et du droit. La médecine devrait être
l'aide volontaire de la loi. La justice a horreur de l'obscurité et
recherche la lumière, et il est du devoir des médecins d'aider la justice
dans ses recherches vers la lumière scientifique, et cela jusqu'au bout,
afin que le droit puisse prévaloir. Et malgré cela, nous nous trouvons
en face d'un mauvais vouloir prononcé, et même de refus absolu, de
la part du médecin de donner son aide et ses renseignements sans
lesquels la justice ne peut pas être rendue. Et tandis que nous ne
pouvons adresser aucun blâme au médecin qui garde son secret quand
la loi lui impose silence, nous insistons de même sur ce fait que la
réhabilitation du médecin légal nécessite un amendement ou un rejet
des lois qui ferment les lèvres de l'expert et font de lui un obstacle
dans la voie de la justice. Nous croyons qu'une politique législative
plus progressive et plus éclairée exige la révélation, de la part des
médecins, de tous faits et connaissances qu'ils posséderaient et qui
seraient nécessaires à la manifestation de la justice. Plusieurs pays et
États ont reconnu l'exactitude de cette théorie dans la promulgation
de lois qui, sous certaines restrictions, obligent le médecin à dévoiler
des communications soi-disant privilégiées, et de cette façon, l'administration de la justice a reçu une assistance matérielle. *Justitia non
novit patrem, nec matrem, solum veritatem spectat justitia. — Lex
non favet votis delicatorum*, sont encore des maximes légales qui ont
une grande force.

La profession médicale a maintenu que l'exclusion de ce qu'elle
désigne sous le nom de « communications confidentielles » trouve sa
justification dans le bien public. Je suis convaincu que, sauf de rares
exceptions, rares, à vrai dire, au point de ne pas peser dans la balance
de la justice, il est contraire au bien public d'empêcher que de tels
témoignages soient produits et que de plus grands maux résultent de
leur rejet que de leur admission.

Si nous nous souvenons que l'on peut définir une politique
publique comme une ligne de conduite dont les derniers résultats

tendent au plus grand bien et au plus grand avantage de la majorité
des gens, et, si nous nous rappelons que la sécurité de tout citoyen est
la loi suprême de l'État ; que le système général des lois tend à la
découverte et à la punition du crime ; que la justice ne se borne pas à
respecter les personnalités ; qu'une réputation individuelle ne devrait
pas peser le poids d'une plume dans la balance, comparée aux droits
des masses ; que la loi ne devrait pas fournir de prime à la perpétration de la fraude ; qu'il n'est pas probable qu'une personne quelconque se dispense de faire appel à un traitement médical ou chirurgical, par crainte de voir divulguer son état, soit mental, soit physique,
mais qu'il recherchera au contraire ce traitement, malgré la publicité
qui pourrait être donnée à sa maladie, d'après cette théorie qui veut
que la conservation de soi-même soit la première loi de la nature ; si
nous nous rappelons qu'il n'existe jamais d'occasion de révéler les
causes secrètes de la condition physique du malade quand il s'adresse
à un médecin pour être soigné ; que les confidences faites à un médecin, et qui ne seraient pas nécessaires pour lui dicter sa conduite, ne
doivent pas être privilégiées ; que le monde n'a pas atteint et qu'il
n'atteindra probablement jamais à cet état utopique où, en règle générale, on se soumettra à la mort ou à de grandes souffrances physiques
plutôt qu'au déshonneur ; si nous nous souvenons de tout cela, nous
arrivons forcément à cette conclusion que, non seulement l'assertion
que cette règle du privilège est basée sur le bien public n'a que très
peu de fondement dans les faits, mais que, d'un autre côté, sa mise
en vigueur ferait plus de mal que de bien.

D'après le Code pénal de France, un médecin s'exposait à être condamné quand il dévoilait les confidences de ses malades.

Voir Bonière : *Traité des preuves*, Sect. 197.

J'ai lu, avec beaucoup d'intérêt, une lettre adressée de Paris à la
Lancet, sur *la divulgation des secrets professionnels*, lettre publiée
dans l'intérêt de la profession médicale et qui montre bien avec
quelle rigueur, dans le droit français, le privilège est imposé à cette
profession. La lettre en question a la teneur suivante :

« J'ai toujours pensé que la divulgation de secrets professionnels
ne constituait une faute criminelle que quand elle était de toute évidence, accompagnée d'intention de nuire, mais l'exemple suivant
semblerait montrer l'erreur de cette conclusion. On se rappelle
peut-être qu'après la mort du célèbre peintre Bastien Lepage, survenue
environ le 12 décembre dernier, on publia quelques articles dans les
journaux quotidiens relatant les circonstances de ce décès. Dans ces
comptes rendus, de peu charitables insinuations furent lancées, quant

à la nature de l'affection dont souffrait le défunt. Ayant lu certains de ces articles, le Dr Watelet, qui avait assisté Bastien Lepage, adressa une lettre à de nombreux journaux pour réfuter leurs assertions, et il fit en même temps cette mention que son malade était mort d'une affection cancéreuse. Cette réplique souleva l'indignation des autorités judiciaires, et, comme conséquence, le Dr Watelet fut poursuivi, la semaine dernière, devant le tribunal correctionnel. Le juge admit que l'intention de l'accusé était louable, mais, son acte constituant une violation du Code pénal, on le condamna à une amende personnelle de 100 francs, et l'éditeur du journal qui avait inséré la lettre du Dr Watelet fut condamné à une amende de 16 francs pour complicité. »

Ainsi un médecin s'efforce de sauver la mémoire de son client du déshonneur en niant des rumeurs diffamatoires sur la nature de l'affection dont le malade est mort, et, en dévoilant la véritable maladie, ce médecin est condamné. Ce serait là une plaisanterie si la chose n'était pas aussi sérieuse.

Il existe un fait bien malheureux pour la profession médicale dans les pays où l'on autorise les deux adversaires, dans une cause en litige, à employer et à payer leurs propres experts médicaux. C'est que les juges et les avocats n'ajoutent que peu de foi à ce que peuvent jurer de pareils témoins. La raison en est que des experts de cette sorte sont considérés comme peu honnêtes et comme prêts à sacrifier la science médicale aux intérêts de celui qui les emploie. On regarde l'expert médical comme un avocat de la cause qu'il a épousée par considération pécuniaire, et, décidé qu'il est à faire triompher son patron dans la cause en litige, tout respect de la vérité scientifique disparaît et l'effort de l'expert est de troubler et de tromper, jusqu'au bout, juges et jury afin que son témoignage amène un verdict favorable du côté qu'il défend et que sa réputation de gagneur de procès puisse ainsi s'établir. La soif de l'or devient ainsi le facteur principal de la carrière de l'expert médical et c'est la conviction où on est de ce fait qui fait perdre toute confiance en lui.

Bien entendu, avec une telle opinion sur l'expert médical, et étant donné que même en mettant les choses au mieux, la médecine est une science incertaine, la valeur de pareils témoignages de la part des experts se réduit à rien — ils deviennent même dangereux parce qu'ils peuvent tromper.

C'est sans doute une faiblesse bien humaine d'être ainsi influencé en faveur de la cause et de la personne que l'on est employé à servir et il y a grande chance pour que cette faiblesse augmente en proportion des compensations offertes pour les services rendus : il n'en est pas moins vrai que, tant que la révélation de la vérité scientifique ne sera pas libérée de l'influence funeste des considérations pécuniaires et que la malhonnêteté dans les opinions ne sera pas punie, le témoignage du soi-disant expert médical n'aura aucune valeur.

C'est dans la réhabilitation de l'expert médical qu'il faut chercher le remède à l'état actuel si déplorable des témoignages de cet expert. Cette réhabilitation n'est pas aisée à accomplir. Pour l'assurer, il faut que nous considérions l'expert en tant qu'homme aussi bien qu'en tant qu'individu spécialement compétent dans sa science.

Comme avocat, j'admets personnellement que l'expert médical n'est pas seul à blâmer pour sa conduite répréhensible quand il est devant ou éloigné de la barre des témoins. Cette conduite, de la part de l'expert, est également imputable à la faute de certains hommes de loi qui soutiennent et encouragent la malhonnêteté de l'expert médical, quand celui-ci est déjà peu honnête, et quand cela convient au but qu'ils poursuivent.

En raison même de l'aide réciproque que chacune de ces professions doit nécessairement prêter à l'autre pour assurer le bien public, il devrait exister entre elles une fraternité ferme et durable, basée sur l'honnêteté.

Tous les préjudices, les jalousies, les antagonismes de médecin à médecin, d'avocat à avocat, devraient disparaitre et l'on devrait créer entre eux et développer les plus grands sentiments de confiance et d'appui. Le motif des relations que je conseille entre les hommes de science et les hommes de loi réside dans un désir honnête de ne promulguer que ce qui est la vérité scientifique. La profession médicale devrait consacrer toute son énergie, sans regarder aux conséquences, à la révélation de la vérité scientifique et de la vérité scientifique seule ; la profession légale devrait encourager la profession médicale dans ce but louable et travailler à l'obtenir. Les deux professions devraient refuser de se prêter à toute tentative d'obscurcir la lumière de la science. Les experts médicaux ne devraient pas accepter et prendre sur eux-mêmes de troubler la sérénité de l'atmosphère scientifique qui entoure le jugement d'un procès : c'est leur devoir, tout au contraire, de purifier cette atmosphère de façon que les rayons de l'astre scientifique puissent pénétrer et imprégner toutes les parties de l'atmosphère juridique. Il devrait y avoir honnêteté absolue chez l'expert médical, mais, afin qu'il n'y ait pas, de sa part, la moindre tentation d'agir autrement que de façon honnête, l'avocat qui l'emploie devrait être parfaitement honnête lui-même. Si l'honneur et l'honnêteté régnaient absolument dans les deux professions, il n'y aurait aucun motif pouvant légitimer, du côté adverse, la critique de l'expert médical et de son témoignage. Ce n'est que là où l'honnêteté et la vérité constituent les fondements de l'opinion que le témoignage de cette opinion mérite d'être pris en considération. S'il y avait accord parfait entre les professions médicale et légale dans leur décision à ne présenter aux juges et au jury que la vérité scientifique, cet accord serait d'un secours inestimable à la saine administration de la justice. L'expert médical ne devrait jamais être l'avocat d'une partie ou de l'autre dans un litige, il devrait se considérer comme le grand-prêtre du temple de la vérité scientifique devant l'autel duquel les juges, les avocats et les plaideurs devraient s'incliner et adorer.

L'administration de la justice, si essentielle au développement de la plus haute civilisation, dépend dans un degré marqué des démonstrations irrésistibles et concluantes de la science, et celui-là a l'esprit bien borné qui, ne reconnaissant pas le fait, s'efforcerait d'amoindrir l'importance du témoignage d'un expert médical honnête, dans l'établissement des droits et le redressement des torts de l'homme. La science est le meilleur des policiers : la ruse et la malice du criminel ne peuvent échapper à ses révélations quand elles sont recherchées et faites de façon honnête. Il y a cependant danger que la fonction de la science se pervertisse quand on veut l'employer pour défendre le crime ; et le seul obstacle à un tel malheur est l'honnêteté d'intention chez les hommes de science, quand ils viennent en aide à la justice et réduisent à néant les efforts de ceux qui, volontiers, aviliraient l'usage des forces de la nature et tortureraient ses lois. On a dit qu'on ne devrait pas être plus surpris d'une différence d'opinions entre des experts médicaux, sur des questions médicales, que d'une différence d'opinions entre avocats et juges sur des propositions légales. Nous pouvons, à la vérité, admettre qu'il en soit ainsi quand il s'agit d'une différence honnête d'opinions basées sur des raisonnements solides ; mais il n'en est pas de même quand cette différence dans les opinions trouve son expression dans un simple « oui » ou dans un simple « non », sans que des motifs soient mis en avant, rendant compte de vues aussi diamétralement opposées, et en ne laissant subsister que l'affirmation ou la négation entêtée et catégorique du soi-disant expert médical.

Le témoin expert médical, quand il n'est pas honnête, a le sentiment qu'il peut témoigner son opinion, comme expert, sans avoir à craindre d'être poursuivi pour parjure et, par suite, il n'hésite pas à affirmer sous serment tout ce qui peut servir les intérêts de son client.

L'importance qu'il y a à augmenter la confiance dans les experts scientifiques et dans leur témoignage sera de suite appréciée quand on comprendra que, sans cette confiance, le témoignage de ces experts tend à battre la justice en brèche et expose au mépris public les experts eux-mêmes. La science est l'incarnation de la vérité, le danger réside dans le fait de torturer les réprésentations de la science. La justice a, à l'égard de la science, une dette éternelle de reconnaissance; que ceux qui sont chargés d'exposer les données de la science prennent bien garde de ne pas se mettre en travers de cette obligation.

Si l'on vient dire que l'honnêteté chez l'expert médical est en dehors du contrôle des tribunaux ou de la société, je soutiendrai le contraire. On peut imposer l'honnêteté à l'expert médical qui aurait quelque tendance à n'être pas honnête, en faisant des lois permettant de le condamner pour faits contraires à l'honnêteté et conduite incompatible avec sa profession, soit avant, soit pendant les débats d'un procès.

Si l'on dit encore qu'un témoignage capable d'induire en erreur peut être fourni par un expert médical par suite d'ignorance et non par suite de manque d'honnêteté, et qu'il serait difficile, dans un pareil cas, de démontrer ce manque d'honnêteté, le remède que je proposerai alors contre ce mal, et comme faisant partie de mon plan de réhabilitation de l'expert médical, sera de considérer les experts comme devant être de véritables experts et non des ignorants et alors on ne viendra plus plaider l'ignorance comme excuse.

Il devrait exister un Comité d'examinateurs médicaux nommés par le Gouvernement et l'on devrait exiger comme condition « sine qua non » qu'une personne se donnant comme expert possédât un certificat du Comité gouvernemental d'examinateurs, prouvant qu'il est expert dans la branche spéciale où il prétend l'être. Un expert devrait avoir au moins dix années d'expérience pratique dans la branche spéciale de sa profession.

La réhabilitation de l'expert médical consiste, par conséquent, dans la production de véritables experts obtenue en exigeant d'eux un certain niveau de compétence que l'on obtiendra de la façon que je suggère et dans l'encouragement à l'honnêteté au moyen d'une confraternité basée sur l'estime et le respect réciproques, respect pour le savoir, respect pour l'honnêteté de caractère et d'intentions, estime pour la réunion de toutes les qualités qui nous élèvent au-dessus des êtres rudimentaires et qui font de nous de véritables êtres humains avec des cœurs humains aux impulsions humaines, nous portant à défendre la justice et à détruire l'injustice. Cette fraternité pourrait s'effectuer de façon appropriée par la création de sociétés médico-légales dans les quelles les deux professions se rencontreraient et échangeraient leurs vues sur des sujets médico-légaux. Ces sociétés auraient leurs comités d'administrateurs auxquels on donnerait le pouvoir de recevoir et de porter des accusations contre les membres des deux professions en vue de recommander et d'instituer des procédés qui permettraient de frapper des peines disciplinaires de la suspension ou de l'expulsion de leurs professions respectives ceux qui auraient été reconnus coupables de s'être livrés à des pratiques peu honnêtes. Outre ces mesures destinées à la réhabilitation de l'expert médical, on devrait promulguer des lois faisant de l'expert un officier du tribunal dans toutes les procédures des tribunaux où il peut être appelé à paraître, de façon à le soumettre, au besoin, au contrôle et aux méthodes disciplinaires du tribunal dans les cas où sa conduite serait contraire à l'honnêteté.

En bonne justice, à l'égard de l'expert médical honnête, nous pensons, en terminant, que beaucoup des principales critiques dirigées contre lui pourraient disparaître, si, avant de répondre à une question hypothétique, on lui demandait de se mettre bien au courant de tous les témoignages se rapportant au sujet sur lequel on le questionne et si on n'autorisait aucune réponse à une question hypothétique que sous la condition que cette question tiendrait compte de tous les témoignages produits.

Le sujet que nous avons traité a une grande importance et nous espérons que les idées que nous suggérons soulèveront dans cet honorable Congrès des discussions dont le résultat sera dans des mesures prises pour la réhabilitation du témoin appelé comme expert médical.

MERCREDI 8 AOUT

Présidence de M. MIOT (Charleroi).

DES DÉLITS POUVANT RÉSULTER DE LA PRATIQUE DU MAGNÉTISME PAR DES PERSONNES NON DIPLÔMÉES

par M. DUPRÉ,

Professeur agrégé à la Faculté de médecine de Paris (Étude médicale)

et M. ROCHER

Avocat à la Cour d'appel, membre de la Société de Médecine légale (Étude juridique).

Notre rapport, exposé sommaire de l'état actuel de la question, a pour but de tracer les grandes lignes médicales et juridiques de la discussion qui peut s'engager au sujet des *Délits qui résultent de la pratique de l'hypnotisme par des personnes non diplômées*. Il ne comporte donc ni l'exposé historique de la question, ni l'appréciation critique des doctrines, ni l'interprétation des faits constatés par l'observation clinique, ni enfin la documentation bibliographique qui convient soit à un travail personnel et original, soit à une revue générale, mais qui eût été un appendice démesuré et inutile à ces quelques pages, destinées seulement à l'amorce d'une discussion.

L'étude de l'hypnotisme, après avoir passé par plusieurs phases, n'est entrée dans sa période scientifique que par les travaux de Braid (1843) et de Charcot (1878). C'est sous l'impulsion et grâce à l'autorité de ce dernier maître que les médecins ont repris, avec les méthodes positives, l'étude de ces faits, jusqu'alors abandonnée aux mystiques, aux amateurs et aux charlatans. Les conditions étiologiques, les relations cliniques des phénomènes, ont été précisées, et, grâce aux discussions soulevées sur la nature des faits observés, la question a revêtu dans ces derniers temps une ampleur et un intérêt plus grands encore. Les juristes sont à leur tour intervenus dans le débat, et on peut dire actuellement que l'étude de l'hypnotisme est un des domaines où se rencontrent, avec le plus d'intérêt commun et de profit réciproque, tous ceux qui, médecins, magistrats, avocats, législateurs ou psychologues, cultivent la médecine légale.

On doit entendre, sous le nom d'hypnotisme, *un état psycho-pathologique*, survenant momentanément, dans certaines conditions parti

culières de terrain et d'expérience, et dont le caractère fondamental
consiste dans *l'inhibition fonctionnelle, plus ou moins complète, des
centres psychiques supérieurs ou conscients, et dans l'activité indé-
pendante des centres psychiques inférieurs ou automatiques.* L'exaltation, la dépression et les perturbations fonctionnelles de ces centres
automatiques, les rapports nouveaux qui s'établissent entre ceux-ci et
les centres supérieurs de la conscience et de la volonté expliquent
tous les degrés d'intensité et toutes les variétés d'aspect de l'hypnotisme. Une des conséquences les plus constantes et les plus remarquables de cette désagrégation psychique est l'extrême développement
de la *suggestibilité,* c'est-à-dire de l'aptitude à réaliser passivement,
par voie d'association automatique, les tendances à l'acte, éveillées
dans les centres psychiques par la voie extrinsèque des sens et du
langage (*hétéro-suggestion*), ou par la genèse intrinsèque et inconsciente de processus mentaux, d'apparence spontanée et personnelle
(*auto-suggestion*).

Cette définition de l'hypnotisme éclaire les étroites relations qui
unissent cet état morbide à l'hystérie. La psycho-névrose hystérique
relève, ainsi qu'il ressort des travaux de Charcot, Pitres, Janet, Mœbius,
Breuer, Freund, d'une désagrégation plus ou moins profonde et continue de la personnalité psychique, d'une dissociation des éléments
conscients et subconscients de la synthèse mentale. Les stigmates
permanents et les accidents épisodiques de l'hystérie reconnaissent
donc le même substratum physio-psychologique que les états hypnotiques : ceux-ci, d'ailleurs, sont, comme les états hystériques, extrêmement variés dans leur forme, leur intensité, leur durée. Depuis le
simple et passager engourdissement de la conscience et de la volonté
du petit hypnotisme (états hypnoïdes) jusqu'au profond sommeil
léthargique du grand hypnotisme, on observe une gradation continue
d'états hypnotiques, dont les degrés, les rapports et les formes, ont été
bien établis par les observateurs de la Salpêtrière et de Nancy.

Ces deux écoles, appliquant à l'étude de l'hypnologie chacune sa
doctrine et sa méthode, ont abouti à des conclusions différentes, dont
l'opposition a eu le précieux avantage de signaler à la critique impartiale les exagérations doctrinales de chaque école et les faiblesses de
chaque théorie. Il ne nous appartient pas d'instituer ici ni l'histoire,
ni le jugement de cet intéressant procès. La médecine légale ne veut
en recueillir que les conclusions positives et l'enseignement pratique.

Or, des travaux scientifiques, des discussions académiques et des
enquêtes médico-légales, concernant l'hypnotisme, semblent ressortir
les conclusions suivantes :

L'état hypnotique peut être, à l'aide de différentes manœuvres, obtenu chez un grand nombre de sujets. La provocation de l'hypnose est d'autant plus aisée à obtenir que le sujet est plus entaché d'hystérie. La grande majorité des hystériques est hypnotisable. L'hypnose peut aussi être provoquée chez des sujets qui sont ou semblent indemnes d'hystérie. En pareil cas, l'hypnotisation, en ébranlant un édifice mental peu solide, éveille souvent une prédisposition jusqu'alors latente à la névrose. L'hypnose est d'autant plus facile à obtenir qu'elle a été déjà plus souvent provoquée. L'entraînement et l'éducation, dus à la répétition des manœuvres, les influences autosuggestives et hétérosuggestives exagèrent, grâce à l'inertie de la volonté et à l'obnubilation de la conscience, l'exaltation des centres automatiques, et finissent par modifier profondément la personnalité du sujet, surtout lorsqu'on envisage celui-ci dans ses rapports avec son magnétiseur. Aux mains de celui-ci, le sujet devient hyperhypnotisable et d'une extrême malléabilité psychique.

Le résultat immédiat de l'hypnotisme est donc le développement progressif de la *suggestibilité* du sujet, surtout et parfois seulement vis-à-vis de l'hypnotiseur. C'est là qu'est d'ailleurs le fondement de l'hypnotisme thérapeutique.

Ces propositions ne visent que le degré de fréquence relative et d'éducabilité rapide des hypnotisables. Mais la pratique de l'hypnotisme sur ces sujets a des conséquences que le médecin légiste doit connaître. Ces conséquences sont les unes immédiates, les autres lointaines; les unes d'ordre médical, les autres d'ordre social : il nous faut indiquer brièvement les principales.

Par sa définition même, l'état hypnotique est un état pathologique. En effet, le grand hypnotisme se confond, dans ses manifestations, avec les crises cataleptiques, somnambuliques ou léthargiques de l'hystérie. Le petit hypnotisme, avec ses différents degrés (états de charme, de fascination, de léthargie lucide, etc.), représente autant de variétés d'automatisme morbide.

L'hypnotisme est donc, dans l'ordre thérapeutique, assimilable à tous les agents médicamenteux ou physiques, dont le maniement délicat exige l'intervention d'un médecin éclairé sur les indications à remplir, les dangers à éviter et la méthode à suivre. Le médecin a donc seul qualité pour pratiquer l'hypnotisme, et encore ne doit-il en user que dans certaines conditions déterminées, que nous n'avons pas à rappeler ici.

Même entre les mains d'un médecin compétent, à plus forte raison entre celles d'un ignorant, la pratique de l'hypnotisme peut comporter, dans le domaine médical, des conséquences d'ordre pathologique assez variées ; les unes immédiates, les autres plus éloignées, les unes bénignes et passagères, les autres sérieuses et tenaces. Ces accidents psycho-pathiques, imputables à la pratique inconsidérée de l'hypnotisme, sont de trois ordres : *hystérique, neurasthénique et vésanique*. Les accidents *hystériques* consistent en diverses manifestations de la névrose (attaques convulsives, paralysies et contractures, crises de somnambulisme spontané, etc.), dont l'hypnotisation a été la cause occasionnelle. Parmi les agents provocateurs de l'hystérie, l'hypnotisme figure au premier rang, pour les raisons d'affinité fondamentale que nous avons plus haut indiquées. Les accidents *neurasthéniques ou hystéro-neurasthéniques*, secondaires aux séances hypnotiques, sont très fréquents (céphalée, insomnie, asthénie neuromusculaire, aboulie, incapacité de travail mental, etc.). Les accidents *vésaniques* sont ceux qui résultent du trouble apporté par les pratiques hypnotiques dans l'équilibre instable de la mentalité des dégénérés. En exaltant l'émotivité des déséquilibrés, en éveillant les aptitudes délirantes des débiles ou des prédisposés, l'hypnotisme peut déterminer chez eux des accidents épisodiques, qui ont pour fonds commun la dégénérescence mentale et pour cause occasionnelle l'ébranlement psychique, souvent même léger, dû aux manœuvres magnétiques (états d'obsession, d'anxiété, d'aboulie, phobies, idées fixes, bouffées délirantes, etc.).

Ces accidents psycho-pathiques se développent en raison directement proportionnelle à la répétition des pratiques, à la prédisposition nerveuse des sujets, et à la publicité des séances d'hypnotisme : dans ce dernier cas, la contagion nerveuse joue un rôle fort important, surtout dans l'éclosion des accidents hystériques : on a observé, à la suite de représentations théâtrales ou foraines de phénomènes hypnotiques, de véritables épidémies d'hystérie provoquée, à forme convulsive, somnambulique ou délirante.

Cette première catégorie de méfaits dus à l'hypnotisme résulte de l'incompétence des hypnotiseurs non diplômés, qui, en maniant à tort et à travers un agent thérapeutique redoutable dont ils ignorent les dangers, font de la médecine un exercice illégal et périlleux, et portent à leurs clients, par imprudence et légèreté, un préjudice le plus souvent inconscient et involontaire.

Une deuxième catégorie de méfaits, dus à l'hypnotisme, résulte non plus de l'incompétence, mais de la malhonnêteté des hypnotiseurs : elle vise, dans le domaine social, des faits d'ordre criminel.

L'hypnotisme a, de tout temps, été pratiqué par des magnétiseurs plus ou moins professionnels, des guérisseurs non médecins, des charlatans exploiteurs de la crédulité publique, des amateurs de salon, de somnambules de foire ou de cabinet. Toutes ces catégories d'hypnotiseurs constituent un monde de moralité suspecte, qui exerce ses pratiques sur des sujets à mentalité faible et déséquilibrée, et peut être entraîné, par conséquent, à faire de l'hypnotisme un usage intéressé et malhonnête, et à porter à leurs clients, par calcul, un tort prémédité et criminel.

Cette exploitation de l'hypnotisé par l'hypnotiseur est possible et souvent facile, à cause du développement de la suggestibilité du premier par le second, et du privilège singulièrement électif dévolu à l'hypnotiseur de diriger cette suggestibilité, de pétrir à son gré, jusqu'à un certain point, cette pâte molle à laquelle on a si justement comparé la mentalité dépersonnalisée du sujet endormi : celui-ci, au bout d'un certain temps d'éducation, peut devenir un automate aux ordres de son magnétiseur. Cette suggestibilité, qui varie d'ailleurs dans son degré et sa forme avec chaque sujet, n'est que l'exagération par l'hypnotisme des tendances antérieures et permanentes du fonds psychique de l'hypnotisé : n'est pas hypnotisable qui veut, en effet; la personnalité mentale susceptible de se réduire, sous l'influence de pratiques hypnotiques, à l'activité automatique de certains sujets, est évidemment fragile, et l'on doit reconnaître que la débilité mentale est fréquemment le terrain électif de ces désagrégations hystériques et hypnotiques de la personnalité. Aussi, lorsque l'hypnotiseur fait œuvre immorale, c'est presque toujours aux dépens d'un débile. Ainsi se vérifie cette loi de pathologie mentale, d'après laquelle s'associent les dégénérés, dans une collaboration inverse et complémentaire, qui a pour résultat l'exploitation du débile par l'amoral.

Dans quel sens et par quels procédés s'exerce cette exploitation de l'hypnotisé par l'hypnotiseur?

Cette question est une des plus délicates et des plus complexes qu'on puisse se poser. Le problème des réactions psychiques personnelles d'un hypnotisé, vis-à-vis des actes et des paroles d'un hypnotiseur animé d'intentions immorales, comporte, en effet, tellement d'inconnues en présence, qu'il est de ceux dont la solution générale échappe au raisonnement *a priori* : celui-ci ne saurait conduire qu'à des inductions, plus théoriques que pratiques, forcément incertaines, et à des conclusions toujours revisables. La conduite précise de l'hypnotiseur, la nature des rapports antérieurs de l'hypnotiseur et de son sujet, la profondeur et la variété de l'hypnose obtenue, le

degré de la participation de la conscience, la valeur et la nature, à
l'état de veille et à l'état de sommeil, de la personnalité morale de
l'hypnotisé, etc., constituent, dans chaque cas particulier, autant
d'éléments en jeu, dont l'influence réciproque doit être dosée et
appréciée. Ce n'est qu'au prix d'une critique sévère, que, dans chaque
cas considéré, le départ sera possible à faire, entre les influences
d'ordre purement hypnotique et les influences d'un autre ordre,
étrangères à l'hypnotisme. L'indifférence ou la perversité morales,
la curiosité, la sensualité, les calculs de l'intérêt, etc., peuvent,
en effet, se mélanger, chez certains sujets, avec des influences
hypnotiques réelles, et constituer ainsi des combinaisons hybrides,
où l'analyse ne distingue qu'avec difficulté les proportions réciproques de la simulation et de l'hypnose légère, de la complaisance
volontaire et de l'inertie aboulique réelle, des tendances actives et des
appétits personnels du sujet, et de l'obéissance passive à la suggestion
d'autrui. La question ne peut donc être résolue que par l'observation
et l'expérience.

Or, l'observation des faits démontre qu'un certain nombre d'attentats, physiques et moraux, peuvent être commis sur la personne des
hypnotisés par les hypnotiseurs. Parmi tous ces méfaits, celui qui
peut être considéré comme le *crime hypnotique* par excellence, est le
viol, l'attentat à la pudeur. Que l'hypnotisée ait été rendue inerte et
insensible par la léthargie profonde, ou simplement inerte et impuis-
sante par la léthargie lucide, ou plus ou moins passive et consen-
tante par le somnambulisme et la fascination, l'hypnotiseur peut
violer sa victime ou attenter à sa pudeur, avec l'assurance presque
absolue de l'impunité, en dehors des cas de persistance posthypnotique (léthargie lucide) ou de réveil, dans les crises de sommeil
ultérieures, du souvenir des faits accomplis. Dans ces deux derniers
cas, en effet, la révélation du crime, consciente et volontaire, ou
inconsciente et parfois provoquée à dessein par l'interrogatoire,
donnera lieu à des poursuites et à une enquête. Il est inutile d'insister
ici sur les conséquences possibles du viol ou de l'attentat génital :
grossesse, contamination blennorragique, chancrelleuse, syphilitique, etc.

Deux notions capitales ressortent de l'histoire du viol accompli à la
faveur de l'hypnose : la *réalité* du fait, scientifiquement établie par
les affaires Costellan et Lévy, pour ne point invoquer les observations
douteuses; ensuite, l'extrême rareté du fait, prouvée par la pauvreté
des documents médico-légaux sur la matière.

Outre les *attentats physiques* du viol et l'attentat à la pudeur, il existe des *attentats moraux* que l'hypnotiseur malhonnête peut commettre aux dépens de l'hypnotisé, en lui extorquant des *aveux* et des *confidences*, qu'il peut ensuite exploiter. Il existe, dans la littérature de l'hypnotisme, des exemples qui établissent la possibilité de ces attentats.

J'arrive maintenant à la question si discutée de la *suggestion du crime*. Il faut tout d'abord s'entendre sur les mots. La part de la suggestion dans les crimes est considérable ; mais il ne s'agit pas alors de la suggestion hypnotique ou posthypnotique : il s'agit de la suggestion, entendue au sens vulgaire et non médical du mot, c'est-à-dire de l'*influence plus ou moins considérable qu'un esprit plus puissant peut prendre et exercer sur un autre plus faible* : il s'agit des mille variétés de la complicité criminelle, dans lesquelles les rôles d'instigateur et d'exécuteur, de conseiller et d'agent, d'auteur principal ou accessoire, sont distribués, au prorata des tendances et des aptitudes de chaque acteur du drame. Entendue, au contraire, au sens médical du mot, la suggestion signifie l'*opération par laquelle un sujet inhibe, momentanément, à l'aide de certaines pratiques, les centres psychiques supérieurs d'un sujet passif, et substitue son activité volontaire propre à celle de ce sujet, dont les centres automatiques agissent désormais sous la direction inconsciente de cette impulsion étrangère.* C'est l'exploitation du psychisme automatique et passif du sujet induit par le psychisme volontaire et actif du sujet inducteur. Ces termes d'*induit* et d'*inducteur* sont introduits ici dans le langage, à titre de comparaison, à la place de ceux d'hypnotisé et d'hypnotiseur, qui ne conviennent pas aux faits de suggestion à l'état de veille, et se trouvent par suite d'une application moins générale. Or, quelle est la part de la suggestion hypnotique, ainsi définie, dans la perpétration des crimes ?

L'observation des faits démontre qu'il est possible de suggérer à certains sujets l'idée et l'accomplissement d'un crime (vol, incendie, assassinat). Mais plusieurs conditions sont nécessaires pour la réalisation de l'expérience. La première est que le sujet ait été déjà souvent endormi, que sa suggestibilité ait été cultivée, développée et assouplie par le même hypnotiseur ; la seconde est que l'action criminelle se réduise à un simple délit (larcin, mensonge, etc.), ou à un *crime de laboratoire*. Dans les deux cas, en effet (simple délit ou crime fictif), la résistance morale de l'hypnotisé ne se réveille pas et l'acte est commis. La raison en est simple : chez le somnambule, ou chez le sujet éveillé qui exécute une suggestion posthypnotique, il subsiste une notion subconsciente plus ou moins vague, mais réelle, ou des conditions fictives et expérimentales de sa conduite, ou de la valeur morale de ses actes : dans ces deux hypothèses, *l'accomplissement de la suggestion se concilie avec cet état crépusculaire de la conscience intellectuelle et morale.* Dans le cas contraire d'une suggestion franchement criminelle, l'hypnotisé résiste : le fait est surabondamment démontré. La réalisation imminente du crime par les sphères automatiques de la personnalité dédoublée de l'hypnotisé, suscite, dans les sphères dormantes de la conscience et de la volonté, un ébranlement, qui résulte du *contraste qui s'établit brusquement entre le caractère de l'acte commandé et la formule morale du sujet :* ce choc mental aboutit à un *réveil partiel de la personnalité morale* à l'élaboration de *phénomènes d'arrêt,* à l'émanation centrifuge de *courants d'inhibition :* finalement, à la *résistance de l'automate, qui, directement ou indirectement, refuse d'obéir.*

Quelle que soit d'ailleurs la valeur toute hypothétique de ces explications, le résultat positif, démontré par l'observation des faits cliniques et sociaux, est le suivant : *la suggestion par l'hypnotisme du crime vrai, réel, n'est pas prouvée.* Théoriquement, elle n'est pas impossible : il suffirait, en effet, pour la réaliser, que l'hypnotiseur s'adressât à un sujet, non seulement très suggestible, mais encore dénué de sens moral, et incapable de discernement pratique : dans ces conditions, l'imminence de l'acte criminel ne déterminerait, dans le psychisme supérieur de l'hypnotisé, aucun contraste, aucun choc moral. Mais, en pareil cas, le danger auquel les suites très spéciales d'un crime aussi étrange exposeraient l'hypnotiseur serait bien trop considérable, et les risques, pour le véritable coupable, bien trop gros, pour qu'un criminel tant soit peu avisé se décidât à les encourir. Cette proposition est clairement démontrée par Gilles de la Tourette dans son excellent ouvrage : *l'hypnotisme au point de vue médico-légal.* Le *crime hypnotique* est donc pratiquement d'une réalisation tellement périlleuse et difficile, que, contrairement aux prévisions alarmistes de beaucoup d'esprits d'ailleurs éminents, il n'a pas encore d'histoire médico-légale ou judiciaire. On peut donc conclure que la suggestion hypnotique ne comporte pas, parmi ses conséquences, l'exécution par l'hypnotisé, sur une tierce personne, d'un crime commis avec les caractères de l'acte suggéré (inconscience du motif déterminant, impulsivité de l'action; amnésie à l'état de veille, et souvenir à l'état hypnotique de la suggestion; crises, spontanées ou provoquées, de somnambulisme chez l'auteur du crime).

Parmi les délits résultant de la pratique de l'hypnotisme par des personnes non diplômées, rentrent encore tous les faits *d'abus de confiance*, commis par les somnambules et hypnotiseurs professionnels aux dépens de leurs clients. Ces attentats ne résultent d'ailleurs que bien indirectement de la pratique de l'hypnotisme, et sont plus imputables à la débilité mentale de la clientèle des cabinets de magnétisme, qu'à la pratique de l'hypnotisme proprement dit. Le plus souvent, l'hypnotisme n'est pour rien dans la mise en scène de l'exploitation du client : l'hypnotisation, lorsqu'elle intervient, est pratiquée par un hypnotiseur associé sur la somnambule dite lucide, et non sur le client, dont la naïve crédulité est exploitée, à l'état de veille, par la complicité et pour le compte des deux compères.

Enfin, une dernière catégorie de délits, beaucoup plus rares, est celle dans laquelle, par un renversement des rôles ordinaires, la victime est représentée non plus par l'hypnotisé, mais par l'hypnotiseur. Il est arrivé maintes fois à des médecins d'être accusés, par des sujets qu'ils hypnotisaient, de viol, d'attentats à la pudeur, de tentatives de suggestions criminelles : aussi est-ce une règle de la pratique médicale de ne jamais hypnotiser sans témoins. Pareille accusation peut être portée, vis-à-vis d'un hypnotiseur non diplômé, par un de ses sujets : que celui-ci agisse sous l'empire de convictions sincères, issues d'hallucination ou d'un délire onirique, ou sous l'influence de tendances naturelles à la médisance et à la calomnie, ou enfin dans le dessein intéressé de nuire à l'hypnotiseur, ce n'est là qu'un cas particulier de l'histoire si riche des dénonciations calomnieuses et des faux attentats.

Ainsi nous semblent devoir être compris et résumés, dans leur nature, leurs rapports et leurs conséquences médico-légales, l'hypnotisme et la suggestion.

Dr DUPRÉ.

C'est une vérité souvent mise en lumière à la fin de ce siècle que le magnétisme est une force au plus haut degré *dangereuse*[1]. Dépouillée du voile de merveilleux qui l'enveloppait, cette puissance, autrefois considérée comme surnaturelle, maintenant définie par ses manifestations diverses et connue dans ses effets, n'a pas cessé d'être redoutable. Les manœuvres hypnotiques, inconsidérément réalisées, peuvent causer de graves accidents, voire même d'irréparables désordres : contractures, paralysies partielles, syncopes, convulsions, névroses, hystérie développée ou aggravée, etc.

L'intérêt social exige donc impérieusement que le maniement du

---

1. Dr GILLES DE LA TOURETTE, *L'hypnotisme et les états analogues au point de vue médico-légal*. Paris, 1889. Plon et Nourrit. V. p. 298 et suiv. et les références citées en note.

magnétisme soit interdit à toute personne qui ne présenterait pas les garanties indispensables de savoir et d'expérience.

La loi française actuelle satisfait-elle à cette nécessité?

Par quelles voies atteindre, et comment réprimer (réprimer c'est prévenir) les pratiques des individus de tous ordres, amateurs philanthropes ou entrepreneurs intéressés, dépourvus de titres réguliers, étrangers à l'art de guérir, et par là même capables de faire de l'hypnotisme un agent nuisible à la santé publique?

Telle est la question complexe soumise à la section de médecine légale sous cette forme concise :

« Des délits résultant de la pratique du magnétisme par des personnes non diplômées. »

Ces délits, pour nous, sont de trois ordres :

1° Délit d'exercice illégal de la médecine.

2° Délit d'escroquerie.

3° Délits d'imprudence.

1° — *Délit d'exercice illégal de la médecine.*

Déjà, sous l'empire de la loi de Ventôse, an XI (art. 35 et 36), il était assez généralement admis en France que la pratique du magnétisme par des personnes non diplômées pouvait constituer le délit d'exercice illégal de la médecine [1].

La loi du 30 novembre 1892 ne paraît nullement, à notre avis, avoir rendu plus favorable la situation des magnétiseurs. — L'article 16 de cette loi, qui définit l'exercice illégal de la médecine, est conçu en termes très généraux [2]. L'expression « traitement » en parti-

---

1. Voir notamment un arrêt de la Cour de Lyon, 4 avril 1892. *Gaz. du Palais*, 1892, 2-40.

2. « Art. 16. — Exerce illégalement la médecine : 1° Toute personne qui, non munie d'un diplôme de docteur en médecine, d'officier de santé, de chirurgien dentiste ou de sage-femme, ou n'étant pas dans les conditions stipulées aux art. 6, 29 et 32 de la présente loi, prend part habituellement ou par une direction suivie, au *traitement* des maladies ou des affections chirurgicales, ainsi qu'à la pratique de l'art dentaire ou des accouchements, sauf le cas d'urgence avérée. — 2° Toute sage-femme qui sort des limites fixées pour l'exercice de sa profession par l'art. 4 de la présente loi. — 3° Toute personne qui, munie d'un titre régulier, sort des attributions que la loi lui confère, notamment en prêtant son concours aux personnes visées par les paragraphes précédents, à l'effet de les soustraire aux prescriptions de la présente loi. Les dispositions du § 1er du présent article ne peuvent s'appliquer aux élèves en médecine qui agissent comme aides d'un docteur, ou que celui-ci place auprès des malades, ni aux personnes qui, sans prendre le titre de chirurgien dentiste opèrent accidentellement l'extraction des dents. » Pénalités portées en l'article 18 : Amendes, et, en cas de récidive, emprisonnement possible. Ces pénalités s'élèvent en cas d'usurpation de titre (Art. 19). L'art. 24 fixe les conditions de la récidive (*récidive spéciale*).

culier ne suppose, en aucune façon, l'administration de médicaments, et comprend bien évidemment *tous les procédés employés dans un but curatif*. Le magnétisme, d'ailleurs, est un moyen thérapeutique véritable, et il est scientifiquement établi qu'il peut intervenir avec efficacité dans le soulagement des infirmités ou maladies de nature hystérique[1].

En vain, invoquerait-on, en sens contraire, le rapport de M. Chevandier qui a précédé la loi (11 juin 1892) : les arguments, toujours incertains, qui se peuvent tirer des travaux préparatoires ne sauraient prévaloir contre un texte formel[2].

Le délit d'exercice illégal est la résultante forcée de la pratique du magnétisme sans diplôme de médecin.

Les délits d'escroquerie et d'imprudence sont seulement des *conséquences possibles* de cette pratique.

2° — *Délit d'escroquerie.*

Le délit d'escroquerie est en principe réalisé quand sont réunis les éléments suivants : 1° Une intention frauduleuse et intéressée.

2° Un profit recherché ou obtenu, au détriment de la fortune d'autrui, par l'un des moyens proscrits par la loi : *a)* usage de faux noms ou de fausses qualités; *b)* manœuvres frauduleuses[3].

---

1. GILLES DE LA TOURETTE. *Ibid.* V, p. 279.

2. La jurisprudence est plutôt favorable à notre interprétation. Trib. Seine, 26 janvier 1895, *Gaz. du Palais*, 1895, 1,156; Trib. Lille, 8 juillet 1897; *Gaz. du Palais*, 1897, 2,421; et surtout Trib. Seine, 6 janvier 1899; *Gaz. du Palais* du 11 janvier, confirmé par arrêt, Cour d'appel du 15 mars 1899; *Gaz. du Palais*, 1899, 1,581.

En sens contraire : Cour d'Angers (veuve Blin et minist. public). *Gaz. du Palais*, 1894, 2,99. « Ne constitue pas l'exercice illégal de la médecine, le fait par un individu de pratiquer sur les personnes qui sollicitent ses soins des passes magnétiques, d'appliquer sur leurs bras des barreaux magnétiques et de leur conseiller comme boisson de l'eau aimantée. »

3. Article 405 du Code pénal français : « Quiconque, soit en faisant usage de faux noms ou de fausses qualités, soit en employant des *manœuvres frauduleuses* pour *persuader l'existence* de fausses entreprises, *d'un pouvoir* ou d'un crédit *imaginaire*, ou pour faire naître *l'espérance* ou la crainte *d'un succès*, d'un accident ou de tout autre événement *chimérique*, se sera fait remettre ou délivrer des fonds, des meubles ou des obligations, dispositions, billets, promesses, quittances ou décharges, et aura *par un de ces moyens*, escroqué ou tenté d'escroquer la totalité ou partie de la fortune d'autrui, sera puni d'un emprisonnement d'un an au moins et de cinq ans au plus, et d'une amende de 50 fr. au moins et de 5000 fr. au plus. Le coupable pourra être, en outre, à compter du jour où il aura subi sa peine, interdit, pendant cinq ans au moins et dix ans au plus, des droits mentionnés en l'art. 42 du présent Code : le tout, sauf les peines plus graves, s'il y a eu crime de faux. »

D'après cela, il semble bien que le magnétisme « commercial » pourra très souvent donner lieu à l'application des peines de l'escroquerie.

Cette solution s'impose en présence d'actes de charlatanisme.

Le délit existera encore, même au cas d'hypnotisme réel, quand le magnétiseur cherchera à faire impression sur l'esprit de ses clients, en exhibant de prétendus titres scientifiques[1], ou des parchemins aussi pompeux que fantaisistes.

Le délit existera enfin, toujours au cas d'hypnotisme réel, quand la nature de la maladie traitée sera telle que le magnétiseur n'aura pas pu légitimement considérer ses pratiques comme susceptibles de présenter une efficacité quelconque. Les opérations magnétiques constituent bien alors, selon les termes mêmes de l'article 405, *les manœuvres frauduleuses* tendant à *faire naître l'espérance d'un succès (guérison) chimérique.*

3°. — *Délits d'imprudence.*

L'imprudence, opposée à l'intention dolosive, est caractérisée théoriquement par ce fait qu'un résultat a été causé, *sans avoir été ni prévu ni voulu,* mais alors qu'il *était possible* de le prévoir et de l'éviter[2].

Le droit positif de toutes les législations modernes[3] réprime l'imprudence, suivie de conséquences graves. Et, spécialement, le Code pénal français prévoit aux articles 319 et 320 « l'homicide, les blessures et les coups involontaires[4] ».

1. Par exemple : « Diplômé de la Faculté des sciences magnétiques de Paris », « Élève de l'École supérieure de Magnétisme ».

2. H. SAUVARD, *Le délit d'imprudence.* Paris, 1899, Rousseau, V, p. 54 et suiv., et p. 56 et suivantes.

3. SAUVARD, *Ibid.,* p. 5 et p. 10.

4. Art. 319. « Quiconque par maladresse, imprudence, inattention, négligence ou inobservation des règlements, aura commis involontairement un homicide et en aura involontairement été la cause, sera puni d'un emprisonnement de trois mois à deux ans, et d'une amende de cinquante à six cents francs. »

Il convient de remarquer que le terme « imprudence » est assez large pour comprendre toutes les expressions de l'article : inattention, négligence, etc.

Art. 320. « S'il n'est résulté du défaut d'adresse ou de précaution que des blessures ou coups, le coupable sera puni de six jours à deux mois d'emprisonnement, et d'une amende de seize francs à cent francs, ou de l'une de ces deux peines seulement. »

Le mot « blessures » doit être entendu dans un sens très large et comprend les « lésions », « désordres organiques », « perturbation nerveuse », etc.

Ces délits supposent essentiellement :

1° La réalisation d'un résultat déterminé (mort et blessures).

2° Un acte *imprudent* relié à ce résultat par un rapport certain de causalité.

Ces éléments peuvent parfaitement sortir de la pratique de l'hypnotisme sans diplôme de médecin.

Il est certain, d'abord, que le magnétisme est capable de produire des accidents assez sérieux pour entraîner la mort, ou causer de terribles désordres organiques.

D'autre part, l'individu, qui, sans posséder les connaissances nécessaires, ose mettre en œuvre un agent naturel aussi dangereux; celui qui jette un sujet dans un état anormal, sommeil ou crise, sans savoir s'il aura le pouvoir de faire cesser les phénomènes qu'il a provoqués, fait preuve de la plus coupable témérité.

S'il n'a ni voulu ni prévu le mal causé, il reste vrai qu'il aurait pu et dû le prévoir, et, que son acte a *été imprudent*.

Il pourrait avoir prévu la possibilité du mal, sans avoir voulu sa réalisation. Son *imprudence consciente*[1] serait alors bien voisine du dol, et, en tout cas, particulièrement grave.

Les conclusions de ce très rapide aperçu se réfèrent surtout aux données positives du droit français.

Nous pensons qu'elles sont susceptibles de généralisation théorique.

Une législation bien comprise, et satisfaisant aux exigences de l'utilité sociale, pourra et devra toujours réprimer sévèrement la pratique illicite du magnétisme, et l'atteindre par l'une ou l'autre de ces trois voies : incrimination pour exercice illégal de la médecine; incrimination pour escroquerie; incrimination pour imprudence.

G. ROCHER.

DISCUSSION DU RAPPORT.

M. CLARK-BELL. — Aux États-Unis, les médecins croient très peu à l'efficacité de l'hypnotisme comme agent thérapeutique. Il serait difficile d'en limiter la pratique, d'autant plus que le sentiment public est contraire à toute limitation, et qu'il ne serait pas possible d'obtenir une loi conçue dans cet esprit.

M. MOTET. — Je rappelle cependant que M. Clark-Bell a cité le fait d'un jeune homme en état de rigidité cataleptique qui mourut à la suite des manœuvres (piétinement sur le ventre) qu'on pratiqua sur lui. M. Clark-Bell, à la suite de cet accident, supplia qu'on réglementât l'hypnotisme et qu'on fît bien connaître les dangers de sa pratique.

---

1. H. SAVVARD, *Délit d'imprudence*, p. 48 et suivantes.

M. Clark-Bell déclare à nouveau que l'opinion publique américaine est contraire à la réglementation législative des pratiques hypnotiques.

M. Marcel Briand montre l'intérêt qu'il y a à bien préciser les termes de la question et à définir les mots *magnétisme* et *hypnotisme*, de manière à viser, dans le vœu exprimé par la section, la totalité des manœuvres et des catégories de charlatans qui s'y adonnent.

M. Rocher propose d'émettre un vœu indiquant les dangers des pratiques hypnotiques et l'utilité de ne les permettre qu'aux médecins compétents.

Me Demange voudrait que le Congrès tranchât la question de savoir si la pratique de l'hypnotisme et du magnétisme constitue un exercice illégal de la médecine.

Les Cours d'appel ont tranché la question en admettant qu'il ne s'agit pas d'une méthode thérapeutique.

Dans les rapports qui viennent d'être soumis au Congrès, on affirme au contraire qu'il y a là une *méthode thérapeutique*. Si les médecins déclarent que les manœuvres de l'hypnotisme constituent un *procédé curatif*, la Cour de cassation saura trancher la question : en France, tout au moins, la loi permettra de poursuivre les magnétiseurs pour exercice illégal de la médecine.

Me Demange, à la suite d'une discussion qui eut lieu, il y a une douzaine d'années, à la Société de médecine légale de France, sur la question de l'hypnotisme, a assisté à une séance à la Salpêtrière pendant laquelle on fit écrire par une malade un testament en faveur d'un des médecins présents.

Est-il possible d'admettre, par exemple, qu'un mari puisse faire écrire à sa femme un testament en sa faveur?

M. Dupré. — Pour obtenir d'un sujet un tel document, il est nécessaire qu'on soit en présence d'une hystérique soumise depuis longtemps aux pratiques hypnotiques, comme l'était la malade de Charcot.

M. Étienne Martin rappelle que, dans une affaire qui s'est déroulée à Lyon, un magnétiseur qui tenait depuis plusieurs années sous sa tutelle une femme âgée a pu lui faire écrire un testament en sa faveur (affaire Guindrand-Jouve).

M. le Dr Szigeti. — En Hongrie, il y a environ cinq ans, au château de Tuzser, une jeune fille du nom d'Ella Salomon fut hypnotisée par le magnétiseur Neukom qui était terrassier de profession. Cette jeune fille mourut pendant le sommeil hypnotique. A la suite de cet événement, un édit impérial fut publié prohibant l'exercice de l'hypnotisme par les personnes non diplômées.

M. le professeur Ottolenghi, qui a traité la question dans son livre récent sur la suggestion (Bocca, Turin, 1900), soutient que la suggestion exercée à l'état de veille est bien plus importante que la suggestion hypnotique pour susciter les faux témoignages et les crimes. Pour lutter efficacement contre les pratiques de l'hypnotisme et du magnétisme, il est essentiel d'interdire ces pratiques aux personnes non diplômées; mais, avant tout, il faut chercher à modifier par une bonne propagande scientifique l'opinion publique.

Après un court échange d'observations qui démontrent l'unanimité d'opinions des membres de la section, l'Assemblée vote le vœu suivant :

« L'hypnotisme et le magnétisme sont de véritables agents thérapeutiques, dont l'emploi inconsidéré peut entraîner de graves conséquences.

La pratique en doit être réservée aux seules personnes pourvues du diplôme de docteur en médecine (art. 1er et 16 de la loi du 30 novembre 1892).

Le XIIIe Congrès international de médecine (section de Médecine légale) émet le vœu que, dans tous les pays, la législation soit amendée ou étendue de manière à empêcher cet exercice illégal de la médecine, sous quelque forme et quelque titre que se déguisent les pratiques psycho-thérapeutiques. »

SUGGESTION ET CRIME

par le professeur S. OTTOLENGHI

de l'Université de Sienne.

Dans chacun des plus récents Congrès internationaux, on fit une ou plusieurs communications regardant l'hypnotisme et la suggestion appliqués à la médecine légale. Cela affirme l'importance de l'argument, mais en ôte le mérite du nouveau.

Deux raisons m'encouragent à traiter cet argument, bien qu'il ne soit pas nouveau : d'un côté la discussion qui continue parmi les auteurs sur la part que la suggestion peut avoir dans les phénomènes criminels; de l'autre les nouveaux faits qui nous démontrent quotidiennement la praticité de l'argument et nous font sentir le besoin de quelques jugements certains et pratiques.

Liégeois soutenait à Moscou avec grande autorité l'action de la suggestion sur les actes criminels; cependant Brainsvel cherchait à ôter toute importance pratique à cet argument.

Réellement les idées sur cet argument ont suivi une évolution : au commencement, on parlait essentiellement d'hypnotisme, de suggestion hypnotique; à présent, le problème est devenu plus ample, la suggestion à l'état de veille se démontre plus importante que celle exercée à l'état hypnotique.

Pendant qu'on allait toujours en vain à la recherche d'un crime accompli par l'hypnotisme et qu'il paraissait souvent tout à fait théorique de se préoccuper de l'influence de l'hypnose sur un crime, ces mêmes recherches ont démontré à l'évidence que l'influence de la suggestion sur les crimes est plus grande qu'on ne pouvait l'imaginer.

Les recherches hypnotiques ont apporté ce grand avantage en appelant l'attention des savants sur la suggestion : une force psychique entre les plus importantes pour la vie intellectuelle et morale, pour les bonnes et les mauvaises actions ; elle peut non seulement être exercée dans les états hypnotiques, mais aussi dans un état plus ou moins normal de veille.

Le problème des suggestions criminelles est sorti des laboratoires scientifiques pour entrer dans la vie pratique, dans les salles des tribunaux, dans les réunions politiques et sociales.

Comme cela se passe très souvent, l'éloquence des faits considérés scientifiquement a eu beaucoup plus de pouvoir pour hâter la solution de la question des suggestions criminelles que n'en eussent eu les discussions les plus animées au sein des Congrès, des Académies. De la période purement scientifique de la question, nous sommes désormais passés en pleine application pratique. C'est précisément ce moment très important que j'entends fixer avec ma communication. Même dans ces derniers mois, après la publication de mon livre sur la suggestion[1] dans lequel je cherchai à réunir les faits les plus importants connus jusqu'alors, de nouveaux faits sont venus nous mieux démontrer l'influence indubitable que la suggestion peut exercer sur les crimes et le grand intérêt que cette question présente au point de vue médico-légal.

Il suffit ici de rappeler le cas récent du sorcier Jennick, de Berlin, le procès Acciarito, et celui très récent de Cassina (Naples).

Ces faits démontrent à l'évidence que la suggestion peut faire tomber des personnes crédules et superstitieuses en proie à de dangereux malfaiteurs et qu'elle peut les entraîner à d'incroyables excès. Nous voyons aussi quel pouvoir exerce la suggestion sur les dénonciations et les témoignages, et comme elle peut causer de très graves erreurs judiciaires.

Le charme exercé par le sorcier Jennick sur la jeune fille sans défense, qu'il empoisonna pour la voler, après l'avoir fascinée, n'est assurément pas chose nouvelle. Nous rencontrons, il est vrai, rarement tant de férocité, mais combien de fois l'on se sert des mêmes artifices à l'unique fin de tromper des personnes crédules, ignorantes et superstitieuses, de les dépouiller de leurs biens, de leur fortune? Dans ce cas, l'on voit démontrée une fois de plus, et avec des effets extraordinairement tragiques, la grande influence exercée par la suggestion sur les esprits faibles; nous voyons comment cette suggestion peut devenir entre des mains criminelles une arme très puissante pour réduire un sujet à la merci de ceux qui exercent leur charme pour des

1. S. OTTOLENGHI, *La suggestione é le facolte psichiche occulte.* Bocca. Torino, 1900, p. 712.

fins malhonnêtes. Beaucoup d'autres, comme la victime de Jennick, se dépouillèrent de tous leurs biens, une fois attirés par les artifices suggestifs de semblables sorciers.

La connaissance du pouvoir de ceux-ci sur des personnes apparemment éveillées, et en conditions normales, démontre le danger que peuvent courir la santé et les biens de citoyens par le fait de ces individus.

Rien ne pourrait démontrer avec plus d'évidence la grande influence que la suggestion peut exercer dans les dépositions et dans les témoignages et le compte qu'on doit en tenir dans les débats publics, que le procès des complices d'Acciarito. Déjà, au commencement de l'instruction, un groupe d'enfants paraissait avoir assisté à une des parties les plus importantes du complot, mais leur déposition n'était qu'un fruit de mensonges et de suggestion réciproque. Cependant on prépara le procès et le pseudo-régicide fut condamné comme pleinement responsable et normal, mais, à la prison, il cède aux suggestions les plus captivantes, les plus raffinées de ses gardiens, et il fait une déposition qui est une condamnation à mort pour ses prétendus complices ; mais, au nouveau procès, l'accusateur retire à son tour toutes les accusations et devient un puissant défenseur de ses accusés.

Quand est-ce que la suggestion a exercé le mieux son pouvoir ? Quand elle a fait croire à ce faible d'esprit de pouvoir être accueilli entre les employés de la maison royale ou quand elle le décida à faire une si grave déposition contre ses compagnons, ou quand enfin il la contredit ? Une chose est sûre : c'est la faiblesse mentale d'Acciarito : on n'en voulut pas même douter dans le premier procès parce qu'il s'agissait d'un régicide manqué ; mais après elle résulta évidente, à cause de sa suggestionnabilité démontrée dans les procès consécutifs.

Ainsi, un individu d'une telle faiblesse mentale put impunément être condamné comme normal et ensuite devint utile, justement à cause de son énorme suggestionnabilité, pour former la base d'un nouveau procès et l'appui d'une accusation. C'est grâce au même individu que l'entier édifice de l'accusation s'écroula, et le suggestionné apparut un martyr et ses accusés des persécutés. On ne pourrait vraiment pas mieux démontrer qu'avec ce procès, en quel compte on doit tenir la suggestionnabilité individuelle dans les dépositions et les témoignages.

Nous avons enfin dans le récent procès de Cassina (Naples) le meilleur exemple de la possibilité de la pratique de la suggestion criminelle. Il s'agit d'un jeune homme qui, suggestionné par son ancienne maîtresse, tua sa nouvelle maîtresse. Pendant qu'il faisait ses noces avec celle-ci, la première envoya son propre fils frapper à la porte pour renouveler la suggestion en demandant « si le lièvre était cuit » : seulement après cela le crime fut accompli. La suggestion fut si clairement démontrée par l'expertise des professeurs Virgilio et Codeluppi que l'accusé fut acquitté et la suggestionatrice condamnée. Les circonstances parues dans cet important procès démontrent à l'évidence comment les suggestions criminelles les plus graves peuvent devenir mobiles d'action quand elles tombent dans un terrain accessible à la suggestion et incliné au crime, et comme on peut reconnaître s'il est un fruit de la suggestion criminelle d'autrui. Il est utile de fixer ici les limites du problème. Nous entendons la suggestion comme l'entend aussi M. Janet une force « qui peut pousser au développement complet et automatique d'une idée en dehors de la participation de la conscience, au moins de la volonté du sujet ». Ainsi pourrait-on retenir pour suggestionné et non seulement suggéré, un crime dans l'accomplissement duquel l'auteur aura démontré un automatisme plus ou moins complet et une altération de conscience et de volonté. Le problème est donc réduit à une recherche bien déterminée, dirigée à s'assurer de l'état mental de l'accusé dans le moment où il accomplit le crime et de son état mental ordinaire qui peut démontrer son développement psychique, le degré de suggestionnabilité, sa disposition à accepter et exécuter les suggestions criminelles.

De tout cela on pourra facilement tirer le jugement de la responsabilité de l'individu dans le crime accompli et tenir compte des excuses que les codes établissent pour les états permanents et passagers d'altération de conscience et de volonté.

Il s'agit presque toujours d'une altération mentale, non seulement du moment mais permanente, qu'on rencontre chez des adultes mentalement faibles, phrénasthéniques partiels, comme l'était précisément l'homicide inconscient de Cassina.

La constatation de la suggestion au crime réellement exercée non seulement assure un jugement juste sur la criminalité de l'auteur, mais elle permet de remonter au suggestionneur pour pouvoir efficacement punir le plus coupable. De cette manière, chaque progrès scientifique appliqué à la pratique rend toujours plus facile la voie de la justice.

Le Dr Ollive, de Nantes, expose une consultation médico-légale à propos d'un empoisonnement. S'agissait-il d'un empoisonnement par la digitaline, comme l'affirmait le pharmacien, auteur de la faute commise? par la strychnine, comme le pensait un médecin, d'après l'ob-

servation des symptômes, ou pouvait-on croire à de l'urémie, comme
l'objectait un autre médecin?

La prescription portait des pilules de sulfate de spartéine à cinq
centigrammes.

M. Ollive analyse les symptômes observés, pose un certain nombre
d'objections qui pouvaient être soulevées, mais rejette l'urémie et
l'empoisonnement par la digitaline pour conclure à l'absorption de
pilules de strychnine.

LE DIAGNOSTIC DES TACHES DE SANG PAR LES SÉRUMS
HÉMOLYTIQUES BORDET

par le Dr Ladislas DEUTSCH,

de Budapest.

Depuis les travaux remarquables de Bordet, de l'Institut Pasteur
de Paris, on sait qu'on peut aussi bien immuniser les animaux contre
les hématies d'une autre espèce que contre les bactéries. Le sérum
d'un animal qui a reçu plusieurs injections de sang défibriné dans le
péritoine jouit en effet de qualités absolument remarquables, il ren-
ferme des *hémolyénies* qui agglutinent et dissolvent les hématies des
animaux de l'espèce qui a fourni le sang pour les injections immuni-
santes. Ce pouvoir dissolvant est spécifique et c'est justement grâce
à cette spécificité que nous proposons de nous servir de ces sérums
hémolytiques pour le diagnostic médico-légal des taches de sang.

Jusqu'à présent de grandes difficultés ont surgi pour le médecin
légiste, lorsqu'il a voulu déterminer l'origine d'une tache de sang.

On pouvait bien distinguer les hématies des mammifères des
hématies des oiseaux, mais les petites différences de grandeur qui
séparent les globules rouges des mammifères de différentes espèces
n'ont pas suffi pour leur diagnostic différentiel. Au contraire, nous
avons vu que, grâce aux sérums hémolytiques, ce diagnostic devient
extrêmement facile. On n'a qu'à prélever les taches en question, les
étendre à l'eau salée à 9 pour 1000, on y ajoute quelques gouttes des
différents sérums hémolytiques et on les observe avec attention.

*Le sérum qui dissout le plus rapidement (en quelques minutes)
les hématies nous indique absolument et à coup sûr l'origine de
ces globules rouges.*

Ainsi, supposons que les taches en question proviennent, selon la parole de l'accusé, d'un mouton, on n'a qu'à observer si le sérum *hémolytique pour le mouton* les dissout ou non.

Dans le premier cas, le diagnostic est fait, dans le deuxième on continuera les essais en mélangeant une autre partie de l'émulsion avec du sérum hémolytique pour l'homme, obtenu facilement par l'immunisation d'un animal de laboratoire (lapin, cobaye), contre les hématies de l'homme. Ce dernier sérum, en dissolvant rapidement les hématies de la tache en question, la montrera nettement de provenance humaine.

Ce diagnostic est aussi facile que sûr; si le médecin légiste a toujours à sa disposition les sérums hémolytiques pour les animaux les plus communs (chien, chat, bœuf, mouton, chèvre, cheval, lapin), c'est-à-dire une série de dix à douze sérums au plus, il parviendra facilement à résoudre la question posée, relative à l'origine des taches de sang.

SYPHILOÏDE PAPILLOMATEUSE

par Alfred FOURNIER,

Professeur à la Faculté de Paris, membre de l'Académie de Médecine.

et Jules SOCQUET.

Médecin-expert près les Tribunaux de la Seine.

Il existe très certainement une dermatose particulière qui, affectant comme siège usuel les régions péri-anales et génitales, simule là d'une étonnante façon les lésions secondaires de la syphilis, au point de ne pouvoir en être différenciée objectivement.

Cette dermatose, en soi, n'a guère d'importance, puisqu'elle est superficielle et qu'elle guérit facilement sous l'influence d'un traitement local des plus simples. Mais elle prend en médecine légale un intérêt considérable par ce fait, qu'elle court les plus grands risques d'être confondue avec la syphilis, et que, réputée syphilitique, elle ne conduit à rien moins qu'à éveiller un légitime soupçon de « contamination syphilitique », d'attentats à la pudeur avec transmission de maladie vénérienne », c'est-à-dire à constituer pour certaines affaires criminelles ou présumées telles, de lourdes charges contre l'inculpé.

La preuve en est que, deux fois en quelques années, il nous est arrivé d'être commis comme experts dans des affaires de ce genre qui n'avaient d'autre origine, d'autre base, que la constatation de ladite dermatose, soit sur le prétendu coupable, soit sur la prétendue victime.

Dans le premier cas, le soupçon était né d'une lésion de cet ordre, développée sur un jeune enfant de huit ans, qui présentait à la région péri-anale une nappe végétante absolument syphilitique d'aspect et considérée même comme syphilitique à la consultation d'un des hôpitaux de Paris.

Dans le second cas, le soupçon était né d'une lésion analogue, siégeant sur le scrotum et la verge, lésion tout à fait syphiloïde d'aspect ou même, sinon mieux, offrant au plus haut degré l'objectivité des dermatoses secondaires de la syphilis.

Dans l'un et l'autre de ces cas, nous avons eu le bonheur de démontrer que ces lésions, si étrangement syphilitiques d'apparence, n'avaient rien de syphilitique, et, conséquemment, de décharger les inculpés du grave soupçon qui pesait sur eux. Mais que serait-il advenu au cas où nous aurions méconnu la nature véritable de ces lésions?

La dermatose en question est encore très peu connue. Elle n'a même pas encore de nom. Nous proposons, pour appeler l'attention sur elle et la signaler à nos confrères, de lui appliquer le nom de *syphiloïde papillomateuse*, quitte à modifier cette appellation et à la remplacer par une meilleure le jour où la nature exacte de l'affection sera déterminée d'une façon positive.

Car on ne sait pas encore ce qu'est cette affection. N'est-elle que d'ordre vulgaire, banal, à savoir une simple inflammation, une dermite localisée, une sorte d'érythème ou d'intertrigo compliqué, dégénéré? Cela est fort possible, car, dans la plupart des cas connus de nous, elle nous a paru dériver d'irritations toutes locales dues au défaut de soins, à la malpropreté, à la saleté, notamment à l'état sordide de la région anale et des régions environnantes. Mais ne pourrait-elle pas aussi bien reconnaître une origine parasitaire ou microbique? D'autant que parfois (comme en deux cas de notre observation personnelle) elle apparaît en dehors des causes précitées d'irritations locales, à savoir sur des enfants bien tenus, bien soignés par leur mère; et qu'assez souvent aussi elle affecte, comme configuration de lésions, cette modalité circinée si familière aux affections parasitaires, comme chacun le sait.

Quoi qu'il en soit, elle consiste cliniquement en ceci :

Une dermatose érythémato-papuleuse, sèche ou accidentellement sub-érosive, circonscrite, à petits éléments lenticulaires multiples qui, par agmination de voisinage, aboutissent à constituer des placards papuleux d'apparence absolument syphilitique.

Cette dermatose s'observe le plus souvent sur les enfants de l'un et l'autre sexe. Elle est plus rare dans l'âge adulte.

Elle a des sièges spéciaux, à savoir : la région péri-anale qui est pour elle un foyer d'élection ; — la partie postérieure du scrotum ; — plus rarement les grandes lèvres, plus rarement encore la verge.

Sa modalité tout à fait initiale reste encore inconnue, les malades n'étant jamais présentés au médecin qu'à une époque plus ou moins tardive, alors que l'affection date déjà d'un certain temps ou même bat son plein.

Dans son stade adulte, elle consiste en ceci :

Sur un fond érythémateux, semis de petites élevures légèrement papuleuses, c'est-à-dire exhaussées d'un demi-millimètre à un, deux, voire trois millimètres au-dessus des tissus ambiants ; élevures tantôt granuleuses, en forme de moitié de pois, tantôt et plus souvent lenticulaires, souvent en forme de pastilles ; quelquefois amorphes, mais plus souvent arrondies ou même correctement orbiculaires ; roses, rouges ou vineuses, suivant leur degré d'irritation ; à surface unie ou grenue, en tout cas non arborescente, non divisée en filaments à la façon des végétations, mollasses au toucher ; enfin, le plus habituellement multiples et quelquefois même confluentes, auquel cas elles s'agminent en se développant et se fusionnent de façon à constituer des nappes, dit « placards ».

Ces placards sont variables d'étendue, depuis celle d'une pièce de 50 centimes, jusqu'à celle d'une pièce de 5 francs. On en a vu d'assez larges pour couvrir presque toute la région péri-anale, c'est-à-dire mesurer plusieurs centimètres en tous sens. Ils sont irréguliers de forme, mais à contour offrant en général çà et là quelques segments de cercle, vestiges des éléments orbiculaires fusionnés dans la masse totale. La nappe papuleuse orbiculaire qu'ils forment ainsi est toujours notablement exhaussée, et sa surface se présente divisée en lobules secondaires, par une série de rayons fissuraires, la plupart radiés et convergeant vers l'anus.

Cette dermatose papuleuse est le plus souvent *sèche* et recouverte d'un épiderme en voie de desquamation. Mais elle est très sujette à s'éroder sous des influences irritatives, et alors elle offre çà et là des îlots dénudés, d'un rouge vif et presque vineux, qui suintent légèrement, à la façon de toute plaie.

Abandonnée à elle-même, cette lésion persiste et s'accroît, en ne donnant lieu qu'à de légers phénomènes d'ardeur locale, de cuisson, de prurit. Mais vient un moment où elle s'enflamme et devient alors douloureuse au point de forcer le malade à venir réclamer nos soins.

Traitée, c'est-à-dire soumise aux soins les plus simples (bains, ablutions, pansements secs avec une poudre isolante recouverte d'ouate), elle se modifie tout aussitôt, s'assèche, se résorbe en quelques semaines, et disparaît finalement, sans laisser la moindre cicatrice.

A mentionner en plus, comme complément de cette description, une simple variété de *modalité annulaire*. Sur l'un de nos malades (Obs. 4), nous avons vu une éruption scrotale de ce genre constituer un véritable anneau à centre sain, par formation, puis fusion de trois segments arciformes.

Telle est l'affection cliniquement.

Eh bien! que l'on compare à cette description celle qui, dans tous les livres classiques, est consacrée aux variétés de syphilides secondaires des régions anales ou génitales, et l'on constatera de l'une à l'autre une parfaite analogie. C'est qu'en effet l'une de ces affections, peut-on dire, est le sosie de l'autre. Aussi bien la syphiloïde papillomateuse ne manque-t-elle jamais d'être rapportée à la syphilis, — cela va sans dire, — par les médecins qui ne la connaissent pas, et de cela nous aurions de nombreux exemples à citer. Aussi bien même ne manque-t-elle jamais d'impressionner en faveur de la syphilis les médecins qui la connaissent et qui se tiennent en défiance contre une erreur de ce genre. Il ne nous coûte en rien d'avouer, comme exemple, que, dans les deux cas où nous avons été commis comme experts devant les tribunaux pour apprécier des lésions de cet ordre, *nous avons commencé par croire à la syphilis,* et que nous avons été seulement détournés de ce diagnostic, qui était une erreur, par des considérations étrangères aux données de l'objectivité.

Nous ne craignons pas d'insister sur ce dernier point et de dire : Entre la syphiloïde papillomateuse et certaines lésions de syphilis secondaires *pas de diagnostic objectif possible.* Nous ne disons pas (qu'on veuille bien le remarquer) que ce diagnostic est délicat, épineux, difficile, voire très difficile, mais bien qu'il est *impossible.* Et de cela voici la preuve :

A part un seul trait, tous les caractères objectifs sont communs entre les deux affections.

Le trait différentiel ou possiblement différentiel est celui-ci : parfois les papules de la syphiloïde sont petites, *grenues, verrucoïdes,* tandis que la syphilis ne se traduit guère que par des papules plus larges, plus étalées, en forme de pastilles. Ce caractère (qui notamment se trouvait bien accentué dans le cas publié par M. Georges Brouardel) a certainement quelque importance et n'est pas sans valoir contre la syphilis. Mais, d'une part, il est loin d'être constant; et, d'autre part, ne consiste qu'en une nuance, une véritable nuance, qui n'est guère appréciable que pour les yeux d'un syphiliographe exercé.

Mais, à cela près, nous ne trouvons à relever entre les deux affections, de par une analyse méthodique de leurs caractères, que des analogies ou des similitudes. Ainsi :

De part et d'autre, sur un fond érythémateux, un semis de lésions papuleuses :

De part et d'autre, des lésions papuleuses, soit isolées, soit groupées, soit agminées, et constituant en ce cas des nappes papuleuses ;

De part et d'autre, tendance de ces éléments éruptifs à une modalité individuelle ou d'ensemble de caractère circiné ;

De part et d'autre, des lésions roses, rougeâtres ou rouges;

De part et d'autre, des lésions originairement sèches, mais devenant fréquemment érosives, sous l'influence de causes irritantes et inflammatoires, et fournissant alors un suintement purulent;

De part et d'autre, enfin, des lésions qui persistent et s'accroissent alors qu'elles sont abandonnées à elles-mêmes et livrées à l'incurie, mais qui s'amendent, se résorbent et disparaissent sous l'influence de quelques soins des plus simples, etc., etc.

Tout cela, joint à l'identité de siège, de circonscription, de troubles fonctionnels, etc., constitue un ensemble d'analogies et de similitudes des mieux faits pour égarer le diagnostic.

Aussi bien la différenciation de ces deux espèces morbides ne réside-t-elle pas dans les signes d'objectivité.

Elle réside en d'autres caractères bien plus solides et moins trompeurs, que nous n'avons pas à analyser ici, mais qui, comme chacun sait, consistent en ceci : anamnèse; — antécédents spécifiques ou absence d'antécédents de ce genre ; — accidents spécifiques contemporains ou absence d'accidents de cet ordre : évolution morbide.

Bref, et pour nous résumer : il existe une dermatose papulo-érosive affectant de préférence les régions ano-génitales, communes aux deux sexes, plus fréquente chez les enfants que chez les adultes, plus que syphiloïde, syphilitique, *rigoureusement syphilitique comme objectivité*, et susceptible par conséquent d'en imposer pour une lésion syphilitique.

La connaissance de cette dermatose syphiloïde est particulièrement indispensable au médecin légiste, pour le tenir en garde contre de très faciles erreurs diagnostiques comportant ou pouvant comporter les plus regrettables conséquences

I. — Affaire médico-légale.   Syphiloïde papillomateuse scrotale et pénienne sur l'inculpé.

Affaire médico-légale.

Nous soussignés, Alfred Fournier, professeur à la Faculté de médecine et Jules Socquet, médecin-expert près les Tribunaux de la Seine, commis par M. Henri Boucard, juge d'instruction près le Tribunal de première instance du département de la Seine, en vertu d'une ordonnance en date du 15 février 1899, ainsi conçue :

« Vu la procédure commencée contre :

« H... Charles, cinquante-trois ans. Détenu. Inculpé d'attentat à la pudeur ;

« Attendu la nécessité de constater judiciairement l'état où se trouve en ce moment la jeune G... Aimée, huit ans, chez ses parents, 24, rue de Paris, à Aubervilliers (actuellement à l'hôpital Saint-Louis, salle Henri IV, lit n° 26).

« Ordonnons qu'il y sera procédé par MM. Fournier et Socquet, docteurs en médecine :

« Lesquels, après avoir reconnu l'état où se trouve Aimée G.,... procéderont également à l'examen de l'inculpé H..., détenu à la Santé, afin de constater s'il est atteint de la syphilis. »

Serment préalablement prêté, avons procédé à ces divers examens.

I. — *Examen de la jeune G....*

La jeune G..., Aimée, âgée de huit ans et demi est de petite taille, bien constituée, mais ne paraît pas très vigoureuse. Cette petite fille ne peut préciser la date de l'attentat à la pudeur dont elle déclare avoir été victime. Parfois elle indique le mois de décembre et d'autres fois une date bien antérieure.

Les renseignements qui nous ont été fournis par la mère de l'enfant, la femme G..., sont les suivants :

À la fin du mois d'août dernier, la femme G... aurait conduit son enfant au dispensaire de la place Jomard, ayant remarqué que sa fille avait des « boutons » aux parties génitales. — Ces boutons auraient été constatés un mois avant de se rendre au dispensaire, et c'est parce qu'ils ne disparaissaient pas, malgré les soins qu'elle donnait à sa fille, qu'elle se serait décidée à la conduire au dispensaire. — Là, on aurait prescrit des applications journalières d'une « pommade grise », au niveau des aines ; puis, un mois après, on aurait fait des applications d'une « pommade blanche » à la vulve, et, enfin, des lavages avec de l'eau boriquée jusqu'au jour de son admission à l'hôpital Saint-Louis, dans le service de l'un de nous. — Mme G... affirme que son enfant n'avait aucun bouton sur le corps, et notamment aux parties génitales, le 14 juillet dernier. Elle déclare aussi que son enfant n'aurait pris aucun traitement interne.

Lors de son admission à l'hôpital Saint-Louis, le 4 février dernier, nous constatons sur cette fillette ce qui suit :

Alopécie très marquée du cuir chevelu, à la fois diffuse et « en clairières ». Alopécie de la moitié externe des sourcils.

Phtiriase du cuir chevelu.

Sur le tronc, notamment au niveau du thorax et à gauche quelques macules pigmentées, derniers vestiges d'une éruption en voie d'effacement.

Cette éruption n'offre aucun caractère qui permette de la rapporter à la syphilis; elle semble, au contraire, de nature banale.

Vulve absolument criblée de lésions papulo-érosives et suppuratives, qui rappellent très exactement le type des syphilides secondaires dites *syphilides papulo-érosives*. Ces lésions sont constituées par des papules extrêmement confluentes, de dimensions et de configurations diverses, à savoir : les unes lenticulaires, les autres offrant le diamètre et la forme d'une amande; — les unes arrondies, d'autres ovalaires, d'autres amorphes par empiétement réciproque et agmination. Toutes sont érosives de surface, lisses, rouges et d'un rouge foncé. Toutes suppurent abondamment, en sorte que la vulve est littéralement baignée de pus. — Elles recouvrent ainsi les grandes lèvres, une partie des petites lèvres, la région clitoridienne et la commissure supérieure de l'organe.

La région située en dedans des petites lèvres est indemne. — L'hymen est absolument intact.

Sur la région péri-anale, lésions exactement semblables à celles de la vulve, à savoir : papules érosives confluentes et agminées, de surface rouge. — Anus sain.

Trois des lésions vulvaires précédemment décrites, situées à la partie la plus inférieure de la vulve, avaient d'abord fixé notre attention par une résistance de base assez accentuée, résistance comparable à celle du chancre dit parcheminé. S'agissait-il donc là de chancres transformés en plaques muqueuses? Après mûr examen, nous avons renoncé à cette interprétation, car l'induration que présentaient ces lésions pouvait très rationnellement rester imputable à l'état phlegmasique fortement accentué de la région.

Dans les aines, adénopathies volumineuses, constituées par des ganglions multiples, durs, mobiles, indolents.

Des adénopathies semblables se rencontrent aux deux aisselles, où même elles sont très fortement accentuées, et sur toute la région cervico-latérale, de chaque côté.

Amygdales volumineuses. — Sur l'une d'elles petite tache grisâtre, sans signification précise. — Rien à noter sur les autres régions de la muqueuse buccale. — Rien au pharynx.

Diagnostic posé à l'hôpital : syphilis secondaire; syphilides papulo-érosives de la vulve et de la région péri-anale; adénopathies spécifiques.

Sous l'influence d'un traitement général (proto-iodure mercuriel) et local (bains, lotions, pansements, etc.) les lésions vulvaires et péri-anales se sont guéries en l'espace de quelques semaines. Aucun autre accident ne s'est manifesté, et l'enfant a quitté l'hôpital en bon état le 16 avril 1899.

L'enfant, pendant le séjour qu'elle a fait à l'hôpital, nous a paru à la fois intelligente et dissimulée. Elle a beaucoup varié dans ses dépositions. A l'origine, elle disait n'avoir été « touchée » que par H..., et cela tantôt « une fois », tantôt « deux fois », tantôt « quatre fois ». Plus tard, elle a raconté spontanément avoir été « touchée plusieurs fois par un petit garçon de dix ans ».

Quant aux dates où se seraient produits les faits qu'elle énonce, elle est incapable de rien fixer. Il est évident que les notions de temps lui échappent absolument.

II. — *Examen du sieur H... les 21 février, 10, 24 mars et 10 avril 1899.*

Le sieur H..., Charles, âgé de cinquante-trois ans, est de taille moyenne et paraît assez vigoureux. — A l'exception d'une blennorragie, qui aurait duré deux jours seulement, dit-il, en 1870, il déclare n'avoir jamais été atteint d'aucune affection vénérienne, syphilitique ou blennorragique.

Le sieur H... est examiné complètement nu, à chacune des dates précitées.

Nous constatons que toutes les muqueuses (lèvres, joues, langue, palais, voile palatin, piliers, amygdales et pharynx), inspectées avec soin, sont absolument saines. Pas d'adénopathie cervicale ; pas d'adénopathie mastoïdienne ; pas d'adénopathie épitrochléenne.

La peau est rigoureusement saine et exempte de toute tache suspecte dans toute son étendue. — Les mains sont un peu rudes, comme celles d'un ouvrier, mais indemnes de toute éruption, de toute papule. — De même pour les plantes des pieds. — Les ongles sont normaux.

La chevelure est un peu éclaircie au niveau de la région sincipitale, mais comme elle l'est normalement vers la cinquantaine. — Il ne reste qu'un petit nombre de dents. — Nulle éruption du cuir chevelu. — Rien du côté des yeux.

Anus extraordinairement sordide, mais sain. — Testicules sains. — Urètre sain.

A la partie inférieure de la verge, à deux centimètres environ du frein, se trouvent trois petites élevures lenticulaires, dont l'une est sèche et les deux autres sont recouvertes d'une fine croûtelle. Ces lésions sont de forme irrégulièrement arrondie. Les téguments intermédiaires sont un peu sombres. Mais nous ne trouvons pas là de lésions définies, délimitées, circulaires, néoplasiques, pouvant éveiller le soupçon d'une origine syphilitique.

A la partie la plus postérieure du scrotum, et seulement lorsque le sieur H... est examiné par derrière et courbé, on constate sur la peau du scrotum trois petits îlots érythémateux, larges, pour l'un, comme une amande et, pour les deux autres, comme des haricots. A ce niveau, les téguments sont rosés, avec très légère élevure due à un certain degré d'infiltration cutanée.

Interrogé à ce sujet, H... nous dit « être sujet depuis longtemps à des démangeaisons en ce point ». Il attribue l'irritation qu'il éprouve là au frottement des parties contre un vieux pantalon malpropre. Il nous montre, en effet, un pantalon en loques, dont le fond est absolument noir, sordide, incrusté d'une couche concrète de saletés, littéralement infect.

Nous en appelons pour être mieux fixés sur la qualité de cette lésion, à un second examen, qui a lieu le 24 mars, à la Santé.

A cette date, la lésion érythémateuse des bourses est plus accentuée. Les trois îlots qui la composaient se sont presque réunis et forment un placard irrégulièrement arrondi, de teinte rosée, de surface sèche et légèrement squamelleuse sur quelques points.

Pour combattre cette lésion, manifestement inflammatoire, nous réclamons quelques soins des plus simples : bains, lavages, aspersion d'amidon, protection par un linge, etc.

Quelques jours plus tard, le 10 avril, nous trouvons la lésion scrotale absolument modifiée sous l'influence de ce traitement ou, plutôt, de cette hygiène locale. Si elle n'a pas complètement disparu, elle s'est considérablement atténuée, et il ne reste plus que quelques petites taches rosées qui ne peuvent donner lieu au moindre soupçon de spécificité.

Bien manifestement, cette dernière lésion n'était qu'un érythème déterminé et entretenu par la saleté, l'incurie.

Conclusions. — 1° La jeune G... est affectée de syphilis secondaire, nettement caractérisée par une éruption confluente de syphilides sur la vulve et la région péri-anale, et par des adénopathies multiples.

2° Le sieur H... ne présente aucun symptôme actuel de syphilis, non plus qu'aucun stigmate d'une affection syphilitique antérieure.

Rien n'autorise à le croire affecté de syphilis.

(Rapports médico-légaux, par A. Fournier et J. Socquet, avec planche coloriée. *Annales d'hygiène publique et de médecine légale*, juin 1892. *Bulletin de la Société de médecine légale de France*, t. XII, p. 270.)

II. — Nous soussignés : Alfred Fournier, professeur à la Faculté de médecine de Paris, et Jules Socquet, expert près les tribunaux de la Seine, commis par M. Couturier, juge d'instruction, en vertu d'une ordonnance, en date du 1er octobre 1891, ainsi conçue :

Vu la procédure commencée contre M..., trente-trois ans, détenu à Mazas, inculpé d'attentat à la pudeur ;

Attendu la nécessité de constater judiciairement l'état où se trouve en ce moment le susnommé M... ;

Ordonnons qu'il y sera procédé par MM. le professeur Fournier et le docteur Socquet, et serment par eux préalablement prêté en nos mains ;

Lesquels, après avoir reconnu l'état où se trouve le susnommé, diront s'il est atteint ou a été atteint récemment d'une maladie vénérienne ; préciseront la nature de cette maladie et feront connaître si l'affection dont le jeune L... est atteint est de même nature, et si elle paraît lui avoir été communiquée par le nommé M....

Serment préalablement prêté, avons procédé à l'examen du sieur M..., les 12 octobre et 13 novembre 1891, et avons constaté ce qui suit :

Exposé. — Le sieur M..., détenu à Mazas, âgé de trente-trois ans, est de taille moyenne et de constitution vigoureuse. — Il nous déclare spontanément avoir été affecté d'un mal qu'il qualifie de syphilis, au courant de mai dernier. Cette syphilis (ou ce qu'il appelle de ce nom) aurait consisté « en une petite plaie située sur la muqueuse préputiale, plaie allongée et étroite en forme de déchirure, qu'il compare, comme étendue et comme forme, à un pépin de poire ». Une huitaine après l'apparition de cette plaie, il se serait rendu, dit-il, à la consultation de l'hôpital Saint-Antoine où il lui aurait été délivré une ordonnance non datée, jointe au dossier et ainsi conçue :

1° Pilules de protoiodure d'hydrargyre de 0 gr. 5 chacune, en prendre deux dans la journée.

2° Frictions avec :

Onguent napolitain, 50 grammes.

Dans l'aine, dans les aisselles, au pli du coude en alternant tous les jours.

Signature illisible.

Le sieur M... déclare n'avoir pas fait usage des pilules prescrites dans l'ordonnance précitée. Il s'est seulement servi de la pommade, en frictions, pendant une quinzaine. Il a de plus pansé sa plaie avec du vin aromatique, comme on le lui aurait aussi recommandé à l'hôpital. — La plaie s'est cicatrisée au bout d'une quinzaine de jours. — Depuis lors, affirme-t-il, rien autre ne s'est produit. Il n'a constaté ni éruption à la peau, ni mal de gorge, ni ulcération de la bouche, ni chute de cheveux, etc.

Examen de l'inculpé (12 octobre 1891). — Nous examinons d'abord l'emplacement de la lésion accusée par le sieur M..., emplacement que nous ne retrouverions pas sans les indications qui nous sont fournies par lui, car il n'existe sur la verge aucune lésion, aucune cicatrice, voire aucune rougeur. Au point précité nous constatons à peine un très léger épaississement de la muqueuse préputiale mais sans vestige appréciable d'induration.

Dans les deux aines existent quelques petits ganglions, légèrement tendus, mais sans dureté.

Le sieur M... est ensuite examiné absolument nu. La peau est rigoureusement saine et exempte de toute tache suspecte dans toute son étendue. — Les mains sont un peu rudes, comme celles d'un ouvrier, mais indemnes de toute éruption, de toute papule. — De même pour les plantes des pieds. Les ongles sont normaux.

Aux deux pieds existent symétriquement deux lésions inflammatoires, situées au niveau de l'articulation métatarso-phalangienne du gros orteil (lésions dites vulgairement « oignons »). A ce niveau les téguments sont rouges, œdémateux, presque phlegmoneux; sur l'un des pieds, ils présentent même un soulèvement bulleux. — Ces deux lésions sont manifestement dues à la pression de chaussures grossières et à l'état sordide des pieds, presque noirs sur certains points.

Toutes les muqueuses (lèvres, joues, langue, palais, voile palatin, piliers, amygdales et pharynx), inspectées avec soin, sont absolument saines. Pas d'adénopathie cervicale. — Pas d'adénopathie mastoïdienne. — Pas d'adénopathie épitrochléenne.

Chevelure abondante. — Nulle éruption du cuir chevelu. — Pas de trace d'alopécie. Rien du côté des yeux. — Scrotum sain; anus sain; testicules sains. — Urètre sain.

Deuxième examen (15 novembre 1891). — Les résultats de ce second examen sont absolument identiques à ceux du 12 octobre, c'est-à-dire formellement *négatifs* en ce qui concerne la syphilis. Nous ne trouvons sur le malade aucune lésion suspecte. Les lésions inflammatoires des pieds sont guéries. — Les ganglions inguinaux ont disparu.

Discussion. — De ce qui précède il résulte que nous n'avons constaté sur le sieur M..., au cours de nos deux examens, ni manifestations actuelles de syphilis, ni vestiges de manifestations antérieures de syphilis.

Mais quelle a donc été la lésion survenue en mai, sur la verge et à propos de laquelle le sieur M... a reçu, à l'hôpital Saint-Antoine, l'ordonnance précitée?

Cela, nous ne saurions le dire, n'ayant pas vu cette lésion et n'en ayant constaté aucun signe posthume. Toujours est-il que nous ne sommes en rien autorisés à considérer cette lésion comme ayant été un chancre syphilitique, car : 1° nous n'avons pas constaté, sur le point où a siégé cette lésion, la moindre trace d'induration, et l'on sait qu'assez souvent, l'induration survit au chancre pour un temps plus ou moins long ; — 2° nous n'avons pas constaté dans les aines l'adénopathie en pléiade qui survit toujours au chancre pour un temps assez long. Nous avons bien rencontré dans les régions inguinales quelques petits ganglions; mais d'une part, cette légère tension ganglionnaire n'offrait en rien la dureté propre aux adénopathies satellites du chancre et, d'autre part, elle pouvait être rationnellement imputée aux lésions inflammatoires des pieds.

Il nous semble même très vraisemblable que cette lésion de la verge n'a pas été un chancre syphilitique, et cela parce que nous n'avons pas découvert sur le sieur M... le moindre symptôme de syphilis secondaire, à une époque où il eût dû, suivant la règle, présenter diverses manifestations secondaires. A supposer, en effet, que le malade eût été infecté en mai, il se trouvait en octobre et novembre (lors de nos deux examens) en pleine période secondaire, c'est-à-dire à une étape chronologique où la maladie est généralement féconde en manifestations diverses (éruptions cutanées, plaques muqueuses, adénopathies, croûtes du cuir chevelu, etc.). Or, à cette époque, et cela en dépit d'absence de traitement (puisque le malade déclare ne s'être traité que pendant une quinzaine et, qu'en tout cas, à Mazas il n'a pas été traité), nous n'avons pas constaté sur lui le moindre signe d'infection. L'absence de tout accident, à une époque où la maladie devait se révéler par divers accidents, nous paraît donc contraire à l'hypothèse qui tendrait à considérer la lésion de mai comme un chancre syphilitique.

Conclusions. — 1° Aucun symptôme actuel, ni aucun vestige de lésions antérieures n'autorisent à suspecter, sur le sieur M..., une affection syphilitique ou vénérienne;

2° Conséquemment, aucune relation ne saurait être établie médicalement, au point de vue d'une transmission contagieuse, entre le sieur M... et l'enfant L....

III. — Nous soussignés : Alfred Fournier et Jules Socquet, commis par M. Couturier, juge d'instruction, en vertu d'une ordonnance, en date du 26 septembre 1891, ainsi conçue :

Vu la procédure commencée contre M..., trente-trois ans ;

Inculpé d'attentat à la pudeur ;

Attendu la nécessité de constater judiciairement l'état où se trouve en ce moment le jeune Georges L..., huit ans, demeurant chez ses parents, à Vincennes;

Ordonnons qu'il y sera procédé par MM. le professeur Fournier et le docteur Socquet, et serment par eux préalablement prêté en nos mains ;

Lesquels, après avoir reconnu l'état où se trouve le jeune L..., diront s'il porte sur le corps, notamment à l'anus, des traces de violences ou d'attouchements récents (l'enfant aurait été victime d'actes de pédérastie), et s'il est atteint d'une maladie vénérienne qui lui aurait été communiquée récemment.

Serment préalablement prêté avons procédé à l'examen du jeune Georges L..., les 29 septembre et 12 octobre 1891.

Exposé des faits. — Le jeune Georges L... est âgé de huit ans.

Au dire de sa mère, il aurait été victime d'attentats à la pudeur, et cela vers les premiers jours du mois de juin.

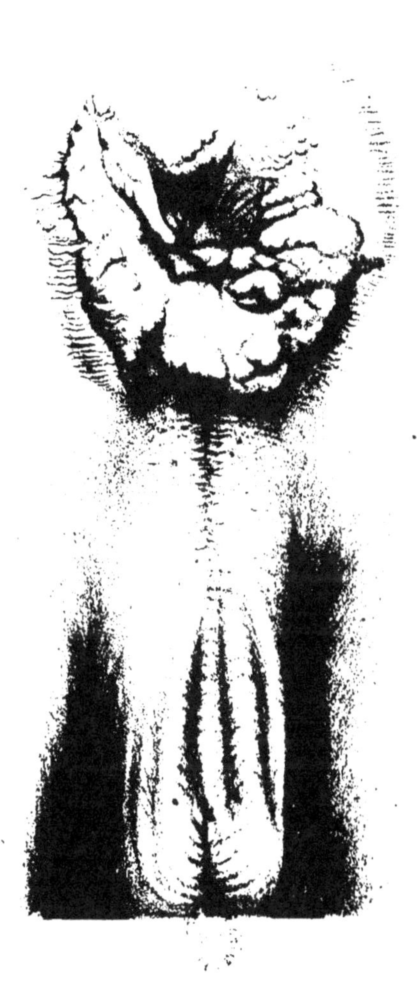

Le 25 septembre, le docteur V..., de Vincennes, dans un certificat joint au dossier, constate que : « Le jeune Georges L..., âgé de huit ans, est atteint d'une affection de nature vénérienne, siégeant au pourtour de la marge de l'anus. Cette affection constitue les *végétations*, et a été produite par le contact d'un membre viril, porteur, lui aussi, de végétations de même nature. »

L'enfant L... fut conduit à la consultation gratuite de l'hôpital Trousseau, et on délivra à la mère une ordonnance portant le diagnostic *syphilis* et le traitement suivant :

1° Solution d'iodure de potassium à 1 20. Une cuillerée à soupe par jour.

2° Sirop de Gibert, 200 grammes. Deux cuillerées à café par jour, matin et soir.

Examen de l'enfant. — L'enfant Georges L... est de taille moyenne pour son âge. Il est assez bien musclé, mais les cuisses présentent une certaine incurvation rachitique. Le teint est un peu pâle. Le tempérament semble lymphatique.

Actuellement, 12 octobre, l'enfant est en bon état de santé. La seule particularité morbide sur laquelle on appelle notre attention est une lésion située dans la région de l'anus. L'anus est sain, non irrité, bien que malpropre. Il ne présente rien que d'absolument normal. Nulle trace de déchirure, nulle cicatrice. Mais la région péri-anale, spécialement dans sa moitié antérieure, est le siège d'une lésion importante constituée comme il suit :

Une nappe végétante de tissu morbide semblable à des bourgeons occupe, en forme de croissant, tout le segment antérieur et une partie du segment latéral gauche de la région péri-anale. Elle mesure environ de 6 à 7 centimètres d'une extrémité à l'autre de ce croissant, sur 2 à 3 centimètres dans le sens antéro-postérieur. Elle est formée par un tissu végétant, mollasse, rosé, qui fait un relief de 1 à 3 millimètres au-dessus des téguments. Son aspect n'est ni arborescent, ni papilliforme, à la façon des végétations dites en chou-fleur. Elle paraît, au contraire, constituée par un tissu de bourgeons charnus, granuleux, agminés en nappe, et divisés en petits mamelons par une série de sillons fissuraires, la plupart radiés et convergeant vers l'anus. Elle est érosive et suintante sur la plus grande partie de sa surface.

Cette nappe borde l'anus antérieurement, mais sans y pénétrer. Sa base explorée avec soin ne présente sur aucun point d'induration véritable, même circonscrite.

Dans les aines nous trouvons : 1° à gauche, un ganglion indolent, mobile, du volume d'une petite olive ; et, plus en dehors, deux autres petits ganglions, assez minimes pour ne comporter aucune signification ; 2° à droite, un ganglion, moins gros que celui de l'aine gauche, et deux autres petits ganglions.

Examinée dans toute son étendue, la peau se présente partout indemne, à cela près d'une petite macule grisâtre, de l'étendue d'une pièce de 50 centimes, sur la cuisse gauche, et de deux ou trois autres petites macules semblables sur la cuisse droite. Ces lésions nous paraissent sans signification. En aucun point, nous ne trouvons ni ecchymoses, ni cicatrices, ni vestiges d'un traumatisme.

Intégrité absolue des téguments à la paume des mains et à la plante des pieds. Intégrité du cuir chevelu et des ongles. Les muqueuses buccale et gutturale (lèvres, joues, langue, palais, voile palatin, piliers du voile, amygdales, pharynx) sont absolument saines. Chevelure abondante. Nulle trace d'alopécie.

Aux narines, léger érythème sub-érosif, relié sans doute à un coryza séreux.

Yeux et oreilles indemnes. Pas d'adénopathie cervicale; pas d'adénopathie mastoïdienne.

Sur la demande de sa mère, le jeune L... a été interné à l'hôpital Saint-Louis (salle Saint-Louis, n° 25), dans le service de l'un de nous. Après son départ, il a été revu par nous le jeudi de chaque semaine jusqu'au jeudi 17 décembre.

A l'hôpital, il a été soumis à un traitement purement topique (bains répétés, lotions à la liqueur de Labarraque coupée d'eau, pansements avec oxyde de zinc et ouate). Nul traitement interne ne lui a été prescrit.

Soumis à cette médication, la lésion péri-anale s'est progressivement modifiée et a guéri en quelques semaines, en même temps que les ganglions inguinaux sont entrés en résolution d'une façon rapide.

Pendant tout son séjour à l'hôpital et au delà, chaque semaine, l'enfant a été soigneusement examiné, et aucune manifestation suspecte ne s'est produite sur lui.

Discussion. — Au total, un symptôme *unique* a été constaté sur l'enfant, à savoir la nappe papulo-érosive de la région péri-anale. Car la légère intumescence des glandes inguinales peut et doit même être rattachée à cette lésion, dont elle ne constitue qu'une expression consécutive, deutéro-pathique.

Certes, cette nappe papulo-érosive rappelle bien comme aspect, comme physionomie générale, la forme papulo-hypertrophique des syphilides secondaires. Au premier coup d'œil et même après examen attentif, nous l'avions considérée comme pouvant être rattachée à la syphilis, tant elle nous semblait reproduire une syphilide, de par sa qualité de lésion papuleuse et de lésion papulo-érosive, de par sa division en lobules, de par ses sillons fissuraires en rhagades, de par l'ensemble de ses caractères objectifs.

Mais le diagnostic de syphilis ne saurait en aucun cas reposer sur de simples données objectives, toujours sujettes à erreur, et moins encore sur les simples données objectives d'une lésion unique.

Nous avions donc l'obligation de chercher ailleurs des signes de syphilis pour assigner à la lésion susdite la qualité de lésion syphilitique. Or, ces autres témoignages de syphilis, nous ne les avons pas trouvés, nous n'en avons même trouvé aucun. A savoir :

D'une part, aucun vestige de chancre. Aucun vestige de l'adénopathie qui accompagne forcément le chancre syphilitique et qui a pour habitude de lui survivre longtemps. (Car, nous ne pouvons considérer comme un bubon symptomatique du chancre les quelques petites glandes inguinales que nous avons signalées plus haut.) Donc, nulle trace d'infection primaire.

D'autre part, nul symptôme d'infection secondaire; et cela à une période *jeune* de la maladie, à une période où la maladie a pour habitude presque constante d'être prodigue de manifestations de divers genres (éruptions cutanées, plaques muqueuses, angine, adénopathies, éruptions croûteuses du cuir chevelu, alopécie, etc.). Un examen assidu de l'enfant, laissé sans traitement à dessein pendant deux mois, n'a pas permis de découvrir sur lui le moindre symptôme de syphilis secondaire.

De sorte qu'en dépit de son apparence syphilitique, la lésion péri-anale en question ne saurait légitimement être rapportée à la syphilis. Il nous semble plus rationnel de la considérer comme une production végétante vulgaire, non spécifique, dérivant de quelque lésion banale (telle que érythème interfessier, intertrigo, eczéma, irritation quelconque), laquelle, effacée et périmée de vieille date, ne saurait être déterminée actuellement.

Conclusions. — 1° Aucune raison médicale ne nous autorise à penser que l'enfant Georges L... ait été victime d'un acte de pédérastie;

2° Aucune raison médicale ne nous autorise à penser que le même enfant soit atteint d'une affection vénérienne quelconque, qui lui aurait été communiquée récemment.

IV. Syphiloïde papulo-érosive, par A. Fournier

(Société de dermatologie et de syphiligraphie, 8 février 1894).

Une fillette de 10 ans nous est amenée ici pour une lésion de la région péri-anale, qu'à première vue nous prenons tous, — moi le premier, — pour une syphilide papulo-érosive. Elle est admise dans nos salles.

Le lendemain, nous examinons l'enfant avec soin, et notre impression objective est encore qu'il s'agit bien d'une syphilide. La lésion, en effet, représente ou semble représenter avec une fidélité frappante une syphilide papulo-érosive. Située sur la fesse droite, au voisinage de l'anus, elle est constituée par une nappe papuleuse mesurant 6 à 7 centimètres en hauteur, sur 2 à 3 centimètres transversalement, arciforme d'ensemble, et divisée en plusieurs segments non moins circinés de contour, que séparent des fissures ulcéreuses.

Elle est papuleuse, surélevée de 2 à 3 millimètres au-dessus des téguments périphériques. Elle est rouge dans toute son étendue et d'un rouge sombre, légèrement veineux. Elle est lisse de surface, non grenue, non papilliforme, non arborescente. Par places, elle se montre érosive: sur d'autres points elle est, ou recouverte d'un épiderme sec, ou légèrement desquamative.

Sur la fesse gauche, au pourtour de l'anus, on constate une surface érythémato-érosive de quelques centimètres d'étendue. Érythème vulgaire général, s'étendant aux parties voisines: malpropreté locale.

Je le répète à dessein, la lésion périnéale offre au plus haut degré l'aspect d'une syphilide papulo-érosive, et cela de par sa configuration à contour cerclé, de par sa constitution papuleuse, de par son érosion de surface, de par sa couleur rouge sombre, de par sa physionomie générale, etc., et, j'ajouterai encore de par sa localisation sur un siège affectionné des syphilides de ce genre.

La fillette en question est-elle donc syphilitique?

Nous l'examinons minutieusement et longuement, à ce point de vue, sans trouver quoi que ce soit, — au moins dans l'état actuel, — qui légitime ce soupçon.

Nous mandons successivement à l'hôpital la mère de l'enfant (que nous trouvons saine) et sa grand'mère, qui lui sert de garde. Tous les commémoratifs restent muets relativement à la syphilis. Le père même, nous affirme-t-on, a toujours été « très sain », et il est mort d'une blessure accidentelle il y a quelques années.

En revanche, diverses constatations directes et quelques renseignements nous conduisent sur une autre piste diagnostique.

L'enfant, qui est de bonne santé habituelle (pas d'autres maladies antérieures que rougeole et coqueluche), est, on peut dire, une « abandonnée » quant aux soins d'hygiène et de propreté. Elle est sale, sordide, couverte de puces et de poux. Délaissée par sa mère, elle vit chez sa grand'mère, qui est elle-même fort malpropre. Elle n'est jamais ni baignée, ni lavée. Elle exhale incessamment, nous dit sa mère, une odeur répugnante. Depuis sa rougeole, elle est sujette à des écoulements vulvaires ; mais jamais on ne s'en est occupé et on n'a pratiqué à ce propos la moindre ablution. Quand s'est produite la lésion actuelle ? on n'en sait même rien. Ces derniers temps, l'enfant s'étant plainte plus que de coutume, la grand'mère, enfin, s'est décidée à « regarder », a vu la vulve rouge, enflammée, a constaté la lésion péri-anale pour la première fois et nous a amené la petite malade.

D'après cela, nous nous demandons si la lésion péri-anale et fessière, qui simule à un si haut degré une manifestation de syphilis, ne serait pas purement et simplement une dermite papuleuse dérivant d'irritations locales par leucorrhée et malpropreté chronique.

Après l'examen répété, c'est à ce dernier diagnostic qu'en définitive nous avons abouti, et l'évolution ultérieure nous a donné raison.

D'une part, en effet, l'enfant, depuis que nous l'avons reçue à l'hôpital, n'a jamais présenté le moindre symptôme de syphilis. Et, d'autre part, la lésion locale s'est amendée rapidement, — au point que vous allez la trouver à peu près guérie, — sous l'influence de quelques soins locaux des plus simples (bains ; lotions à la liqueur de Labarraque ; aspersions de poudre d'oxyde de zinc ; isolement par ouate) et sans intervention du moindre agent spécifique.

Examen histologique par J. Darier. — Cet examen a porté sur un morceau de la végétation excisée le 15 janvier dernier qui a été durci par l'alcool. Les coupes, perpendiculaires à la surface, ont été pratiquées dans le sens transversal par rapport au grand axe de la surface végétante.

L'étude des coupes, en allant de la surface vers la profondeur, montre les lésions suivantes :

L'épiderme qui recouvre la végétation est limité extérieurement par une couche onduleuse, coupée d'incisures peu profondes ; il est un peu épaissi et composé de deux couches seulement ; l'une, superficielle, semble cornée, mais les cellules y ont conservé un noyau colorable ; l'autre est le corps muqueux de Malpighi qui serait normal, n'étaient les nombreuses cellules migratrices dont il est infiltré. La couche granuleuse a disparu. Il s'agit, en somme, d'un épiderme irrité ou en voie de reconstitution encore incomplète.

Du revêtement épidermique on voit partir et plonger dans le derme des prolongements filiformes très longs, qui semblent souvent, sur les coupes, s'anastomoser entre eux, délimitant ainsi de grands espaces, lesquels ne sont autres que des papilles. Celles-ci ont, en effet, subi un accroissement énorme en longueur et en largeur et ont une direction assez irrégulière.

La lésion principale siège dans les papilles et dans les couches conjonctives sous-jacentes, c'est-à-dire, en somme, dans la partie supérieure du derme; elle consiste en une infiltration de ces parties par des cellules rondes en nombre colossal. Ces cellules rondes sont si nombreuses vers la base des papilles et immédiatement au-dessous qu'elles y forment une nappe d'infiltration continue et qu'elles remplacent ou masquent presque complétement la trame conjonctive. Leur abondance diminue vers le sommet des papilles où elles se disposent plus ou moins en séries parallèles, comme les interstices du tissu dans lesquels elles sont logées; dans les régions profondes du derme, elles remplissent des aréoles séparées par des travées du tissu fibreux normal. Ces cellules rondes ont un noyau, rond également, qui toujours se colore vivement par les réactifs : elles reproduisent absolument le type des cellules embryonnaires. On ne trouve qu'un très petit nombre de points, dans les nappes d'infiltration, où les cellules présentent quelques granulations qui pourraient être l'indice d'une légère tendance à dégénérer. Dans toutes les couches du derme, surtout dans les zones infiltrées, on voit des vaisseaux artériels, veineux et capillaires qui sont dilatés et parfois gorgés de sang, mais dont les parois sont normales.

Un follicule pileux, atteint par les coupes, présente un orifice dilaté, une forme irrégulière, des gaines épithéliales bourgeonnantes et un poil à bulbe plein prêt à tomber. Cette folliculite s'explique étant donné l'état morbide des tissus avoisinants. Les glandes sudoripares ne présentent pas d'altération notable.

Cette excroissance n'est donc pas une végétation (c'est-à-dire un choufleur, ou condylome acuminé) enflammée, puisque ces tumeurs sont des papillomes où l'élément épithélial domine, tandis qu'ici l'épiderme reste passif et n'offre que des traces d'irritation secondaire.

Il ne s'agit pas non plus d'une tumeur d'origine conjonctive, telle qu'un sarcome, ni d'un fibrome ou molluscum enflammé, puisqu'on ne trouve en aucun point l'aspect caractéristique de ces néoplasmes. Sans doute il n'est pas impossible qu'un nævus quelconque ait préexisté à la reproduction de l'excroissance, mais rien ne le prouve. L'hypothèse d'un mycosis fongoïde pourrait prêter à discussion; mais je n'ai jamais rencontré dans celui-ci une hypertrophie des papilles aussi importante et diffuse.

On a affaire manifestement, du moins, je le pense, à une production inflammatoire, et la question qui se pose est celle de savoir s'il faut accuser une inflammation spécifique, tuberculeuse ou syphilitique, ou une inflammation simple par irritants ou microbes banaux.

Contre l'hypothèse d'une tuberculose de la peau, on peut invoquer l'absence de toute tendance des éléments embryonnaires à se disposer en follicules, l'absence absolue de cellules géantes, de cellules épithélioïdes, de foyers de dégénérescence vitreuse ou caséeuse bien nets, de lésions vasculaires. Il y a toutefois des formes de tuberculose, assez rares à la vérité, où ces caractères font défaut.

Plus difficile encore est le diagnostic anatomique avec une syphilide hypertrophique; la plupart des arguments que je viens d'énoncer contre la tuberculose valent encore ici, et particulièrement : l'absence de toute endopériartérite ou de toute phlébite, et le fait qu'il n'y a ni dégénérescence des éléments nouveaux ni indice de sclérose. On peut se demander s'il est possible qu'une syphilide soit à ce point dépourvue des caractères qui la font reconnaître d'ordinaire.

L'explication des lésions constatées, par l'action d'un irritant chimique ou plutôt microbien d'origine externe, est sans doute plausible. Il faudrait ajouter que la pièce a été excisée à un moment où l'amélioration était déjà cliniquement évidente; la reconstitution d'un épiderme, quoique encore imparfait, l'état d'irritation moindre au sommet des papilles que plus profondément, seraient les indices histologiques de cette marche vers la guérison; mais cette explication a surtout pour elle des arguments d'ordre négatif; on y arrive par exclusion.

Il semble donc plus exact de dire que l'histologie ne fournit pas de données certaines sur la nature de cette lésion; elle permet seulement de conclure à une production inflammatoire sans caractères spécifiques bien nets.

V. Dermites papillomateuses syphiloïdes, par le Dr Georges Brouardel,

ancien interne des hôpitaux de Paris.

Louis S...., âgé de 19 ans, employé d'office, est entré à l'hôpital Saint-Louis, dans le service de M. le professeur Fournier, en avril 1896.

Antécédents héréditaires. — Son père, alcoolique, est mort, à 57 ans, d'une maladie des poumons. — Sa mère est morte subitement, à 40 ans. Elle était très nerveuse, d'un caractère violent, et avait de très fréquentes attaques de nerfs.

Louis S... n'a pas connu ses grands-parents.

Une tante maternelle a un caractère bizarre : elle a de fréquentes attaques de nerfs; une tante paternelle présente des crises analogues.

Le malade a eu 14 frères et sœurs; trois fois sa mère a eu 2 jumeaux. Une des filles, hystérique, est morte à 18 ans; Louis S... ne sait à quelle affection elle a succombé; 9 autres enfants sont morts avant l'âge de 2 ans. Il reste 4 enfants vivants : une sœur de 28 ans et une de 24 ans, un frère de 55 ans. — Les deux sœurs ont des attaques de nerfs très fréquentes, survenant à la moindre contrariété; au dire du malade, la vue de gravures représentant des morts leur donne immédiatement des crises violentes. Le frère n'est pas marié; il n'est pas nerveux, mais tousse constamment (?).

Antécédents personnels et maladie. — Louis S... a eu dans son enfance des ganglions scrofuleux au cou; il dit même qu'on lui a ouvert quelques abcès : mais nous ne constatons l'existence d'aucune cicatrice. — Il a eu des convulsions à l'âge de 6 ans, à la suite desquelles serait venu du strabisme dont on l'a opéré, il y a six mois.

Un professeur lui aurait appris la pédérastie, tandis qu'il était à une école de Montlhéry; depuis, il a toujours été pédéraste passif. Il y prend plaisir : « C'est ma passion! » nous dit-il avec un cynisme étonnant. Les femmes ne lui inspirent aucun désir; il n'a jamais pratiqué le coït. « J'aurais honte d'aller avec elles », nous dit-il. Il a des érections fréquentes, et, pendant l'acte de pédérastie, se masturbe ou se fait masturber par celui qui joue le rôle actif.

Louis S... se plaint de son état et nous demande de le guérir; il n'est pas

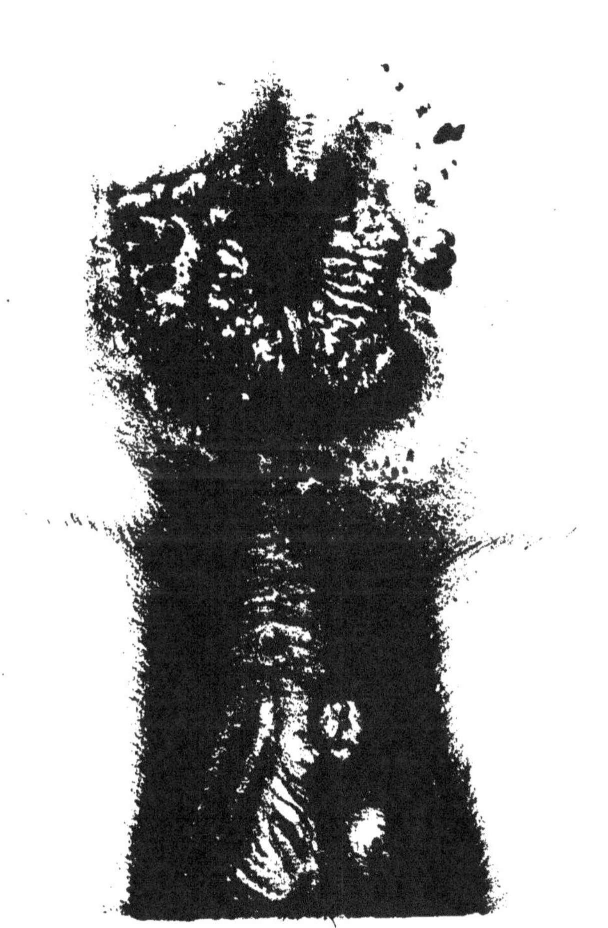

pédéraste de profession, car il ne tire aucun bénéfice de sa personne; il l'est
« par plaisir ».

Il y a 5 semaines environ, 8 jours après un acte de pédérastie, il a un
petit bouton blanc à l'anus; toute la région marginale est rouge; il écorche
le petit bouton, et presque immédiatement le pourtour de l'anus se couvre
de bourgeons végétants qui augmentent peu à peu et atteignent les dimensions actuelles.

État actuel, 24 *avril*. — Nous constatons des lésions d'herpès sur la verge :
autour et en arrière du gland sont 5 petites bulles et une petite ulcération
herpétique. Sur la face postérieure du scrotum et autour de l'anus se voient
une série d'éléments rappelant, à s'y méprendre, une éruption de plaques
muqueuses. Ces éléments, très bien figurés sur la photographie de M. Méheux,
sont douloureux; le malade ne s'assoit qu'avec peine.

Examen général. — Louis S... a l'aspect féminin; il a le bassin large, les
formes arrondies d'une femme; ses organes génitaux sont peu développés :
les testicules ont les dimensions de petits œufs de pigeon; la verge est petite
et mince. Le système pileux est très peu développé : aucun vestige de mous-
tache ou de barbe; un léger duvet seulement sur le pubis. — Il a l'aspect
doux et timide; nous le prenons souvent en flagrant délit de mensonge. —
Il se masturbe toute la nuit, nous disent ses voisins.

Il n'a pas de déformation dentaire; la voûte du palais n'est pas ogivale ;
ses oreilles sont bien ourlées, un peu amincies et écartées en avant.

Il n'a aucune lésion appréciable de ses appareils digestif, circulatoire et
respiratoire.

Il n'a pas de stigmate d'hystérie; pas de rétrécissement du champ visuel
ou auditif; pas de troubles des sensibilités générales et spéciales.

Il n'a aucune lésion sur la peau autre que celle que nous avons décrite
plus haut; les paumes des mains et les plantes des pieds sont intactes.

M. le professeur Fournier fait le diagnostic de lésions herpétiques, dont
l'aspect est dû à la négligence et à la malpropreté, et soumet le malade à
des lavages fréquents et à des applications de poudre d'oxyde de zinc. —
Les lésions s'amendent rapidement, et Louis S... quitte l'hôpital un mois
après, entièrement guéri.

Ce fait nous a semblé extrêmement intéressant et pour le clinicien
et pour le médecin légiste; il montre bien en effet combien on aurait
tort de diagnostiquer syphilitique une lésion unique, d'après ses seules
données objectives, quelque typiques qu'elles apparaissent. Chez notre
malade, au premier coup d'œil, et même après un examen attentif,
on était tenté de rattacher les troubles cutanés à la syphilis, de par
l'ensemble de leurs caractères, et de soumettre le malade au traitement spécifique : mais, suivant la règle adoptée en pareil cas dans le
service de M. le professeur Fournier, le malade fut mis en observation, et les lésions qu'il présentait soumises à d'uniques soins de propreté: bientôt nous pûmes constater une amélioration notable : les
lésions disparurent progressivement, tandis que se montrèrent quel-

ques vésicules d'herpès typiques, qui venaient affirmer la nature de la dermite.

Le diagnostic, dans des cas médico-légaux de ce genre, a une importance considérable sur laquelle il est utile d'insister; aussi nous avons pensé que notre fait serait très important à connaître pour le médecin légiste, cherchant certaines responsabilités d'après des lésions constatées sur des victimes réelles ou non.

JEUDI 9 AOUT

DE LA DOCIMASIE HÉPATIQUE
par A. LACASSAGNE et Étienne MARTIN.

Depuis plus de cinq ans, nous avons entrepris, au laboratoire de médecine légale de l'Université de Lyon, des recherches sur les variations, sous l'influence de la longueur de l'agonie, de la teneur en glycogène et en glucose de la glande hépatique. A l'heure actuelle, le nombre considérable des vérifications faites sur les cadavres, les expériences pratiquées sur les animaux ont permis d'ériger en méthode cette recherche. On peut trouver là une preuve indubitable de mort lente ou de mort subite, et cette preuve nous la dénommons *docimasie hépatique*.

Dans son acception la plus large, on entend en médecine légale par docimasie la preuve de vie tirée de l'examen d'un organe ou d'un procédé opératoire spécialement indiqué : docimasie pulmonaire, docimasie stomacale, docimasie otique et aussi docimasie optique, docimasie hydrostatique.

Nous entendons de même, sous la dénomination docimasie hépatique, la preuve de mort subite ou lente que l'on doit trouver par la recherche du glycogène et du glucose dans le foie des cadavres.

Avant d'exposer les résultats de nos recherches médico-légales, nous devons mettre au point la question de la physiologie de la glande hépatique et résumer les derniers travaux des physiologistes relatifs à la production du glycogène, son rôle dans l'organisme, sa formation et ses transformations sur le vivant et sur le cadavre.

Le glucose, produit de la digestion intestinale, passe directement de l'intestin dans le foie.

Von Mering introduisit une canule dans le canal thoracique d'un chien qui venait d'absorber 100 grammes de glucose et 100 grammes d'amidon pour en recueillir le chyle. Pendant les 4 h. 1 2 qui suivirent le repas, l'animal produisit 550 centimètres cubes de chyle qui ne contenaient que 0 gr. 45 de sucre. Il faut donc admettre que le sucre passe directement de l'intestin dans les capillaires et pénètre dans le système de la veine porte pour arriver dans le foie, ce grenier d'abondance, comme dit Cl. Bernard, où il est centralisé.

Le rôle du foie consiste alors à régulariser la proportion de sucre

dans le sang. La teneur du sang en sucre varie généralement entre
0 gr. 05 et 0 gr. 15 pour 100 (d'après Bunge) et comporte rarement
plus de 0 gr. 2 pour 100. Dès qu'elle dépasse 0 gr. 3 pour 100, le
sucre paraît dans les urines ; à l'état normal le foie y met obstacle.
Dès que par la digestion des hydrates de carbone la proportion du
sucre augmente dans le sang de la veine porte et menace d'envahir la
masse du sang, le foie l'arrête au passage et l'emmagasine sous forme
de glycogène.

Si par un phénomène inverse, nous voulons dire la destruction
exagérée du sucre dans les organes et les muscles, la proportion du
sucre du sang menace de baisser, le foie à l'aide du ferment glycoli-
tique dont il dispose, transforme une partie de sa provision de glycogène en sucre. L'équilibre est ainsi rétabli.

Ces réserves de glycogène ne sont pas inépuisables et le phénomène
organique dominant de l'agonie consiste, pensons-nous, dans l'épuisement de la glande hépatique. Tant que la réaction chimique que
nous venons d'indiquer peut se produire dans un aussi riche laboratoire que le foie, l'organisme possède un élément suffisant de vitalité,
et les réactions cellulaires qui entretiennent la vie subsistent. Dès que
le foie ne pourra plus subvenir aux besoins de l'économie, il y aura
perturbation des milieux nourriciers et mort de l'organisme.

Afin que la succession de ces phénomènes puisse s'accomplir, il
est nécessaire qu'aucun autre élément chimique ou mécanique ne
vienne entraver les fonctions vitales, sinon cette agonie hépatique sera
enrayée dans sa marche progressive, la vie cessant brusquement par
syncope d'origine bulbaire.

Le dernier terme de l'agonie est donc l'épuisement des réserves
hépatiques en glycogène ; une fois ces réserves consommées, l'organisme est à bout, c'est la dernière ressource pour éviter la mort, la
lutte ultime. La cellule hépatique est le *primum moriens*.

Ces déductions ont été pleinement confirmées par les expériences
que nous avons instituées sur les animaux. Si l'on tue brusquement
par une dose massive de poison un lapin adulte de 1800 à 2000 grammes, on constate alors que la lutte de l'organisme dans ces conditions
n'est pas possible ; les éléments nerveux sidérés arrêtent le fonctionnement de tous les organes, la glande hépatique est interrompue dans
ses actes et ses réserves de glycogène restent emmagasinées dans le
parenchyme. Nous les retrouvons en masse si le foie est extirpé.

Si, au contraire, nous administrons à un lapin semblable une dose
de phosphore toxique, mais non sidérante, ou une dose d'arsenic,
nous allons assister à tous les stades d'un empoisonnement lent. Nous

verrons le toxique agir successivement sur les cellules cérébrales, sur l'intestin, nous regarderons l'organisme lutter pied à pied contre les déprédations cellulaires multiples, le foie lancer dans la circulation tout le glucose emmagasiné sous forme de glycogène et enfin, ces réserves épuisées, l'organisme mourir. Dans ces conditions, l'agonie hépatique a pu se produire et le foie extirpé ne contient plus ni glycogène ni glucose.

Dans un stade intermédiaire, il nous sera permis de classer les intoxications non mortelles.

L'altération cellulaire n'est pas poussée à bout. Le foie alors est la source de l'énergie vitale qui permettra la lutte. Ces réserves il les emploie mais n'arrive pas à les épuiser. Alors l'organisme prend assez rapidement le dessus, l'équilibre se rétablit et le foie à la suite de cet à-coup revient peu à peu à son fonctionnement normal. Comme le dit Dufour[1], le glycogène est un témoin, peut-être un régulateur de l'activité hépatique.

Nous pourrions développer longuement cet exposé qui a une importance si grande en pathologie. Bornons-nous à rappeler que MM. Porteret et Lépine ont noté la diminution de la proportion de sucre hépatique à la suite de l'administration de l'antipyrine montrant que ce médicament entravait le jeu de la glande par son action sur le système nerveux et aussi directement sur la cellule hépatique.

Bouchard et Roger ont signalé ce fait, si curieux à notre point de vue, qu'un foie ne contenant pas de glycogène n'est pas capable d'arrêter les poisons venus de l'intestin. Par conséquent, le glycogène épuisé, plus de barrière, plus de frein, c'est l'intoxication foudroyante, c'est le dernier terme de l'agonie. Dastre et Arthus ont fait voir que dans l'ictère en particulier, le foie malade n'était plus capable de fixer les matières sucrées.

Rappelons enfin que l'on a démontré que les poisons stéatosants du foie abolissent la fonction glycogénique, tels le phosphore, l'antimoine et surtout l'arsenic : il arrive même chez les animaux arséniqués que la piqûre du plancher du quatrième ventricule ne produit plus le diabète expérimental de Cl. Bernard.

Tous ces faits groupés prouvent d'abord le rôle si important des hydro-carbonés comme aliment de l'organisme et aussi que les poisons, soit chimiques, soit fabriqués par l'économie, attaquent avec prédilection la glande hépatique. Dès que cette source de l'énergie cellulaire est annihilée, la mort ne tarde pas à arriver.

1. Soc. de Biologie, 1890.

Nous pourrions sans exagération assimiler toutes les agonies à celles rapportées tout à l'heure et que nous avons produites expérimentalement. Toute agonie est une intoxication, intoxication qui ne peut avoir un effet véritable que lorsqu'elle a détruit son antidote qui est le glycogène hépatique et l'activité de la glande qui le met en action. Le temps employé à accomplir cette œuvre est ce que l'on peut appeler la période agonique. Elle peut être plus ou moins longue, plus ou moins rapide, mais, nous venons de le prouver de par l'expérimentation et la discussion, elle laissera toujours sa trace, par ce fait que nous retrouverons sur le cadavre un foie absolument mort et dépourvu des éléments propres de sa vitalité, glycogène ou glucose. Telles sont les propriétés et les transformations du glycogène dans un foie vivant.

Prenons un foie de cadavre et examinons maintenant ce qui se passe.

Voilà un lapin auquel nous injectons pendant deux jours 4 centimètres cubes de liqueur de Fowler sous la peau. Il meurt après avoir éprouvé tous les symptômes d'un empoisonnement par l'arsenic. Aussitôt après la mort, on prend le foie et on le plonge dans l'eau bouillante. La solution obtenue ne contient ni glycogène, ni glucose.

Que devient alors le glycogène emmagasiné dans le foie? Si nous le cherchons dans les autres organes, muscles, poumons, cerveau, intestins, nous ne le trouvons pas. Nous avons bien souvent fait cette expérience, les macérations de muscles, de poumons soigneusement examinées ont toujours donné des résultats négatifs sur l'animal comme sur l'homme.

Il est donc évident qu'il n'y a pas d'autres centres de concentration des produits hydrocarbonés que la glande hépatique et que l'organisme ne meurt dans son entier que lorsque tout le glucose présent dans les organes actifs a été comburé. C'est là la confirmation de nos idées relativement à l'agonie.

Prenons un second lapin et tuons-le brusquement d'un coup de poing sur la tête; après la mort, faisons subir à son foie la même préparation, nous obtenons alors une solution lactescente contenant en quantité du glycogène et du glucose.

Tel est le fait dans toute sa rigueur. Suivant l'époque à laquelle on examinera le foie immédiatement après la mort ou quelques heures après on trouvera des variations dans sa teneur en glucose. Cl. Bernard a bien montré par l'expérience du foie lavé à quoi tiennent ces variantes. Il nous suffit de les indiquer. Nous retiendrons seulement que quel que soit le moment où l'on procède à l'examen du foie les résultats brutaux sont *toujours* les mêmes et nous pourrons constamment en tirer les mêmes conclusions.

La putréfaction prolongée de la glande n'introduit même pas d'éléments perturbateurs capables de nous induire en erreur. C'est ainsi qu'à diverses reprises nous avons laissé putréfier à l'air libre des foies humains ou d'animaux. Un premier examen avait indiqué leur teneur en glycogène et en glucose. Huit jours, quinze jours, un mois après la mort, on retrouvait encore, en moins grande quantité il est vrai, du glycogène et du glucose. Mais la *réaction* était toujours positive.

Dans le cas que nous signalons, la portion de foie examinée avait été entourée d'un linge et abandonnée à elle-même. Les parties superficielles étaient desséchées et le centre était assez bien conservé. Lorsque la putréfaction est plus active, lorsque les germes peuvent facilement se développer dans le foie et donner lieu à la putréfaction gazeuse, on peut encore retrouver du glucose.

Dans un lambeau de glande hépatique extrait d'un tronçon de corps retiré du Rhône et dont le séjour dans l'eau avait été assez prolongé, nous avons retrouvé du glycogène et du glucose. Il s'agissait d'une affaire de dépeçage et en la circonstance la recherche avait toute son importance pour établir si on avait dépecé un corps mort ou encore vivant. Récemment, sur un cadavre dont la peau et les muscles étaient transformés en adipocire et qui avait séjourné environ deux ans dans la Saône, nous avons examiné à ce point de vue le foie : la docimasie a été négative.

D'après les expériences de Külz et de Colomb, la réaction n'a été négative que lorsque le tissu hépatique est complètement désorganisé par la putréfaction et tombe en déliquium. On ne peut donc pas donner de règles fixes, mais il faut savoir que même à l'état de putréfaction on peut demander à la recherche du glycogène la valeur que nous lui accordons.

Donc, dans le foie des cadavres, le glycogène subit des transformations, mais ces variations ne sont pas suffisantes pour détruire nos éléments d'appréciation.

Tout ce que nous venons de dire de l'animal s'applique absolument à l'homme. Cl. Bernard avait constaté que sur plusieurs suppliciés dont il put examiner le foie quelques heures après la mort, le parenchyme hépatique contenait en abondance des matières sucrées.

Les mêmes essais faits sur des foies de sujets morts de maladie lui ont au contraire montré que les matières sucrées étaient totalement absentes du parenchyme hépatique. Il y aurait, ajoute-t-il, des recherches à faire pour savoir si toutes les maladies qui se terminent par la mort font disparaître du foie les matières sucrées qui s'y trouvaient.

Ce sont ces recherches que nous allons maintenant indiquer.

En 1888, MM. Colrat et Fochier ont montré que les enfants mort-nés succombaient dans le sein de leur mère tantôt lentement, tantôt rapidement et ils se sont basés pour l'établir sur ce fait qu'on peut constater chez les mort-nés, tantôt l'absence, tantôt la présence du glucose dans le foie.

Un de nous dans le service de M. Colrat a continué ces recherches sur les foies des enfants ayant succombé à toute sorte d'affections, diarrhée, athrepsie, tuberculose, etc. La liste de ces observations serait fastidieuse à dresser. Le fait signalé tout à l'heure a toujours été nettement observé. Une agonie, quelque courte soit-elle, a pour résultat de faire disparaître de l'organisme le glycogène et le glucose, la glande hépatique en est totalement dépourvue.

En 1894, Colomb faisait au laboratoire de médecine légale sa thèse inaugurale sur ce sujet[1]. On y trouvera des observations curieuses dans lesquelles le dosage exact du glycogène et du glucose a été fait.

En 1897, nous indiquions dans un rapport succinct aux Congrès de médecine légale de Moscou et de Bruxelles[2] le résultat de nos expériences. Il nous reste aujourd'hui à les développer.

Ces expériences sont, à l'heure actuelle, nombreuses. Nous avons examiné tous les foies des cadavres autopsiés à la Morgue ou au laboratoire de médecine légale, un grand nombre des foies des cadavres autopsiés par nous dans les hôpitaux. Enfin, aux examens pratiques de médecine légale, les élèves ont eu à contrôler la méthode sur des foies provenant de l'amphithéâtre d'anatomie; nous ne parlons pas des recherches expérimentales faites sur les foies des animaux.

Nous n'avons jamais observé de faits contradictoires et pouvant aller à l'encontre de cette loi énoncée déjà à plusieurs reprises : *lorsqu'un organisme a succombé à la suite d'une maladie ou d'une intoxication amenant une agonie, le foie ne contient plus trace de matières sucrées. Après la mort subite ou violente on retrouve au contraire dans le foie et en abondance les matières sucrées.*

Comment doit-on pratiquer cette recherche du glycogène et du glucose dans le foie?

Tout d'abord nous avions pensé qu'un dosage exact des deux élé-

1. *La fonction glycogénique du foie dans ses rapports avec les expertises médico-légales.* Lyon, Storck.
2. Voir *Archives d'anthropologie criminelle*, p. 446, 1897.

ments était nécessaire pour avoir une preuve décisive. L'expérience nous a montré qu'il n'en était rien. Ce dosage est important pour les physiologistes. Il a été utile (voir thèse de Colomb) pour étudier l'influence de l'alimentation sur la glycogénie hépatique, mais nos observations ont démontré que pour l'épreuve de la docimasie hépatique il était suffisant d'établir la présence seule du glycogène et du glucose. La réaction que nous avons décrite est positive lorsqu'on trouve les deux substances dans le foie, elle n'est véritablement négative que lorsqu'on ne peut les déceler même à l'état de traces.

Ainsi entendue au point de vue pratique, elle a la valeur que l'on donne en clinique à la recherche de l'albumine dans l'urine. On dit qu'un malade a de l'albumine dans l'urine et sans doser exactement la quantité, on peut tirer des conclusions suffisantes de cette constatation pour établir un diagnostic.

Nous disons de même dans la pratique médico-légale : le médecin praticien n'aura pas besoin pour faire l'épreuve de la docimasie hépatique de longues recherches chimiques, la présence seule du glycogène et du glucose lui donnera un renseignement bien suffisant.

Voici le manuel opératoire suivi :

Nous prélevons dans une région quelconque du foie (on sait en effet que la substance sucrée est également répartie dans toutes les parties de la glande hépatique) un fragment de tissu pesant 100 grammes environ. On le coupe en morceaux très ténus dans une capsule de porcelaine, de façon à le transformer en une bouillie épaisse. On verse une masse d'eau à peu près double et le tout est porté à l'ébullition. On ajoute alors du noir animal en assez grande quantité pour décolorer aussi complètement que possible le liquide et absorber une grande quantité de substances albuminoïdes.

Le tout est jeté sur un filtre de papier Joseph placé dans un entonnoir. Le liquide de filtration ne doit pas être coloré. Si la quantité de noir animal ajouté n'a pas été suffisante, le liquide est de coloration jaunâtre. Dans ces conditions, il faut décolorer à nouveau, jusqu'à disparition de la couleur jaunâtre.

Le produit de la filtration, ces précautions prises, présente alors deux aspects : ou bien il est clair, limpide comme de l'eau, ou bien il a un aspect opalin, lactescent.

Dans le premier cas nous avons déjà *a priori* une présomption pour supposer que la réaction va être négative; en effet, le glycogène en solution dans l'eau donne à la liqueur un aspect lactescent. Ce seul aspect permet de dire que l'on a affaire à une solution de glycogène, et pour s'en convaincre, en ajoutant un peu d'iodure de potassium ioduré on obtiendra une coloration rouge acajou disparaissant par la chaleur et reparaissant par le refroidissement; le chlorure de sodium rend la réaction plus apparente.

Si le liquide est opalescent, c'est que le foie dont il provient contenait du glycogène. A plus forte raison doit-il contenir du glucose comprenant le glucose normalement formé sur le vivant, et celui provenant de la transformation *post mortem* d'une partie du glycogène en glucose (expérience du foie lavé): la liqueur de Fehling va nous en fournir la preuve. On prend de cette liqueur préalablement vérifiée : elle est portée à l'ébullition et on fait agir un volume égal de la solution obtenue, il se produit s'il y a du glucose un précipité rouge d'oxydule de cuivre.

Voilà donc les deux termes de la réaction :

1° Le liquide est opalescent, il contient du glycogène;

2° Il précipite la liqueur de Fehling, il contient du glucose. Dans ces conditions la réaction est complète, nous disons que la docimasie est positive.

Si le liquide est clair, il ne contient pas de glycogène. Il ne précipite pas la liqueur de Fehling, alors la réaction n'existe pas, la docimasie est négative.

Reste une troisième éventualité. Le liquide est limpide et ne contient pas de glycogène, cependant par la liqueur de Fehling nous obtenons un précipité. Il contient du glucose.

Ce résultat est facile à interpréter. Il est fourni assez fréquemment dans les cas d'hémorragie cérébrale, de méningite tuberculeuse ou par les tuberculeux qui au milieu d'une lente agonie meurent brusquement d'un pneumothorax suffocant ou d'une asphyxie à la suite de l'envahissement de la trachée par le pus des cavernes. Dans ces conditions, on le comprend, les faibles résidus du glycogène qui restent dans le foie sont transformés sur le cadavre en glucose, et alors nous ne trouvons plus de glycogène, mais des traces de glucose.

Nous pouvons donc affirmer dans ces cas qu'il y a eu agonie, mais que cette agonie a été entravée à un moment donné par un accident amenant brutalement la mort. Au point de vue médico-légal, la réaction ainsi modifiée est encore une docimasie positive. Nous verrons tout à l'heure les conclusions qu'il nous sera permis d'en tirer.

Ce procédé très simple est tout à fait suffisant en médecine légale. Il est à la portée de tous et ne demande ni des connaissances chimiques spéciales ni un arsenal compliqué.

Il est aussi facile pour un médecin de faire cette recherche que d'analyser, comme il a l'habitude de le faire, les urines d'un malade.

Nous le répétons, le dosage exact du glycogène et du glucose n'est pas au point de vue médico-légal absolument nécessaire. Nous pouvons même ajouter que les chiffres obtenus ne seraient pas comparables et qu'il serait impossible de fixer une norme. Le glycogène peut varier de 2 à 5 pour 100 jusqu'à 5 et 6 pour 100. Ces variations sont commandées d'abord par le temps qui s'est écoulé entre le moment de la mort et l'époque de l'autopsie, et ensuite d'après l'état de digestion ou d'inanition dans lequel se trouvait le sujet au moment de la mort, enfin par les conditions pathologiques qu'il peut présenter. Un ictère peut diminuer le taux des matières sucrées. Un diabète peut les augmenter.

Nous devons ajouter les variations que font subir à la fonction glycogénique la chaleur et le froid. Ce sont des faits bien connus depuis les travaux de Claude Bernard.

Pour toutes ces raisons des chiffres exacts sont inutiles. Il suffit de constater comme nous le disions précédemment que la réaction est positive ou négative. A ce point de vue général toutes les causes d'erreur que nous énumérions tout à l'heure ne sont plus susceptibles de nous tromper.

Les applications médico-légales de la méthode que nous venons d'établir sont multiples. Il nous serait impossible de les envisager toutes. Ce sera à l'expert de se rendre compte de tout le profit qu'il peut tirer de cette recherche suivant les circonstances dans lesquelles il aura à l'employer. Il est de règle en médecine légale que les arguments ont une valeur d'autant plus grande qu'ils sont appuyés sur une série de faits qui pris isolément peuvent paraître insignifiants, mais qui au contraire corroborés les uns par les autres arrivent à former une preuve. La docimasie hépatique est un de ces faits. Sa valeur sera d'autant plus appréciable pour arriver à une démonstration qu'elle sera étayée par une série de constatations complémentaires. Il est donc utile de montrer par quelques exemples ses applications les plus curieuses.

La docimasie hépatique est aussi bien applicable au fœtus qu'au nouveau-né, à l'enfant et à l'adulte. Un des diagnostics les plus délicats qui soit à faire est celui de la cause de la mort d'un fœtus trouvé sur la voie publique et que l'on apporte au médecin sans lui fournir aucun renseignement. Est-il mort brusquement pendant le travail, pendant une intervention lors de l'accouchement? A-t-il succombé lentement aux suites d'une maladie de la mère retentissant sur les organes du fœtus (syphilis)?

Un fœtus porté par une mère urémique vint au monde mort-né, on

avait perçu les battements du cœur quelques heures avant l'accouchement. Le placenta portait des lésions caractéristiques. L'examen du
foie montra que la docimasie hépatique était absolument négative. La
question aurait été difficile à résoudre si nous n'avions trouvé dans la
recherche du glucose un élément d'appréciation aussi certain.

Chez un fœtus qui n'a pas respiré et qui est né viable, la docimasie
hépatique peut donc nous éclairer sur cette question si importante : la
mort a-t-elle été brusque, a-t-on le droit de suspecter des manœuvres
criminelles ou au contraire a-t-elle été lente, c'est-à-dire le résultat
d'une maladie de la mère communiquée au produit de conception?

Même conclusion tout aussi probante en ce qui regarde l'enfant. La
mort subite chez les jeunes enfants n'est pas rare au cours des
pyrexies, telles que la rougeole, la scarlatine. L'examen des organes
internes démontre qu'il y a un peu de congestion bronchique. L'exan-
thème a disparu, et comment sans renseignement faire le diagnostic de
la cause de la mort?

En voici un exemple. Il y a quelques années deux médecins du
Cantal envoyaient au laboratoire de médecine légale de Lyon les organes de deux enfants qu'ils avaient autopsiés sur la demande du parquet. Ces deux enfants avaient succombé brusquement dans la nuit
au domicile de leurs parents. La mère racontait que « depuis plusieurs
jours ils étaient un peu fatigués », mais elle n'avait pas fait venir de
médecin.

Poussé par l'opinion publique qui croyait que les enfants avaient été
asphyxiés, le parquet dut faire une enquête et nomma des experts. Nos
deux confrères trouvèrent un peu de congestion pulmonaire, et devant
l'insuffisance de ces constatations se déclarèrent incompétents. C'est
dans ces circonstances que nous eûmes à intervenir. Notre attention fut tout d'abord frappée par ce fait qu'on signalait une
épidémie de rougeole assez grave dans la localité. Les organes
thoraciques étaient dans un tel état de putréfaction que nous ne pou-
vions nous prononcer. Toutes nos recherches portèrent sur le foie.
La docimasie hépatique fut absolument négative et nous pûmes
conclure qu'en l'absence de toutes traces de violence, la cause la plus
probable de la mort de ces deux enfants devait être rattachée à l'existence de cette épidémie de rougeole dont nous avons parlé. Nous avons
montré en même temps que la mort rapide n'était pas exceptionnelle
dans ces circonstances.

Passons à l'adulte. Nous pouvons considérer trois cas : ou bien
la mort est survenue brusquement à la suite d'un accident ou d'un

suicide, submersion, pendaison, suffocation, strangulation, coup de feu, écrasement, blessures par armes blanches, précipitation.

La docimasie hépatique est *toujours* positive.

Ou bien une maladie a été la cause directe de la mort, la docimasie est alors négative. Il y a des cas cependant où l'épreuve est incomplète. Il n'y a plus de glycogène, mais on trouve par la liqueur de Fehling du glucose. C'est un fait assez fréquent chez les tuberculeux. Nous savons que dans les maladies fébriles, il y a diminution assez notable de la glycogénie hépatique, de sorte qu'il suffit d'une agonie relativement courte pour épuiser les réserves du foie. La mort au cours des pyrexies peut survenir brusquement. On n'est pas encore bien fixé sur la pathogénie de la mort subite chez les typhiques ou chez les tuberculeux. Dans ces cas la docimasie est positive, mais elle se traduit encore par une de ces réactions incomplètes que nous avons décrites précédemment. Le glycogène a disparu en grande partie et les dernières réserves du foie vivant sont transformées en glucose sur le cadavre. Nous avons eu à observer dernièrement un cas de mort subite au cours d'une fièvre typhoïde; le glycogène faisait totalement défaut, mais nous avons trouvé du glucose en assez grande abondance.

La tuberculose, Claude Bernard l'avait déjà montré, ne contrarie pas trop la glycogenèse hépatique. Surtout, ajouterons-nous, dans ses formes apyrétiques. Chez les tuberculeux fébriles la dégénérescence graisseuse du foie existe comme dans toutes les maladies hyperpyrétiques. Ces malades ne succombent pas toujours du fait de la cachexie ou de l'intoxication due à l'évolution du bacille. Il peut survenir des accidents mécaniques qui, comme nous l'avons dit plus haut, viennent abréger leur longue agonie.

Là encore, nous ne trouvons pas une exception à la loi que nous admettons comme démontrée. C'est au contraire une confirmation des données que nous avons exposées au début de ce travail. L'organisme était en train d'épuiser ses réserves au moment où une cause mécanique est venue brutalement suspendre la vie.

Et dès lors cette constatation va être pour le médecin expert un véritable point de repère dans les cas où il trouvera sur un cadavre la coexistence de lésions morbides et de lésions traumatiques pouvant les unes et les autres avoir entraîné la mort. Ces hésitations à rattacher la cause de la mort à la maladie ou au traumatisme seront tranchées par la docimasie hépatique. Voici quelques exemples typiques.

Un individu de trente ans reçoit dans l'abdomen un coup de couteau; il est amené immédiatement à l'Hôtel-Dieu et meurt au bout de trois jours. L'autopsie dénota une blessure de l'épigastrique avec hémorragie abondante dans la cavité péritonéale; des signes de péritonite récente. Le juge d'instruction demandait si la mort était le fait de l'hémorragie ou de la maladie survenue consécutivement. L'examen du foie dénota une quantité assez considérable de glucose : 2, 5 pour 100. La mort était donc le fait de l'hémorragie et non pas de la maladie qui n'était qu'au début.

Une femme fut trouvée un matin morte dans son lit. La réputation du mari n'était pas parfaite, cependant cette femme était malade depuis quelques jours et soignée par un médecin pour une congestion pulmonaire. L'autopsie fut pratiquée : on trouva une pneumonie en pleine évolution et une rupture de la rate avec hémorragie abdominale. La recherche du glucose fut des plus positives ; cette femme avait donc succombé non pas à la maladie, mais à l'accident survenu et dont il s'agissait d'établir la pathogénie.

Il y a quelques jours nous avons autopsié à la Morgue un cadavre ne portant extérieurement aucune trace de violences. L'aspect était très cachectique et à la levée de corps, on pouvait supposer une mort subite consécutive à une affection organique (cancer par exemple). L'autopsie démontra des ruptures du foie, de la rate, de la crosse aortique au niveau d'une plaque athéromateuse et une dislocation de la colonne vertébrale, en même temps que des lésions très apparentes du système cardio-vasculaire et des reins. L'enquête montra que cet individu, malade depuis longtemps, avait depuis peu des accidents pulmonaires, et qu'il était tombé ou s'était jeté par une fenêtre du deuxième étage. La docimasie hépatique a été positive en partie et a montré la combinaison de l'élément morbide et de l'élément traumatique.

Nous citerons un dernier exemple. Un individu est autopsié à la Morgue. Il présentait des traces de péritonite généralisée et une hernie étranglée, en même temps on notait du côté des poumons des signes assez nets de submersion. L'examen du foie démontra une abondante provision de glucose. Nous n'hésitâmes pas à conclure à la mort par submersion, éliminant l'action de la maladie constatée. L'enquête démontra que cet individu s'était enfui d'un hôpital où on voulait l'opérer d'urgence pour sa hernie étranglée et était allé se jeter dans le Rhône.

Nous attachons donc la plus grande valeur à cette réaction partielle dont nous venons de parler. Elle indique nettement à l'expert que la vie n'a pas été brusquement supprimée, qu'il y a concours de l'élément traumatisme et de l'élément maladie; elle montre auquel des deux on doit accorder la prédominance.

Ce fait a aussi une grande importance dans la mort qui survient à la suite *d'un coma plus ou moins prolongé*. Les individus atteints de méningite tuberculeuse restent parfois dans le coma pendant plusieurs heures. Ils présentent des phénomènes bulbaires, des crises épileptiformes, et brusquement une syncope d'origine bulbaire vient suspendre la vie. La réaction dans ces cas est incomplète. Pendant le coma les réserves de glycogène n'ont pas été totalement épuisées, et la mort ayant été amenée par un choc bulbaire causé par la production exagérée du liquide céphalo-rachidien, l'agonie n'a pas été complète, il y a eu comme une sorte de mort violente d'origine interne, nous retrouvons du glucose dans le foie.

Le même phénomène se passe dans le *coma des épileptiques*, dans le coma consécutif aux traumatismes du crâne, aux hémorragies cérébrales, et nous avons pu faire dans ces conditions des constatations identiques. Ce ne sont pas là des exceptions, ce sont des faits qui demandent une interprétation et viennent confirmer les données physiologiques précédemment exposées.

Il peut être intéressant de se rendre compte dans les cas dénommés en médecine légale *mort subite* s'il y a eu agonie. Nous savons en effet que mort subite n'est pas toujours synonyme de mort brusque, et si le fait est incontestable dans les hémorragies cérébrales, dans les ruptures d'anévrisme (accidents relativement rares), il n'en est pas de même lorsque la cause relève d'une lésion du rein, du cœur, de l'estomac, du poumon, etc. C'est là le point faible, le lieu de moindre résistance : son insuffisance peut amener brusquement des accidents graves retentissant sur les autres viscères et déterminer à brève échéance une mort dite subite.

Si dans certains de ces cas le déclenchement organique a été assez rapide, la docimasie hépatique est positive, il n'y a pas eu agonie. Un homme de cinquante ans fut trouvé mort sur la voie publique, ses poches avaient été retournées. Il ne portait aucune trace de violences. L'autopsie permit de constater, en même temps que de l'artério-sclérose généralisée avec altération manifeste des reins, un estomac distendu par une grande quantité d'aliments. A la suite d'un repas copieux, la difficulté de la digestion suffit à amener dans un organisme frappé de déchéance une mort brusque. Le foie contenait du glycogène et du glucose.

Les accidents peuvent être moins foudroyants et une agonie de quelques heures suffit chez les gens en puissance de maladie à détruire le glycogène et le glucose du foie. Nous citerons comme exemple ces faits de congestion aiguë du poumon survenant chez les brightiques, chez les alcooliques.

Un vieillard atteint d'artério-sclérose fut pris brusquement d'un œdème aigu du poumon. Il mourut au bout de huit heures. A l'autopsie nous pûmes constater de l'œdème aigu du poumon. La docimasie hépatique fut négative.

Nous rappellerons aussi l'observation VI de la thèse de Colomb. Il s'agit d'un homme de soixante-quatre ans, mort dans la rue, atteint de congestion pulmonaire intense. La docimasie hépatique était absolument négative.

Il en est de même dans la mort par le *froid*. Elle peut survenir brusquement ou être précédée d'une agonie. La docimasie hépatique permettra de fixer exactement cette particularité (expérience de Cl. Bernard).

Si le corps au moment de la mort a été porté à une *température élevée* (incendie, insolation), on trouve dans le foie du glycogène et du glucose. Les constatations des physiologistes nous ont appris que si le froid ralentit la fonction glycogénique, la chaleur produit un effet inverse. Une douce chaleur favorise la fonction, l'exagère même.

Nous avons déjà cité les cas de *dépeçage* dans lesquels la docimasie hépatique nous a été d'un véritable secours. Nous n'y reviendrons pas.

Dans les *questions de survie*, la docimasie hépatique sera d'application courante. Dans un accident de mine par exemple, où plusieurs individus ont été ensevelis sous un éboulement, on peut demander aux médecins de déterminer si la mort de l'une des victimes a précédé ou suivi celle d'une autre qui lui était parente ou alliée. La docimasie hépatique montrera s'il y a eu agonie ou mort brusque et permettra quelquefois de répondre d'une façon précise aux questions posées.

S'il y a eu *inanition*, on se rappellera que le foie est l'organe producteur du glucose dont les muscles ont besoin pour fournir les trois quarts de la chaleur totale. « Il y a plus de quarante ans que M. Chauveau a expérimentalement démontré que le refroidissement mortel ne survient chez les inanitiés qu'à l'instant précis où le foie cesse de livrer du glucose et d'alimenter le glycogène musculaire. Pas de glucose, pas de travail intérieur dans les muscles, pas de production de chaleur, refroidissement et mort. Il est peu de faits aussi clairs et aussi propres à établir que le glucose est l'aliment indispensable de la vie des muscles[1]. »

Nous avons développé dans les premières pages de ce mémoire la question relative aux *empoisonnements* et nous avons montré que la

1. Énergétique musculaire, par Laulanié (*Encyclopédie Léauté*, p. 84).

docimasie hépatique permettait de différencier les empoisonnements lents des empoisonnements foudroyants.

Restent les *diabétiques*. Sur ce point nous n'avons pas d'expériences personnelles qui nous permettent de conclure nettement.

Nous avons eu l'occasion d'examiner un foie de diabétique ayant succombé à une hémorragie cérébrale. La réaction était incomplète, nous avons trouvé du glucose et pas de glycogène. Le même fait s'observe comme nous l'avons dit chez les sujets non diabétiques.

Colomb cite dans sa thèse un cas de Külz (*Archives de Pfluger*, XXIV, p. 57), dans lequel la présence du glycogène a été décelée douze heures après la mort dans le foie d'un diabétique à forme grave. Le malade était demeuré vingt-huit-heures à l'agonie et avait pris sa dernière nourriture azotée six heures avant le début de cette agonie, soit en tout trente-quatre heures avant la mort.

D'où la conclusion de Külz que même dans un diabète au dernier point il se forme encore du glycogène dans le foie.

Voilà le seul fait qui soit à notre connaissance et la cause de la mort nous étant inconnue, il est difficile de nous prononcer sur sa valeur.

La pathologie nous apprend cependant que les maladies fébriles font disparaitre momentanément la glycosurie chez les diabétiques.

Cl. Bernard a cité l'observation d'un diabétique atteint ensuite de cirrhose atrophique; à mesure que la cirrhose se développait, le sucre disparaissait de l'urine [1]. « Pour être diabétique, dit Cl. Bernard, il faut n'avoir pas d'autre maladie, il faut se bien porter. La nutrition n'est pas arrêtée dans le diabète, elle est exagérée. »

Il nous est donc permis de supposer, sans pouvoir trancher cette question d'une façon définitive, que la docimasie hépatique doit permettre aussi de reconnaître si un diabétique a succombé à une maladie précédée d'agonie ou à une mort subite. Des observations nombreuses sont absolument utiles pour nous éclairer définitivement sur ce point. Une autre lacune à signaler est la recherche de la docimasie hépatique chez les individus qui succombent à une *intoxication aiguë par l'alcool*,

Nous arrivons donc à cette conclusion posée déjà par Cl. Bernard dans ses admirables travaux : « Si l'on trouve un foie dépourvu de

---

1. Rappelons que si dans la cirrhose hypertrophique il y a intégrité de la cellule hépatique, il n'en est pas ainsi dans la cirrhose atrophique. De même, dans les complications du diabète, s'il y a albuminurie prédominante avec altérations du rein, le sucre disparait dans les urines, ainsi que l'ont montré MM. J. Teissier, Sallès.

sucre, on peut affirmer qu'il provient d'un homme ou d'un animal malade. »

Nous avons montré tout le parti que pouvait tirer le médecin expert, pour sa pratique, des recherches des physiologistes. Nous ajouterons en terminant qu'il serait utile *en hygiène publique* de faire entrer en ligne de compte cet élément d'appréciation, la docimasie hépatique, pour établir la valeur des viandes livrées à la consommation. C'est un signe précieux de l'état de santé des animaux au moment de leur mort et nous proposons de rejeter absolument de l'alimentation les viandes des animaux dans le foie desquels on ne trouvera ni glycogène ni glucose.

En résumé, la docimasie hépatique a de nombreuses applications médico-légales, ainsi que nous venons de le faire voir. Il y a peu de questions de médecine légale dans lesquelles elle n'intervienne pour prouver ou contrôler un diagnostic.

C'est plus qu'un procédé, et si ce n'est pas une méthode, c'est au moins l'indication très nette de l'importance des recherches thanato-logiques. Le clinicien absorbé par la marche des symptômes, l'anato-mo-pathologiste en quête de lésions, se continent trop souvent dans le champ de leurs investigations ordinaires. Sans doute et ordinairement la table d'autopsie contrôle le diagnostic porté au lit du malade. Mais ce n'est pas tout, et il est un terrain de la science qui n'a pas encore été suffisamment labouré. C'est celui de la mort ou des phénomènes qui se produisent sur les cadavres.

De même que les résidus d'un foyer peuvent renseigner sur la quantité et la nature des combustibles employés, de même l'étude des modifications qui surviennent dans les organes ou les tissus peut nous révéler certains points obscurs de la vie.

Si, comme on le dit, la morale des loups peut éclairer sur celle des hommes, il est vrai d'avancer que la thanatologie peut nous faire comprendre certains points inexpliqués de la biologie.

DISCUSSION

M. LAUGIER demande si la putréfaction du foie ne nuit pas à la netteté de la réaction?

M. le professeur OTTOLENGHI, de Sienne, dit que des observations ont été faites dans le laboratoire de Sienne et de Bologne après les études de MM. Lacassagne et Martin. Elles ont été confirmatives dans les expériences faites sur les animaux, mais pas toujours dans les recherches faites sur les cadavres de personnes décédées dans les hôpitaux.

M. Étienne MARTIN répond à M. Laugier que la putréfaction n'arrive à faire disparaître le sucre dans le tissu hépatique que lentement. On a pu retrouver du glycogène et du glucose dans le foie des noyés après de longs mois de submersion.

La remarque faite par M. Ottolenghi n'est pas surprenante : l'expérience de laboratoire permet de suivre très exactement la disparition du glycogène et du glucose suivant les différents facteurs qui ont entraîné la mort. A l'hôpital, des accidents que nous ignorons viennent entraver l'agonie, en abréger le cours (dyspnée, suffocation d'origine toxique). Le foie alors contient des traces de glycogène qui se transforment en glucose après la mort.

Ces cas font partie de ces réactions intermédiaires que nous avons signalées entre une docimasie franchement positive et une docimasie négative. Il suffit de savoir les interpréter.

LES NOUVELLES POUDRES PYROXYLÉES FRANÇAISES
ET LEURS EFFETS SUR LA PEAU ET LES VÊTEMENTS
par le docteur L. THOINOT.

Au début de cette communication, j'ai le devoir de dire tout ce que je dois à M. Vieille, le directeur du laboratoire des poudres et salpêtres de la guerre, dont le nom est si connu et le savoir si hautement apprécié dans notre pays. Il a mis à ma disposition tous les matériaux nécessaires à mon étude, il a dirigé mes expériences et si ce travail peut avoir quelque intérêt, le mérite lui en revient certainement.

Les poudres pyroxylées n'ont guère encore occupé le médecin expert en France, et toutes les plaies d'armes à feu que nous rencontrons dans la pratique des expertises criminelles résultent de projectiles lancés par la poudre noire. Il est certain néanmoins qu'un jour viendra prochainement où les poudres pyroxylées dont l'usage se répand de plus en plus se présenteront à nous : il faut donc aujourd'hui connaître leurs effets sur la peau et les vêtements, c'est-à-dire leurs effets médico-légaux.

Notre ami et collègue Descoust a inspiré déjà une bonne thèse sur ce sujet (*Revolver et Nouvelles Poudres*) à son élève M. Chatellier. Les résultats trouvés par M. Chatellier sont exacts.

M. Gosse, de Genève, a publié une intéressante étude avec planches fort instructives sur la *poudre blanche* utilisée en Suisse. Cette poudre ne figure pas, il est vrai, parmi nos poudres pyroxylées et ceci montre quel intérêt aurait une étude médico-légale poursuivie méthodiquement dans chaque pays avec les poudres nouvelles qui y sont en usage.

Ma communication n'aura rien de didactique : elle sera surtout une présentation de pièces (photographies, cartons de tir, étoffes) qui parleront d'elles-mêmes à vos yeux. Un mot d'abord des poudres employées.

Ce sont, avec le revolver — outre la poudre noire qui a servi de témoin — les poudres S^2, T^5 et Mauser.

Le revolver était un modèle 1892, calibre 8 millimètres, la balle pesait 5 gr. 4 ; les vitesses du projectile étaient $S^2 = 503^m$ — $T^5 = 527$ — Mauser $= 559$.

Les poudres employées avec le fusil de chasse calibre 15 *tirant à plomb* ont été S^2, T^2 et M. La vitesse moyenne a été de 260 mètres.

Je vous présente ces diverses poudres qui ont, vous le voyez, un aspect très caractéristique. Les différences de numéro d'une même poudre correspondant aux différences de grosseur des grains.

Partant des effets bien connus de la poudre noire comme point de base et de comparaison, je vais vous résumer en deux mots mes résultats :

Les poudres pyroxylées produisent sur la peau un *tatouage* comme la poudre noire et la *forme générale* et les *dimensions* du tatouage avec ces poudres sont soumises aux mêmes règles qu'avec la poudre noire : *massif* et *serré* dans le tir à bout portant, le tatouage s'agrandit et se dissémine à mesure que le tir se fait à plus grande distance. Il disparaît dans le tir à un mètre avec les armes employées par nous, armes naturellement bien réglées et à effets toujours comparables.

Mais ces tatouages de poudres pyroxylées présentent sur la peau et les vêtements des caractères particuliers qui vont les distinguer nettement d'une façon générale des tatouages de la poudre noire, et même établir une distinction entre les diverses poudres pyroxylées.

Ces caractères sont :

La couleur spéciale du tatouage, bien différente de celle de la poudre noire et en outre spéciale pour chaque espèce de poudre pyroxylée ;

L'incrustation des grains de poudre ;

Les lésions dues à la bourre.

La *couleur*, vous la voyez nettement sur ces cartons, ces morceaux de peau dite de chamois et de toile claire. Les vêtements foncés ne donnent aucun résultat, témoin ce morceau de tunique noire de gardien de la paix.

Rien n'est plus net que la couleur *verte* de la poudre I (poudre bichromatée), que la couleur *grisâtre* de la poudre S². toutes couleurs nettement différentes de celle de la poudre noire.

Les incrustations des grains de poudre sont également un caractère précieux : elles donnent parfois un aspect tout à fait particulier. Les grains des poudres pyroxylées, beaucoup plus durs que ceux de la poudre noire, font sur la peau une saillie nette aussi sensible au toucher qu'à la vue.

Tel est le caractère général ; le caractère spécial est donné par la couleur verte avec la poudre J, avec la poudre S, etc.... Inutile d'insister sur cette description ; la vue des pièces vous renseigne suffisamment.

Sur quelques-uns de mes cartons vous voyez nettement la trace de la *bourre*, ou la bourre *elle-même*. Le phénomène est fréquent. Les cartouches des poudres pyroxylées sont munies de bourres spéciales : ordinairement une bourre grasse et une bourre sèche ; la bourre, grâce à la vitesse beaucoup plus grande qu'avec la poudre noire, forme facilement projectile, au moins à faible distance. La bourre fixée sur le tatouage pourra donc fournir à l'examen un caractère précieux.

Les résultats que je vous présente sont des résultats schématiques : ils ont été obtenus sur la peau de cadavres *éviscérés*, sur des morceaux de peau détachés et sur des cartons.

Or, il y a lieu d'attirer votre attention sur un phénomène constant dans les effets des poudres pyroxylées, lorsqu'on tire dans les conditions se rapprochant de la réalité, au moins dans les cas où je me suis placé, c'est-à-dire tirant avec de bonnes armes : ce sont les *délabrements* énormes produits sur le sujet, délabrements que M. Vieille m'avait signalés et qui changent singulièrement l'aspect schématique que je vous ai présenté. Voyez cette photographie. Nous avons tiré à courte distance un fusil de chasse à plomb et à poudre pyroxylée sur la cuisse d'un cadavre. Vous remarquez que la plaie produite est infiniment plus large que les plaies schématiques que je vous ai montrées jusqu'ici, et que, d'autre part, les parties sous-jacentes (muscles) ont fait hernie par cette plaie, venant se projeter en lambeaux au dehors, élargissant la plaie et lui faisant prendre les caractères de précision (ouverture nette, tatouage caractéristique) que je vous avais indiqués. Il faudra donc dans la réalité tenir compte de ces délabrements, presque fatals à très courte distance, étant donnée la vitesse que ces poudres donnent au tir, et partant la puissance de son action.

M. Sutherland (Édimbourg) donne lecture de son rapport sur « la responsabilité des alcoolisés auteurs de crimes ».

La conclusion est la suivante : Scientifiquement comprise, l'intoxication alcoolique exclut toute idée d'intention et de préméditation criminelle.

L'alcoolisé auteur d'un crime, s'il peut dans quelques cas être pleinement responsable de son intoxication, ne l'est pas dans d'autres : dans l'une ou l'autre hypothèse, il n'est pas responsable du crime qui en a été la conséquence, ou, s'il est responsable, il ne l'est que partiellement.

M. Motet. — La question traitée par M. Sutherland est une des plus importantes. La responsabilité des alcoolisés est très difficile à établir. Sur certains points, je suis d'accord avec M. Sutherland, mais je crois que l'étude physiologique et psychologique de l'individu alcoolisé peut permettre à l'expert des distinctions parmi les états d'ivresse et ce sont ces distinctions qui permettront d'établir les conditions de la responsabilité.

L'ivresse peut être légère, complète ou absolue. Elle peut être simple ou compliquée, pathologique.

Il faut donc envisager ces deux cas.

L'ivresse simple volontaire doit être punie. L'article 64 du Code pénal ne couvre pas l'ivresse, la Cour de cassation a dit : « L'ivresse est un fait volontaire et répréhensible ».

L'ivresse simple peut laisser à l'individu toute sa responsabilité. L'ivrogne est passible d'une peine pour un délit qu'il a volontairement cherché.

Tout autre est l'état d'ivresse pathologique. Les individus à organisation cérébrale défectueuse ont une véritable susceptibilité alcoolique. L'alcoolisme chronique crée des lésions cérébrales définitives.

L'expert peut, par l'étude approfondie du sujet qu'il examine, établir la réalité de ces tares héréditaires ou acquises et montrer que dans ces cas la responsabilité est nulle ou très limitée.

À côté de ces cas bien délimités, il faut citer l'alcoolisation accidentelle qui peut amener un individu à des actes répréhensibles. Un jeune homme, en mettant du vin en bouteille, fut grisé par les émanations alcooliques. En sortant de la cave, il fut pris d'un véritable délire et frappa la première personne qui l'approcha.

Les circonstances du fait bien établies, l'expert put facilement démontrer qu'il était irresponsable.

Certains individus connaissant l'action des boissons alcooliques sur leur système nerveux boivent pour se donner l'appoint de détermination nécessaire pour le crime.

Un jeune homme qui était très jaloux de sa maîtresse résolut de la tuer. Pour se donner le courage d'accomplir son dessein, il but de l'absinthe et tua sa maîtresse à coups de tiers-point.

Chaque cas présente donc ses particularités dont l'expert doit tenir compte.

En résumé et comme conclusions, nous croyons pouvoir dire que la responsabilité est nulle toutes les fois que le crime ou le délit appartient à la période *délirante* aiguë ou subaiguë d'un accès d'alcoolisme.

La responsabilité est nulle encore lorsque le crime a été commis par un homme atteint d'alcoolisme chronique, chez lequel des lésions cérébrales définitives ont compromis l'intégrité de l'organe et déterminé le trouble de la fonction.

La responsabilité peut être atténuée chez les individus faibles d'intelligence, chez lesquels la tolérance pour les boissons alcooliques est diminuée par les conditions d'infériorité de leur organisation cérébrale. Elle ne saurait disparaître tout entière, surtout lorsque ces individus savent qu'ils ne peuvent pas boire sans danger pour eux-mêmes.

La responsabilité peut être atténuée encore lorsqu'il est démontré que l'individu a été involontairement surpris par l'ivresse.

Elle existe tout entière :

Dans les cas d'ivresse simple qu'il était au pouvoir du délinquant d'éviter ;

Lorsque l'excitation alcoolique a été recherchée pour se donner l'entraînement à commettre un crime ou un délit.

MM. Whyat Johnson et G. Villeneuve, de Montréal, donnent des renseignements sur l'enseignement de la médecine légale dans la province de Québec.

Ils ont créé un service médico-légal dans un hôpital public où ils enseignent la pratique des expertises civiles. Examen de blessés, de victimes d'attentats, des aliénés.

La création de diplômes et certificats spéciaux pour les experts a été reconnue nécessaire par les universités.

LA CHIRURGIE DES CHEMINS DE FER EN AMÉRIQUE
par M. CLARK BELL, L. L. D.,

Président du Congrès médico-légal international de New York de 1889,

Président de la Société médico-légale de New York,

Délégué officiel du gouvernement des États-Unis au Congrès médico-légal international.

La découverte la plus importante du xixᵉ siècle est, sans contredit, celle de la vapeur comme pouvoir moteur.

Sans rien ôter à l'énorme valeur de la vapeur dans la navigation maritime, le résultat de sa découverte en a été la locomotive et le chemin de fer qui sont devenus le facteur le plus important dans le développement et l'accroissement d'une grande nation dans un pays nouveau comme l'Amérique.

C'est vers la fin du premier tiers du siècle que notre premier chemin de fer a été construit en 1829, mais ce n'est qu'après 1832 et 1833 que la diligence et le paquebot des rivières ont fait place au cheval de fer. Aujourd'hui, dans les États-Unis d'Amérique, il y a près de 200 000 milles de lignes de chemin de fer achevées en complète exploitation[1], ce qui, ajouté à celles du Canada et du Mexique, ferait

1. Le 31 décembre 1898, il y avait aux États-Unis d'Amérique 186 800 milles de lignes de chemins de fer en complète exploitation.

que les chemins de fer de l'Amérique du Nord dépasseraient de beaucoup en longueur ceux du reste du globe.

Aux États-Unis il y a plus de 874 588 hommes employés à leur administration et à leur exploitation, toute une armée de gens habiles parfaitement organisés et équipés pour mener à bien cet effort de l'esprit humain[1].

L'expérience des deux tiers du siècle depuis leur introduction les a fait grandir, prendre leurs énormes proportions présentes et devenir le plus important facteur dans la civilisation, le développement et le progrès du continent américain.

C'est le mode universel de transport d'un endroit à un autre, et il y a très peu de personnes vivant en Amérique, qui ne voyagent pas en chemin de fer.

Comme une de ses conséquences, il a ouvert un nouveau champ à la chirurgie que l'on appelle en Amérique « chirurgie des chemins de fer » (Railway Surgery).

Nécessairement, il est apparu un nouveau genre de blessures, inconnues en chirurgie avant son apparition et auxquelles sont exposées deux classes d'individus :

1° Les employés;

2° Les voyageurs.

Les accidents de chemin de fer sont inévitables, et, quoique la prudence, les précautions et les moyens préventifs réduisent de beaucoup leur nombre et leur gravité, il n'y a pas de précaution humaine qui puisse les prévenir.

Ces accidents ont pour résultat des procès contre les compagnies de chemins de fer faits par les blessés en vue d'une compensation, portés devant les tribunaux judiciaires et classés comme « recours en dommages-intérêts contre les chemins de fer » ; et la raison pour laquelle ce genre de litige est devenu si important est le grand développement des chemins de fer et celui presque incroyable du trafic.

Tout chemin de fer américain souffre par suite des accidents. Il faut soutenir ces procès, et c'est un problème pour l'administration des chemins de fer de faire face à ces exigences le mieux possible.

Réduire à leur minimum les accidents de chemins de fer et les dommages-intérêts à payer pour la perte de la vie ou d'un membre, est un des plus grands problèmes économiques pour l'administration des chemins de fer. De tous les grands systèmes de chemins de fer du

1. Le 50 juin 1899, les Compagnies de chemins de fer en Amérique employaient 874 588 personnes : 4956 fonctionnaires supérieurs, 5925 autres fonctionnaires et le reste, c'est-à-dire 865 677 agents, employés et ouvriers.

continent américain, ceux qui ont réussi à résoudre le problème le mieux possible au point de vue financier l'ont fait de deux façons :

1° En nommant un chirurgien en chef pour tout le système, ou pour la ligne du chemin de fer si c'est une simple ligne, avec un personnel de chirurgiens locaux installés aux points les plus importants et les plus accessibles du chemin de fer pour se rendre immédiatement à l'appel par télégraphe ou téléphone du chirurgien en chef.

2° En installant un hôpital pour toute la ligne, sous la direction d'un chirurgien compétent avec ses aides et tous les moyens modernes pour l'assistance chirurgicale et médicale, le tout sous la direction et la surveillance d'un chirurgien en chef, lequel est toujours prêt et équipé pour porter un secours immédiat aux employés et aux voyageurs en cas d'accident.

3° Quelques-uns des chemins de fer les mieux équipés ont aussi des « wagons-hôpitaux » de secours, pourvus de tout le matériel nécessaire, qui peuvent arriver sur le lieu d'accident dans le plus court délai après avis télégraphique.

L'expérience a démontré qu'en comparant le résultat obtenu par les chemins de fer qui ont adopté ce plan d'un chirurgien en chef avec des aides locaux et d'un train-hôpital sur une ligne donnée avec celui de ceux qui ne l'ont pas fait, l'économie en sommes payées pour dommages intérêts est énorme.

Les causes de ce résultat peuvent être exposées brièvement ainsi que suit :

a) Comme chaque chemin de fer doit assumer le soin des blessés parmi ses employés en cas d'accident, il est évident qu'il peut mieux remplir ses obligations grâce à son propre hôpital que de toute autre manière.

b) L'expérience a démontré que le voyageur blessé, soigné par la Compagnie de chemins de fer, est mieux soigné ; ses blessures sont mieux comprises ; leur nature et leur importance, plus clairement définies et mieux traitées par le chirurgien de chemins de fer pour le bien du blessé, et que la solution du problème se fait la plupart du temps à l'amiable et d'une façon plus équitable pour les deux parties.

Ceci sert aussi de défense et de protection pour la Compagnie de chemins de fer dans un grand nombre de réclamations exorbitantes et imméritées faites fréquemment contre les chemins de fer par des réclamants sans scrupule qui sont poussés par des complices et des médecins encore moins scrupuleux. Il y a quelque temps, en Amérique et en Angleterre, de fortes indemnités ont été obtenues dans des cas de blessures incertaines et mal définies, que l'on prétendait avoir été causées par des collisions de trains, affectant le système nerveux : en particulier une classe de cas, la plupart sans importance, et qui ont reçu le nom de « railway spine », où le mal est prétendu affecter la colonne vertébrale, mais sans aucune lésion, marque visible ou trouble apparent pour le déterminer.

Tous les chemins de fer américains n'ont pas adopté le système d'hôpitaux, et quelques-uns n'ont pas adopté le système de chirurgien en chef avec personnel spécial, mais c'est une simple question de temps pour que chaque chemin de fer américain ait son chirurgien en chef avec son personnel local.

Les infirmités résultant d'accidents de chemin de fer sont d'une espèce qui peut être classée comme étant *sui generis*.

Un homme a-t-il le bras ou la jambe écrasée par un train, sa blessure ne peut être comparée à aucune autre.

Toutes les blessures de chemin de fer dues au choc dans les collisions sont d'un nouveau genre et ne peuvent être comparées à celles provenant de causes ordinaires ; elles font l'objet de connaissances spéciales pour l'accomplissement des devoirs du chirurgien de chemin de fer.

Il arrive souvent que le chirurgien en chef dévoue tout son temps et son attention aux blessures de chemin de fer, ainsi que le font grand nombre de ses chirurgiens locaux, aux points où beaucoup d'accidents se produisent.

La nécessité d'échange de vues parmi les chirurgiens engagés dans cette pratique a sans doute été la cause de l'organisation des sociétés de chirurgiens de chemins de fer aux États-Unis.

L'importance croissante de la chirurgie des chemins de fer en médecine légale a été régulièrement reconnue par la Société de Médecine légale le 6 septembre 1895, en organisant une section de chirurgie de médecine légale comprenant les avocats des chemins de fer et les chirurgiens militaires, des chemins de fer et de la marine avec un président et vingt vice-présidents, choisis dix dans chaque profession et dans les différents États de l'Union américaine. Cette décision était basée sur la recommandation faite dans une adresse dont le titre était « Chirurgie des chemins de fer en médecine légale », et présentée à l'Association nationale des chirurgiens de chemin de fer à Omaha, Nebraska, le 7 juin 1895 (voyez *Med. legal Journal*, vol. I, p. 57, juin 1895.) *Ibid.*, vol XI, p. 205.) Le chirurgien en chef Granville P. Conn, de Concord New-Hampshire, fut son premier président, auquel succéda le chirurgien en chef J.-B. Murphy, de Chicago, Illinois. Le successeur de celui-ci fut le chirurgien en chef W. B. Outten, du chemin de fer du Missouri Pacific. Mr. Clark Bell était président de la section en 1899, et le chirurgien en chef C. K. Cole, de Helena, Montana, a été élu pour l'année 1900.

Le principal mérite et l'utilité de cette organisation reposent sur l'union, dans ses travaux, d'avocats habiles et distingués et de chirurgiens en chef en renom des grands chemins de fer américains, de sorte que les deux côtés de la question peuvent être étudiés aussi bien au point de vue légal qu'au point de vue chirurgical et médical.

La meilleure façon de considérer et d'apprécier les travaux de cette organisation est de consulter ses rapports annuels. Dans le premier rapport de l'année 1894 se trouve l'histoire de l'organisation ; il donne le nom des membres du comité et la liste des membres, comprenant vingt-huit des principaux chirurgiens en chef des chemins de fer américains, un grand nombre de chirurgiens locaux, des chirurgiens militaires et de la marine, ainsi que d'éminents avocats des chemins de fer.

Un rapport annuel de ses travaux a été soumis à la Société et a été publié chaque année dans le journal médico-légal, et le rapport pour 1899 est joint à cette communication..

Association internationale des chirurgiens de chemins de fer.

Celle-ci est, entre toutes, la plus puissante des associations de chirurgiens de chemins de fer.

Elle fut fondée en juin 1888. L'idée de ses fondateurs fut d'ouvrir ses portes à tout chirurgien des États-Unis et du Canada, et bientôt elle se développa en un très large corps. A la séance tenue à Galveston, Texas, en mai 1894, le nombre des membres inscrits dépassait 1700 et près de mille personnes assistaient à la réunion. On crut alors que ce corps était trop grand et trop difficile à mener et qu'à cette période il avait atteint le maximum de son développement. Depuis il s'est encore développé.

Le champ de travail de cette Société est très vaste : il comprend toute la chirurgie des chemins de fer et son but est d'y intéresser et d'y associer tout chirurgien de chemin de fer.

Des réunions se sont tenues au mois de mai de chaque année. Cette Société a contribué dans une large mesure au développement de la chirurgie des chemins de fer, et a publié un journal qui fut dans les premières années rédigé par le professeur R. Harvey Reed, alors trésorier de l'organisation.

L'homme le plus actif et le plus influent de cette Société est peut-être et a été le docteur William B. Outten, de Saint-Louis, Missouri, chirurgien en chef du chemin de fer « Missouri Pacific ». Il n'a été président qu'une fois, et quand le docteur R. Harvey Reed se retira il devint le rédacteur en chef du journal qui s'appelle maintenant « Railway Surgeon » (le Chirurgien de chemin de fer), position qu'il occupa jusqu'à ces derniers temps.

Dans quelques États, on a organisé des organisations de chirurgiens de chemins de fer propres à chaque État, qui prospèrent encore.

L'Association des chirurgiens de chemins de fer de l'État de New-York est peut-être la plus puissante de ces organisations.

Les membres du Comité sont :

Président : Le chirurgien John L. Eddy, de Olean, New-York.

Secrétaire : C. B. Herrick, de Troy, New-York, du chemin de fer du Delaware et Hudson.

Trésorier : le docteur T. D. Mills, de Middletown, New-York, du chemin de fer de Ontario et Western.

Le docteur Georges Chaffee fera devant votre assemblée une communication relative au travail de cette Société qui donnera une idée de ce que fait une telle association dans un grand État comme celui de New-York.

Voici une liste des comités de quelques sociétés d'État :

Association des chirurgiens de chemin de fer de l'État de New-York.

Président : J. L. EDDY, de Olean, N. Y.
Secrétaire : C. B. HERRICK, de Troy, N. Y.

Association des chirurgiens de chemin de fer de l'État de la Florida.

Président : Dr W. L. HUGHLETT, de Cocoa, Fla.
Secrétaire : Dr R. T. WALKER, de Cedar Keys, Florida.

Association des chirurgiens de chemin de fer de l'État d'Iowa,

Président : Dr N. C. MORSE, de Eldora, Iowa.
Secrétaire : Dr I. K. GARDNER, de New Hampton Iowa.

Association des chirurgiens de chemin de fer du Texas.

Président : Dr L. B. GUNBY, de Sherman, Texas.
Secrétaire : Dr Clay JOHSON, de Corsicana, Texas.

Quelquefois une grande Compagnie de chemins de fer, comme celle de l'Erié, organise une association, et d'autres chemins de fer ont organisé des associations composées de chirurgiens de leurs propres chemins de fer.

Voici une liste des comités de quelques-unes de ces associations. Je n'ai pas assez de place pour toutes.

Association des chirurgiens du chemin de fer de l'Erie.

Président : D' C. S. Parkhill, de Hornesville, N. Y.
Secrétaire : D' W. W. Apley, de Cochecton, N. Y.

Association des chirurgiens du chemin de fer de Baltimore et Ohio.

Président : D' Robert J. Reed, de Wheeling, West Virginia.
Secrétaire : D' L. H. Ball, de Faulkland, Delaware.

Association des Big Four Surgeons.

Président : D' G. W. H. Kemper, de Muncie, Indiana.
Secrétaire : D' T. C. Kennedy, de Shelbyville, Indiana.

West New-York et Pennsylvania.

Président : D' George E. Ellis, de Dunkirk, New York.
Secrétaire : E. M. Dooley, de Buffalo, N. Y.

Association des chirurgiens du chemin de fer de Air Line.

Président : D' R. S. Anderson, de Princeton, Indiana.
Secrétaire : D' J. W. Mcgowan, de Oakland City, Indiana.

Association des chirurgiens du chemin de fer de la Cie de Pennsylvania.

Président : D' Joseph F. Hobson, de Cleveland, Ohio.
Secrétaire : D' George C. Stemen, de Fort Wayne, Indiana.

Société médicale et chirurgicale du chemin de fer de Santa-Fé.

Président : D' Frank Finney, de la Junta, Colorado.
Secrétaire : D' J. D. Freeman, de Topeka, Kansas.

Association chirurgicale du chemin de fer de Wabash.

Président : D' J. N. Jackson, de Kansas City, Missouri.
Secrétaire : D' C. S. Stemen, de Fort Wayne, Indiana.

Association des chirurgiens du chemin de fer.

Président : D' W. H. Elliott, de Savannah, Georgia.
Secrétaire et trésorier : D' Howard J. Williams, de Macon, Georgia.

Chirurgiens du chemin de fer de Lehig Valley.

Président : D' C. H. Orr, de Sayre, Pennsylvania.
Secrétaire : D' J. G. Zern, de Lehighton, Pennsylvania.

Chirurgiens du chemin de fer du Nord de Cincinnati.

Président : D' W. H. Matchett, de Greanville, Ohio.
Secrétaire : Dr J. L. Stager, de Paulding, Ohio.

Association chirurgicale du chemin de fer de Chicago. Minneapolis et St-Paul.

Rapporteur du comité exécutif : D'' A. I. BOUFFLER, de Chicago, Illinois.

Section de chirurgie et de médecine légales de la
Société de Médecine légale de New-York.

La chirurgie judiciaire est une des branches les plus importantes en médecine légale aux États-Unis d'Amérique.

La Société de Médecine légale de New-York a organisé une section de chirurgie judiciaire.

Elle s'occupe de chirurgie militaire, de chirurgie navale et de chirurgie des chemins de fer, mais en temps de paix la chirurgie des chemins de fer est la plus importante.

Je joins à cette communication les rapports annuels de cette section pour les années 1898 et 1899 qui montreront son caractère et ses travaux mieux que ce que je pourrais en dire, et je joins aussi à ces rapports une liste des membres du Comité de cette section pour 1900.

En 1899, j'étais président de cette section qui comprenait parmi ses collaborateurs des avocats de chemins de fer ainsi que des chirurgiens de chemins de fer.

Si j'apporte devant le Congrès international de médecine de 1900 quelque fait nouveau sur un sujet qui ne se trouve pas encore classé parmi les subdivisions soit de la chirurgie soit de la médecine légales, je m'estimerai heureux d'avoir pu vous montrer la raison pour laquelle la chirurgie de chemins de fer a pris en Amérique l'importance que lui donnent simultanément les avocats et les médecins.

Section de chirurgie judiciaire.

Société de médecine légale.

Rapport annuel, 1ᵉʳ janvier 1899.

Messieurs les membres de la section de chirurgie judiciaire et de la Société de Médecine légale.

Le domaine et les attributions de cette section sont définis par la résolution suivante :

Il a été résolu que toutes les questions relatives à la chirurgie judiciaire doivent être attribuées au travail et au domaine de la Section de chirurgie de chemins de fer, y inclus spécialement la chirurgie militaire et navale et la chirurgie en général dans ses rapports avec la médecine légale.

La Section peut comprendre, outre des chirurgiens militaires, de la marine, ou des chemins de fer, et des avocats de chemin de fer, des administrateurs ou des fonctionnaires de chemins de fer, qu'ils soient avocats ou chirurgiens; beaucoup d'entre eux ont déjà sympathisé avec la Société et peuvent être élus membres d'après les statuts de la Société.

Trois membres du Comité exécutif constituent un quorum, et cinq des membres du Comité celui de la Section.

Le travail de la Section pendant l'année précédente a été consacré à l'avancement de la médecine légale au point de vue chirurgical dans toutes ses branches.

Les communications ayant rapport à cette branche de la science ont été publiées en partie dans le Journal de médecine légale qui est l'organe officiel de la Section, excepté celles qui ont été faites devant le Congrès de médecine légale en septembre 1895, qui ont paru dans le Bulletin du Congrès.

TABLE DES MATIÈRES

LISTE ALPHABÉTIQUE DES AUTEURS

45726. — IMPRIMERIE GÉNÉRALE LAHURE
9, rue de Fleurus, 9, à Paris.

Masson et Cie, Éditeurs

Libraires de l'Académie de Médecine

120, Boulevard Saint-Germain, Paris (VIe)

EXTRAIT

DU

CATALOGUE MEDICAL

Juin 1901

Pr. n° 2.0

La librairie Masson et C*ᵉ* envoie *gratuitement* et *franco de port* les catalogues suivants à toutes les personnes qui lui en font la demande.

— **Catalogue général** contenant, classés par subdivisions, tous les ouvrages publiés à la librairie ainsi que la liste de ses différents journaux et revues.

— **Catalogues de l'Encyclopédie scientifique des Aide-Mémoire**
    I. *Section de l'ingénieur.*
    II. *Section du biologiste.*

— **Catalogue des ouvrages d'enseignement.**

Des prospectus spéciaux des différents grands Traités publiés par la librairie sont également adressés sur demande.

Traité de Pathologie générale

PUBLIÉ PAR

CH. BOUCHARD

MEMBRE DE L'INSTITUT
PROFESSEUR DE PATHOLOGIE GÉNÉRALE A LA FACULTÉ DE MÉDECINE DE PARIS

SECRÉTAIRE DE LA RÉDACTION

G.-H. ROGER

Professeur agrégé à la Faculté de médecine de Paris, Médecin des hôpitaux.

COLLABORATEURS :

MM. Arnozan — D'Arsonval — Benni — R. Blanchard — Boulay — Bourcy — Brun — Cadiot — Chabrié — Chantemesse — Charrin — Chauffard — Courmont — Déjerine — Pierre Delbet — Devic — Ducamp — Mathias Duval — Féré — Frémy — Gaucher — Gilbert — Gley — Guignard — Louis Guinon — J.-F. Guyon — Hallé — Hénocque — Hugounenq — Lambling — Landouzy — Laveran — Lebreton — Le Gendre — Lejars — Le Noir — Lermoyez — Letulle — Lubet-Barbon — Marfan — Mayor — Menetrier — Netter — Pierret — G.-H. Roger — Gabriel Roux — Ruffer — Raymond Tripier — Vuillemin — Fernand Widal.

6 vol. grand in-8°, avec figures dans le texte

Sous la puissante impulsion du professeur Bouchard, la pathologie générale a pris une place prépondérante dans les études du monde médical. C'est qu'elle fournit des enseignements indispensables à toutes les branches de la médecine : elle fixe les idées sur les grands problèmes que soulève l'étude de l'homme ; elle éloigne le médecin des changeantes données de l'empirisme et lui apprend à réfléchir sur les phénomènes qu'il observe, à discuter et à comprendre les interventions qu'il doit faire.

Pour être véritablement utile, la pathologie expérimentale doit constamment s'efforcer de réunir et de synthétiser les données de la clinique et de l'expérimentation. C'est dans cet esprit qu'est conçu l'enseignement du professeur Bouchard : c'est dans cet esprit qu'a été écrit le livre dont il dirige la publication. Si tous les collaborateurs ont conservé leur indépendance, tous cependant ont suivi la même idée directrice qui assure à l'œuvre son unité.

Le plan adopté est d'ailleurs fort simple. Il consiste à rechercher par quel mécanisme agissent les causes pathogènes, par quels procédés l'organisme répond à l'attaque, par quels

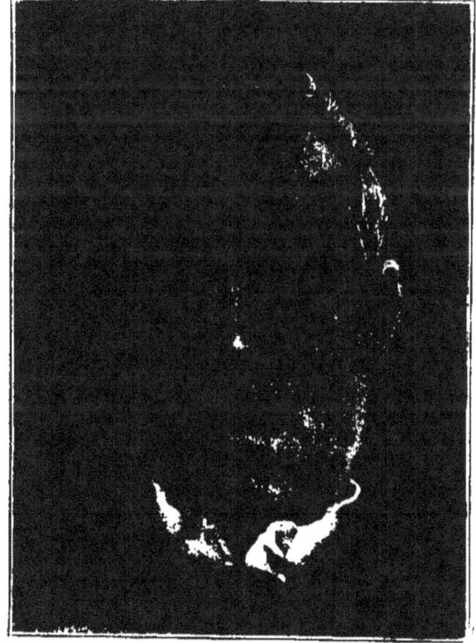

Tome V. Fig. 195. Facies dans la paralysie pseudo-bulbaire.

moyens le médecin peut apprécier à leur juste valeur les troubles morbides, les rattacher à leur cause et modifier leur évolution.

C'est la première fois, croyons-nous, qu'une pléiade de savants s'est groupée

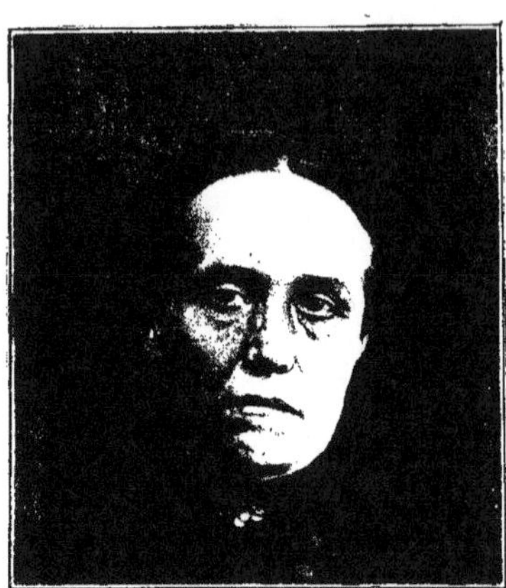

Tome V. Fig. 15. Paralysie labio-glosso-
laryngée (face au repos).

autour d'un maître illustre, pour élever un pareil monument à l'étude de
la pathologie générale. L'intérêt qu'a
soulevé cet ouvrage dans le monde
scientifique étranger montre que nulle
part n'existait l'équivalent d'une telle
œuvre, et dès à présent, deux traduc-
tions, l'une en italien, l'autre en espa-
gnol, ont été publiées.

DIVISION DE L'OUVRAGE

TOME Iᵉʳ. — *1 vol. grand in-8° de 1018 pages
avec figures dans le texte : **18 fr.***

Introduction à l'étude de la pathologie
générale, par G.-H. ROGER. — Pathologie de l'homme et des animaux, par
G.-H. ROGER et P.-J. CADIOT. — Considérations générales sur les maladies des
végétaux, par P. VUILLEMIN. — Pathogénie générale de l'embryon. Tératogé-
nie, par MATHIAS DUVAL. — L'hérédité
et la pathologie générale par LE GENDRE.
— Prédisposition et immunité, par
BOURCY. — La fatigue et le surmenage,
par MARFAN. — Les Agents mécaniques,
par LEJARS. — Les Agents physiques.
Chaleur. Froid. Lumière. Pression atmosphérique. Son, par LE NOIR. — Les Agents
physiques. L'énergie électrique et la matière vivante, par D'ARSONVAL. — Les Agents
chimiques. Les caustiques, par LE NOIR. — Les intoxications, par G.-H. ROGER.

TOME II. — *1 vol. grand in-8° de 940 pages avec figures dans le texte : **18 fr.***

L'Infection, par CHARRIN. — Notions générales de morphologie bactériologique, par
GUIGNARD. — Notions de chimie bactériologique, par HUGOUNENQ. — Les microbes
pathogènes, par ROUX. — Le sol, l'eau et l'air, agents des maladies infectieuses, par
CHANTEMESSE. — Des maladies épidémiques, par LAVERAN. — Sur les parasites des
tumeurs épithéliales malignes, par RUFFER. — Les parasites, par R. BLANCHARD.

TOME III. — *1 vol. in-8° de plus de 1400 pages
avec fig. dans le texte, publié en deux fasci-
cules : **28 fr.***

Fasc. I. — Notions générales sur la nutrition à l'état normal, par E. LAMBLING.
— Les troubles préalables de la nutrition, par CH. BOUCHARD. — Les réactions nerveuses, par CH. BOUCHARD et
G.-H. ROGER. — Les processus patho-
géniques de deuxième ordre par G.-H.
ROGER.

Fasc. II. — Considérations préliminaires
sur la physiologie et l'anatomie pathologiques, par G.-H. ROGER. — De la fièvre,
par LOUIS GUINON. — L'hypothermie, par
J.-F. GUYON. — Mécanisme physiologique
des troubles vasculaires, par E. GLEY. —
Les désordres de la circulation dans les
maladies, par A. CHARRIN. — Thrombose
et embolie, par A. MAYOR. — De l'inflammation, par J. COURMONT. — Anatomie
pathologique générale des lésions inflammatoires, par M. LETULLE. — Les altérations anatomiques non inflammatoires,
par P. LE NOIR. — Les tumeurs, par
P. MÉNÉTRIER.

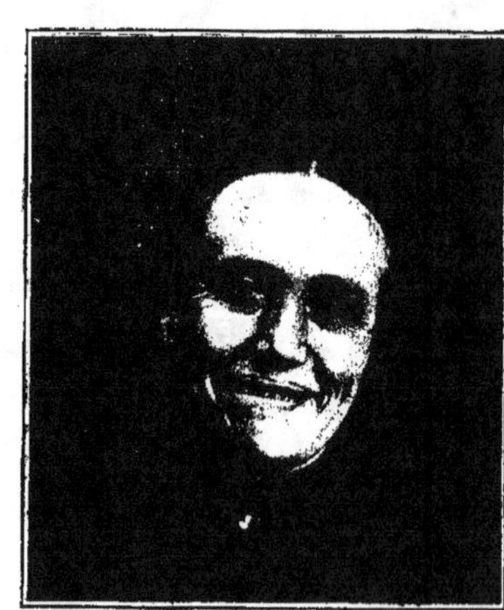

Tome V. Fig. 16. Paralysie labio-glosso-
laryngée (rire)

TOME IV. — 1 vol. in-8° de 719 *pages avec figures dans le texte:* **16** *fr.*

Évolution des maladies, par Ducamp. — Sémiologie du sang, par A. Gilbert. — Spectroscopie du sang. Sémiologie, par A. Hénocque. — Sémiologie du cœur et des vaisseaux, par R. Tripier et Devic. — Sémiologie du nez et du pharynx nasal, par M. Lermoyez et M. Boulay. — Sémiologie du larynx, par M. Lermoyez et M. Boulay. — Sémiologie des voies respiratoires, par M. Libreton. — Sémiologie générale du tube digestif, par P. Le Gendre.

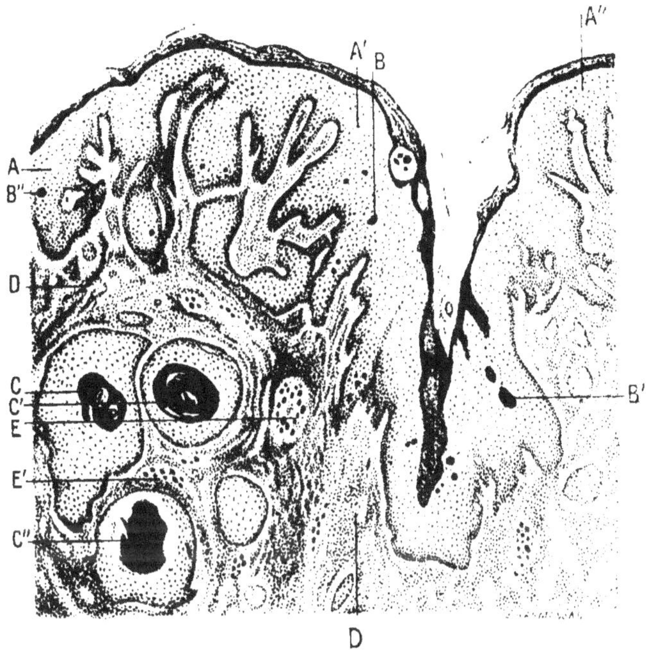

Tome III. Fig. 17. Épithéliome pavimenteux lobulé de la langue.

TOME V. — 1 vol. in-8° de 1180 *pages avec nombreuses figures dans le texte :* **28** *fr.*

Pathologie générale et Sémiologie du foie, par A. Chauffard. — Pancréas, par X. Arnozan. — Analyse chimique des urines, par C. Chabrié. — Analyse microscopique des urines (histo-bactériologique), par Noël Hallé. — Le rein, l'urine et l'organisme, par A. Charrin. — Sémiologie des organes génitaux, par Pierre Delbet. — Sémiologie du système nerveux, par J. Dejerine. Cet article comprend plus de 800 pages et est illustré de très nombreuses photographies, schémas et dessins.

Sous Presse : TOME VI

CONDITIONS DE LA PUBLICATION (Juin 1901).

Le **Traité de Pathologie générale** est publié en six volumes. Chaque volume est vendu séparément, et le prix en est fixe suivant l'étendue des matières.

Il est accepté des **souscriptions** au Traité de Pathologie générale à un *prix à forfait*, quels que soient l'étendue et le prix de l'ouvrage complet.

Ce prix a été élevé de **112** *francs à* **120** *francs, et restera tel, dans tous les cas, jusqu'à la publication du tome VI.*

CHARCOT — BOUCHARD — BRISSAUD

**BABINSKI — BALLET — P. BLOCQ — BOIX — BRAULT — CHANTEMESSE — CHARRIN
CHAUFFARD — COURTOIS-SUFFIT — DUTIL — GILBERT — GUIGNARD — L. GUINON
GEORGES GUINON — HALLION — LAMY — LE GENDRE — MARFAN
MARIE — MATHIEU — NETTER — ŒTTINGER — ANDRÉ PETIT
RICHARDIÈRE — ROGER — RUAULT — SOUQUES — THOINOT
THIBIERGE — FERNAND WIDAL**

TRAITÉ DE MÉDECINE
DEUXIÈME ÉDITION
(Entièrement refondue)

PUBLIÉE SOUS LA DIRECTION DE MM.

BOUCHARD	**BRISSAUD**
Professeur à la Faculté de médecine de Paris Membre de l'Institut.	Professeur à la Faculté de médecine de Paris Médecin de l'hôpital St-Antoine.

10 volumes grand in-8°, avec figures dans le texte

En Souscription. . . . . **150** francs.

La deuxième édition du TRAITÉ DE MÉDECINE a été entièrement revisée et augmentée dans de notables proportions. En outre, et pour la commodité des lecteurs, les matières sont réparties en dix volumes qui paraissent successivement.

Chaque volume est vendu séparément.

Jusqu'à ce jour le prix de l'ouvrage reste fixé pour les souscripteurs à 150 francs.

JUIN 1901.

Le succès de la première édition du **Traité de Médecine** de MM. Charcot, Bouchard et Brissaud a rendu nécessaire une seconde édition, et, loin de se borner à une réimpression, les auteurs ont voulu présenter au public un ouvrage nouveau, gardant le plan et les idées qui avaient assuré le succès sans précédent du traité, lors de son apparition, mais complétant et remaniant la plupart de ses parties et corrigeant les quelques imperfections qui s'étaient glissées dans la première édition. Comprenant désormais 10 volumes, dont 6 déjà ont été publiés, le **Traité de Médecine** reste le plus complet, le plus documenté des livres de ce genre, et l'autorité croissante qui s'attache aux noms de ceux qui y collaborent en confirme et en assure le succès persistant.

TOME Iᵉʳ

I vol. grand in-8° de 845 pages, avec figures dans le texte : **16** fr.

Les bactéries, par L. GUIGNARD, membre de l'Institut et de l'Académie de médecine, professeur à l'École de Pharmacie de Paris. — *Pathologie générale infectieuse*, par A. CHARRIN, professeur remplaçant au Collège de France, directeur du Laboratoire de médecine expérimentale (Hautes Études), médecin des hôpitaux. — *Troubles et maladies de la nutrition*, par PAUL LEGENDRE, médecin de l'hôpital Tenon. — *Maladies infectieuses communes à l'homme et aux animaux*, par G.-H. ROGER, professeur agrégé, médecin de l'hôpital de la Porte d'Aubervilliers.

TOME II

1 vol. grand in-8° de 896 pages, avec figures dans le texte : **16** fr.

Fièvre typhoïde, par A. CHANTEMESSE, professeur à la Faculté de médecine, médecin des hôpitaux de Paris. — *Maladies infectieuses*, par F. WIDAL, professeur agrégé, médecin des hôpitaux de Paris. — *Typhus exanthématique*, par L.-H. THOINOT, professeur agrégé, médecin des hôpitaux de Paris. — *Fièvres éruptives*, par L. GUINON, médecin des hôpitaux de Paris. — *Érysipèle*, par E. BOIX, chef de laboratoire à la Faculté. — *Diphtérie*, par A. RUAULT. — *Rhumatisme articulaire aigu*, par ŒTTINGER, médecin des hôpitaux de Paris. — *Scorbut*, par TOLLEMER, chef de laboratoire à la Faculté.

TOME III

1 vol. grand in-8° de 702 pages, avec figures dans le texte : **16** fr.

Maladies cutanées, par G. THIBIERGE, médecin de l'hôpital de la Pitié. — *Maladies vénériennes*, par G. THIBIERGE, médecin de l'hôpital de la Pitié. — *Maladies du sang*, par A. GILBERT, professeur agrégé, médecin des hôpitaux de Paris. — *Intoxications*, par H. RICHARDIÈRE, médecin des hôpitaux de Paris.

TOME IV

1 vol. grand in-8° de 680 pages, avec figures dans le texte : **16** fr.

Maladies de l'estomac, par A. MATHIEU, médecin de l'hôpital Andral. — *Maladies du pancréas*, par A. MATHIEU, médecin de l'hôpital Andral. — *Maladies de l'intestin*, par COURTOIS-SUFFIT, médecin des hôpitaux de Paris. — *Maladies du péritoine*, par COURTOIS-SUFFIT, médecin des hôpitaux de Paris. — *Maladies de la bouche et du pharynx*, par A. RUAULT, médecin honoraire de la Clinique laryngologique de l'Institution nationale des Sourds-Muets.

TOME VI

1 vol. grand in-8° de 612 pages, avec figures dans le texte : **14** fr.

Maladies du nez et du larynx, par A. RUAULT, médecin honoraire de la Clinique laryngologique de l'Institution nationale des Sourds-Muets. — *Asthme*, par E. BRISSAUD, professeur à la Faculté de médecine de Paris, médecin de l'hôpital Saint-Antoine. — *Coqueluche*, par P. LE GENDRE, médecin des hôpitaux. — *Maladies des bronches*, par A.-B. MARFAN, professeur agrégé à la Faculté de médecine de Paris, médecin des hôpitaux. — *Troubles de la circulation pulmonaire*, par A.-B. MARFAN, professeur agrégé à la Faculté de médecine de Paris, médecin des hôpitaux. — *Maladies aiguës du poumon*, par NETTER, professeur agrégé à la Faculté de médecine de Paris, médecin des hôpitaux.

TOME VII

1 vol. grand in-8° de 550 pages, avec figures dans le texte : **14** fr.

Maladies chroniques du poumon, par A.-B. MARFAN, professeur agrégé à la Faculté de médecine de Paris, médecin des hôpitaux. — *Phtisie pulmonaire*, par A.-B. MARFAN, professeur agrégé à la Faculté de médecine de Paris, médecin des hôpitaux. — *Maladies de la plèvre*, par NETTER, professeur agrégé à la Faculté de médecine de Paris, médecin des hôpitaux. — *Maladies du médiastin*, par A.-B. MARFAN, professeur agrégé à la Faculté de médecine de Paris, médecin des hôpitaux.

Sous Presse : **TOMES V et VIII**

Traité
de Chirurgie

Publié sous la direction

DE MM.

Simon DUPLAY

Professeur de clinique chirurgicale à la Faculté
de médecine de Paris
Chirurgien de l'Hôtel-Dieu
Membre de l'Académie de médecine.

Paul RECLUS

Professeur agrégé à la Faculté de médecine de Paris
Secrétaire général de la Société de chirurgie
Chirurgien des hôpitaux
Membre de l'Académie de médecine.

PAR MM.

BERGER — BROCA — Pierre DELBET — DELENS — DEMOULIN
J.-L. FAURE — FORGUE — GÉRARD-MARCHANT
HARTMANN — HEYDENREICH — JALAGUIER — KIRMISSON — LAGRANGE
LEJARS — MICHAUX — NÉLATON
PEYROT — PONCET — QUÉNU — RICARD — RIEFFEL — SEGOND
TUFFIER — WALTHER

DEUXIÈME ÉDITION, ENTIÈREMENT REFONDUE

8 forts volumes grand in-8°, avec nombreuses figures dans le texte. . . **150** fr.

Plus de dix ans se sont écoulés depuis le jour où fut arrêté le programme du *Traité de Chirurgie*, et, des vingt-quatre collaborateurs du début, aucun, par un rare bonheur, ne manque encore à l'entreprise. Les portes de l'Hôpital et de l'Agrégation se sont ouvertes devant les plus jeunes, le Professorat et l'Académie de médecine en ont élu de plus âgés ; tous ont vu s'étendre leur sphère d'activité professionnelle. Aussi pouvons-nous affirmer que ce nouvel ouvrage porte la marque d'une expérience plus mûre et d'une plus grande autorité. . . . .

Tous les soins ont été apportés à cette seconde édition. Certaines parties que les auteurs, trop pressés par le temps, avaient dû négliger, ont été complètement reprises, et il ne reste plus une ligne du travail primitif. Tous les articles, même les meilleurs, ont été remis au courant de la Science....

TOME PREMIER. 1 fort vol. de 912 pages, avec 218 figures . . **18** fr.

Reclus. Inflammations. — Traumatismes. — Maladies virulentes.
Quénu. Des Tumeurs.

Broca. Peau et tissu cellulaire sous-cutané.
Lejars. Lymphatiques, muscles, synoviales tendineuses et bourses séreuses.

TOME II. 1 fort vol. de 990 pages. avec 361 figures. . . . . . . **18** fr.

Lejars. Nerfs.
Michaux. Artères.
Quénu. Maladies des veines.

Ricard et Demoulin. Lésions traumatiques des os.
Poncet. Affections non traumatiques des os.

TOME III. 1 fort vol. de 940 pages, avec 285 figures. . . . . . **18** fr.

Nélaton. Traumatismes, entorses, luxations, plaies articulaires.
Lagrange. Arthrites infectieuses et inflammatoires.

Quénu. Arthropathies. Arthrites sèches. Corps étrangers articulaires.
Gérard-Marchant. Maladies du crâne.
Kirmisson. Maladies du rachis.
Simon Duplay. Oreilles et Annexes.

TOME IV. 1 fort vol. de 800 pages, avec 354 figures . . . . **18** fr.

Delens. Œil et annexes.
Gérard-Marchant. Nez, fosses nasales, pharynx nasal et sinus.

Heydenreich. Mâchoires.

TOME V. 1 fort vol. de 948 pages, avec 187 figures . . . . **20** fr.

Broca. Vices de développement de la face et du cou. Face, lèvres, cavité buccale, gencives, langue, palais et pharynx.
Hartmann. Plancher buccal, glandes salivaires, œsophage et larynx.

Broca. Corps thyroïde.
Walther. Maladies du cou.
Peyrot. Poitrine.
Delbet. Mamelle.

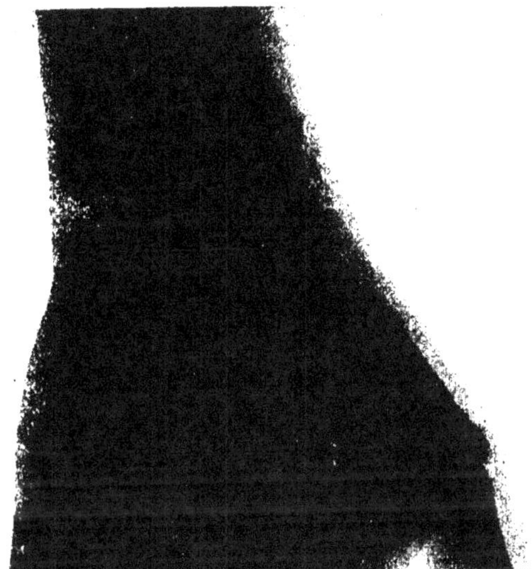

Tome II. Fig. 190. — Fracture des os du carpe prise pour une entorse.

TOME VI. 1 fort vol. de 1127 pages, avec 218 figures. . . . . . . **20** fr.

Michaux. Parois de l'abdomen.
Berger. Hernies.
Jalaguier. Contusions et plaies de l'abdomen. Lésions traumatiques et corps étrangers de l'estomac et de l'intestin.
Hartmann. Estomac.

Jalaguier. Occlusion intestinale. Péritonites. Appendicite.
Faure et Rieffel. Rectum et Anus.
Quénu. Mésentère. Rate. Pancréas.
Segond. Foie.

TOME VII. 1 fort vol. de 1272 pages. avec 207 figures dans le texte. **25** fr.

Walther. Bassin.
Rieffel. Affections congénitales de la région sacro-coccygienne.

Tuffier. Rein. Vessie. Uretères. Capsules surrénales.
Forgue. Urètre et prostate.
Reclus. Organes génitaux de l'homme.

TOME VIII. 1 fort vol. de 971 pages. avec 163 figures dans le texte. **20** fr.

Michaux. Vulve et Vagin.
Pierre Delbet. Maladies de l'utérus.

Segond. Annexes de l'utérus, ovaires, trompes, ligaments larges, péritoine pelvien.
Kirmisson. Maladies des membres.

TABLE ALPHABÉTIQUE des 8 volumes du *Traité de Chirurgie*.

La Pratique
Dermatologique
Traité de Dermatologie appliquée

PUBLIÉ SOUS LA DIRECTION DE MM.

ERNEST BESNIER, L. BROCQ, L. JACQUET

PAR MM.

AUDRY, BALZER, BARBE, BAROZZI, BARTHÉLEMY, BÉNARD, ERNEST BESNIER
BODIN, BROCQ, DE BRUN, DU CASTEL, J. DARIER, DÉHU
DOMINICI, W. DUBREUILH, HUDELO, L. JACQUET, J.-B. LAFFITTE
LENGLET, LEREDDE, MERKLEN, PERRIN, RAYNAUD
RIST, SABOURAUD, MARCEL SÉE, GEORGES THIBIERGE, VEYRIÈRES.

4 volumes richement cartonnés toile formant ensemble environ 3600 pages, très largement illustrés de figures en noir et de planches en couleurs. En souscription jusqu'à la publication du Tome III. . . . . **150** *fr.*
Chaque volume sera vendu séparément.

EXTRAIT DE LA PRÉFACE

..... Notre but le plus essentiel est, avant tout, de faire œuvre de clinique et de thérapeutique.

Nous voulons fixer les types morbides par des descriptions sobres et précises, appuyées sur des représentations graphiques aussi nombreuses

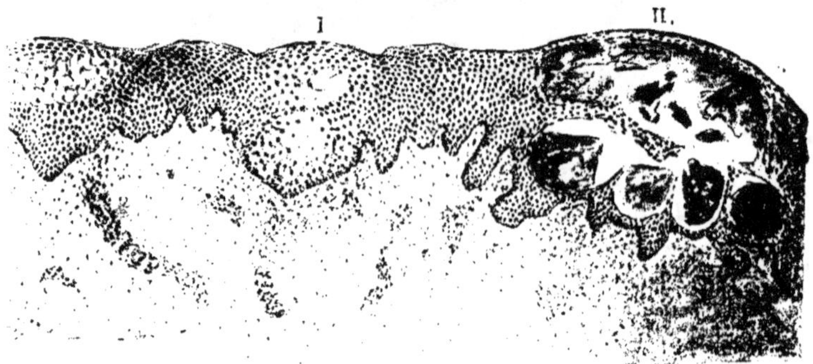

Tome II. Fig. 10. — Vésiculation eczématique aux différents stades.

et aussi parfaites que possible, et réaliser ainsi une œuvre de toute utilité, destinée à la grande masse des praticiens.

La thérapeutique des maladies de la peau sera exposée avec une ampleur au moins égale : nous nous sommes attachés à donner place, dans la *Pratique dermatologique*, à tout ce qui peut être utile au médecin praticien pour le traitement de chaque maladie en particulier.

Que l'on ne se méprenne pas cependant. La *Pratique dermatologique* ne sera pas un simple manuel illustré renfermant seulement, à propos de chaque dermatose, un abrégé symptomatologique suivi de formules banales et non contrôlées ; notre but est beaucoup plus élevé. A l'exposé de chaque question, le médecin dermatologiste trouvera toujours les indications scientifiques principales sur la matière. L'histologie, la bactériologie, l'histochimie et l'hématologie seront traitées dans la mesure indiquée par l'état actuel de ces connaissances et par leur importance relative aux dermatoses en particulier. Les plus grands développements seront réservés à la description clinique basée sur l'observation précise et minu-

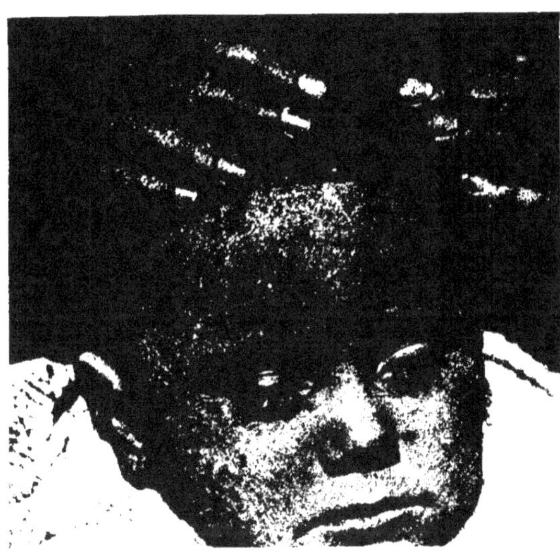

Tome II. Fig. 17. — Prurigo infantile eczematisé.

tieuse des faits, assurés que nous serons, en cela, de faire œuvre durable.

Afin de mieux fixer les types dermatologiques, et pour permettre aux praticiens de médecine générale de les connaître à coup sûr, nous annexerons au texte, en grand nombre, des planches coloriées et des dessins en noir, aussi exacts que l'on peut actuellement les réaliser.

TOME I

1 fort vol. in-8°, avec 250 figures en noir et 24 planches en couleurs.
Richement cartonné toile. **36** fr.

Anatomie et Physiologie de la Peau. — Pathologie générale de la Peau. — Symptomatologie générale des Dermatoses. — Acanthosis nigricans. — Acnés. — Actinomycose. — Adénomes. — Alopécies. — Anesthésie locale. — Balanites. — Bouton d'Orient. — Brûlures. — Charbon. — Classifications dermatologiques. — Dermatites polymorphes douloureuses. — Dermatophytes. — Dermatozoaires. — Dermites infantiles simples. — Ecthyma.

TOME II   *Vient de paraître*

1 fort vol. in-8°, avec 168 figures en noir et 21 planches en couleurs.
Richement cartonné toile. **40** fr.

Eczéma, par ERNEST BESNIER. — *Electricité*, par BROCQ. — *Eléphantiasis*, par DOMINICI. — *Epithélioma*, par DARIER. — *Eruptions artificielles*, par THIBIERGE. — *Erythème*, par BODIN. — *Erythrodermie*, par BROCQ. — *Favus*, par BODIN. — *Folliculites*, par SABOURAUD. — *Furonculose*, par BAROZZI. — *Gale*, par DUBREUILH. — *Gangrène cutanée*, par DÉLUC. — *Greffe*, par BAROZZI. — *Herpès*, par DE CASTEL. — *Ichtyose*, par THIBIERGE. — *Impétigo*, par SABOURAUD. — *Kératodermie*, par DUBREUILH. — *Kératose pilaire*, par VEYRIÈRES. — *Langue*, par BÉNARD.

Traité d'Anatomie Humaine

PUBLIÉ SOUS LA DIRECTION DE

P. POIRIER
Professeur agrégé à la Faculté
de médecine de Paris
Chirurgien des hôpitaux.

et

A. CHARPY
Professeur d'anatomie
à la Faculté de médecine
de Toulouse.

AVEC LA COLLABORATION DE

O. AMOEDO — A. BRANCA — B. CUNÉO — P. FREDET
P. JACQUES — TH. JONNESCO — E. LAGUESSE — L. MANOUVRIER
A. NICOLAS — M. PICOU — A. PRENANT — H. RIEFFEL
CH. SIMON — A. SOULIÉ

5 vol. grand in-8°, avec figures noires et en couleurs

ÉTAT DE LA PUBLICATION (Juin 1901)

TOME I. — (*Deuxième édition, revue et augmentée.*) — **Embryologie.** Notions d'embryologie. **Ostéologie.** Considérations générales. Des membres. Squelette du tronc. Squelette de la tête. **Arthrologie.** Développement des articulations. Structure. Articulations des membres. Articulations du tronc. Articulations de la tête. *Un volume grand in-8°, avec 807 figures.* . . . . . **20 fr.**

TOME II. — 1er Fascicule : **Myologie.** Embryologie. Histologie. Peauciers et aponévroses. *Deuxième édition revue et augmentée. Un volume grand in-8°, avec 331 figures* . . . . **12 fr.**

2e Fascicule : **Angéiologie** (Cœur et Artères). Histologie. *Un volume grand in-8°, avec 145 figures.* . . . . **8 fr.**

3e Fascicule : **Angéiologie** (Capillaires. Veines). *Un volume grand in-8°, avec 75 figures* . . . . **6 fr.**

TOME III. — 1er Fascicule : **Système nerveux.** Méninges. Moelle. Encéphale. Embryologie. Histologie. *Un volume grand in-8°, avec 201 figures.* . **10 fr.**

2e Fascicule : **Système nerveux.** Encéphale. *Un volume grand in-8°, avec 206 figures.* . . . . **12 fr.**

3e Fascicule : **Système nerveux.** Les Nerfs. Nerfs crâniens. Nerfs rachidiens. *Un volume grand in-8°, avec 205 figures.* . . . . **12 fr.**

TOME IV. — 1er Fascicule : **Tube digestif.** Développement. Bouche. Pharynx. Œsophage. Estomac. Intestins. *Deuxième édition, revue et augmentée. Un volume grand in-8°, avec 201 figures.* . . . . **12 fr.**

2e Fascicule : **Appareil respiratoire.** Larynx. Trachée. Poumons. Plèvre. Thyroïde. Thymus. *Un volume grand in-8°, avec 121 figures.* . . . . . **6 fr.**

3e Fascicule : **Annexes du tube digestif.** Dents. Glandes salivaires. Foie. Voies biliaires. Pancréas. Rate. **Péritoine.** *Un volume grand in-8°, avec 361 figures.* . . . . **16 fr.**

SOUS PRESSE

Tome V. — Fasc. I. **Les organes génitaux-urinaires.**

IL RESTE A PUBLIER

Les Lymphatiques qui termineront le tome II.
Les Organes des sens qui termineront le tome V.

costale dont il n'est séparé que par l'épaisseur du diaphragme et des deux feuillets pleuraux.

Bord inféro-interne, bord obtus. — Ce bord, situé dans le plan de la face rénale et légèrement convexe en arrière et en dehors, occupe la gouttière formée par l'extrémité supérieure et le bord externe du rein avec la paroi costale. Jusqu'à sa limite inférieure qui répond à l'angle basal postérieur, ce bord s'applique sur la limite la plus reculée de la face à peu près plane que présentent

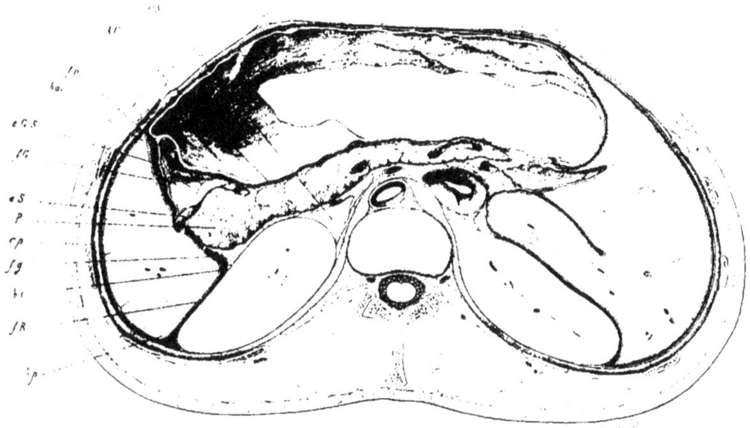

Fig. 431. — Coupe sur un sujet congelé passant par le disque intermédiaire à la 12ᵉ dorsale et à la 1ʳᵉ lombaire (Constantinesco).

CS, capsule surrénale. — *AC*, arrière-cavité épiploïque. — *fp*, feuillet postérieur de cette cavité. — *ba*, bord crénelé de la rate. — *bp*, bord obtus. — *bi*, bord interne. — *fG*, face gastrique. — *fg*, portion de cette face comprise entre le hile et le bord interne. — *fR*, face rénale. — *eGS*, épiploon gastro-splénique (la paroi postérieure de l'estomac a été un peu écartée en avant pour laisser voir ce ligament). — *aS*, artère splénique. *P*, pancréas. — *cp*, cavité pleurale.

le bord externe et la face antérieure du rein pour recevoir la rate. Il offre avec la 11ᵉ côte un rapport invariable, dont la constance est due à la présence même du rein.

Le bord inférieur, étendu de l'angle basal postérieur à l'angle basal antérieur, et le *bord mousse* séparant la face basale de la face rénale sont en rapport avec le côlon et le ligament phréno-colique; quant au bord mousse à peine marqué séparant la face basale de la face gastrique, il se trouve en rapport avec l'arrière-cavité des épiploons, souvent aussi avec l'angle du côlon et, sur un plan plus postérieur, avec la queue du pancréas qui arrive parfois jusqu'au hile.

Bord interne, bord intermédiaire de Luschka; situé entre la face gastrique et la face rénale de la rate, ce bord saillant et rectiligne occupe l'angle dièdre ouvert en haut et en dehors que forme la face postérieure de l'estomac en s'appliquant sur le rein. Il est donc en rapport avec la partie externe de la face antérieure de ce dernier organe; vers son extrémité inféro-externe, c'est-à-dire près de sa terminaison à l'angle basal interne, il se met en rapport avec le ligament pancréatico-splénique et avec la queue du pancréas.

Traité

DES

Maladies de l'Enfance

PUBLIÉ SOUS LA DIRECTION DE MM.

J. GRANCHER

PROFESSEUR A LA FACULTÉ DE MÉDECINE DE PARIS
MEMBRE DE L'ACADÉMIE DE MÉDECINE, MÉDECIN DE L'HOPITAL DES ENFANTS-MALADES

J. COMBY   A.-B. MARFAN

MÉDECIN DE L'HOPITAL DES ENFANTS-MALADES   AGRÉGÉ, MÉDECIN DES HOPITAUX

5 forts volumes grand in-8°, avec figures dans le texte. . . . . . . **90** francs

Ce *Traité des Maladies de l'Enfance* comble une lacune, et les médecins attendaient avec impatience l'apparition de cet ouvrage. Il existait déjà en effet, traitant des maladies de l'Enfance, plusieurs manuels dont quelques-uns sont fort appréciés, mais nous n'avions pas de traité complet dans lequel les questions de pédiatrie fussent étudiées d'une façon complète. Cet ouvrage paraît en cinq beaux volumes, et la notoriété qui s'attache aux noms des directeurs de cette publication et à ceux des collaborateurs suffit pour lui assurer un plein succès. Les maladies qui y sont traitées ont été confiées, en effet, aux pédiatres qui les ont étudiées d'une façon spéciale. Cette œuvre est pour ainsi dire une œuvre internationale, et parmi les noms des collaborateurs nous trouvons ceux des pédiatres les plus renommés de tous les pays, qui nous font ainsi profiter de l'expérience qu'ils peuvent avoir d'affections qu'ils rencontrent plus que d'autres dans leur champ d'observation. Bien plus, la Médecine et la Chirurgie, ces deux sœurs jumelles qu'on tend bien à tort à séparer sans cesse, ont trouvé le moyen de se retrouver côte à côte au grand profit des lecteurs.

Les 5 volumes se vendent séparément :

Tome I, **18** fr.   Tome II, **18** fr.   Tome III, **20** fr.   Tome IV, **18** fr.   Tome V, **18** fr.

Traité élémentaire

DE

Clinique Thérapeutique

Par le Dr Gaston LYON

Ancien chef de clinique médicale à la Faculté de médecine de Paris.

TROISIÈME ÉDITION REVUE ET AUGMENTÉE

1 *volume grand in-8° de* VIII-1332 *pages. Relié peau.* . . . . . . **20** *fr.*

La seconde édition de ce livre a reçu du public médical le même accueil favorable que la première. Nous trouvant par suite dans l'obligation agréable de préparer une troisième édition, nous avons considéré comme un devoir strict d'y apporter tous nos soins et de justifier ainsi la faveur soutenue dont notre ouvrage a été l'objet.

Un certain nombre de chapitres nouveaux ont été ajoutés avec tous les développements que comporte leur importance : citons notamment ceux consacrés aux cardiopathies infantiles, aux sténoses du pylore, aux angiocholites infectieuses, aux péritonites aiguës, aux méningo-myélites aiguës, aux polio-myélites, à la peste, etc.

Le chapitre consacré aux dyspepsies a été récrit en entier. Tous les autres chapitres de notre ouvrage ont été l'objet de modifications de détails, quelques-uns même ont été presque entièrement refondus (blennorragie, syphilis, neurasthénie, infections gastro-intestinales infantiles, etc.).

Sur la demande d'un grand nombre de nos lecteurs, une table alphabétique a été ajoutée, qui facilitera les recherches.

Le rôle du médecin change en même temps que se modifient les médications. La mise en œuvre des soins antiseptiques, l'emploi des injections de sérum, tout cela fait que le rôle actif du médecin grandit sans cesse. Nous avons tenu, dans cette édition, à insister sur les détails de direction des traitements, en un mot à justifier, mieux encore que par le passé, notre titre de *Traité de clinique thérapeutique.*

Traité
de Physiologie

PAR

J.-P. MORAT | **Maurice DOYON**
PROFESSEUR A L'UNIVERSITÉ DE LYON | PROFESSEUR AGRÉGÉ A LA FACULTÉ DE MÉDECINE DE LYON

Ce Traité de Physiologie formera 5 volumes dont voici le détail :

I. — **Fonctions élémentaires.** — Prolégomènes. — Nutrition en général. — Physiologie des tissus en particulier (moins le système nerveux).

II. — **Fonctions d'innervation et du milieu intérieur.** — Système nerveux. — Sang; lymphe; liquides interstitiels.

III. — **Fonctions de nutrition.** — Circulation; calorification.

IV. — **Fonctions de nutrition** (suite). — Digestion; respiration; excrétion.

V. — **Fonctions de relation.** — Sens. — Langage; expression; locomotion. **Fonctions de reproduction,** à l'exception du développement embryologique.

Ces volumes ne seront pas publiés dans l'ordre ci-dessus, mais le seront dans celui de leur achèvement.

Chaque volume sera, pendant tout le cours de la publication, vendu séparément à des prix qui varieront selon l'étendue de chacun.

Toutefois, les éditeurs acceptent, dès à présent, **au prix à forfait de 50 francs,** des souscriptions à l'ouvrage **complet.**

Les souscripteurs payeront en retirant chaque volume le prix marqué: mais le tome V et dernier leur sera fourni gratuitement ou à un prix tel qu'ils n'aient, en aucun cas, payé plus de 50 francs pour le total de l'ouvrage.

Juin 1901.   **Volumes publiés :**

Fonctions de nutrition. — Circulation, par M. Doyon; Calorification, par J.-P. Morat.

1 vol. grand in-8°, avec 173 figures noires et en couleurs . . . . **12** fr.

Fonctions de nutrition (*suite et fin*). — Respiration; excrétion, par J.-P. Morat; Digestion; absorption, par M. Doyon.

1 vol. grand in-8°, avec 107 figures en noir et en couleurs. . . . . **12** fr.

C'est un grand traité de physiologie, tel qu'il n'en était pas paru depuis la troisième édition (1888) de l'ouvrage classique de Beaunis, que les auteurs ont eu le courage d'entreprendre et qu'ils mèneront certainement à bien, si l'on en juge par le remarquable spécimen qui forme le premier volume.

E. Gley (*Archives de physiologie*).

...En résumé, à en juger par le spécimen que nous avons sous les yeux, MM. Morat et Doyon sont en train de doter nos bibliothèques d'un ouvrage précieux et très bien fait en ce sens qu'ils savent le rendre complet sans le grossir démesurément. Leur *Traité de physiologie* conviendra au débutant, à l'étudiant avancé et à toutes les personnes qui ont besoin de prendre une idée générale ou de remonter à l'origine des faits qui ont permis de la dogmatiser.

Dr Arloing (*Lyon médical*).

Traité
de
Physique Biologique

PUBLIÉ SOUS LA DIRECTION DE MM.

D'ARSONVAL
Professeur au Collège de France
Membre de l'Institut et de l'Académie de médecine.

CHAUVEAU
Professeur au Muséum d'histoire naturelle
Membre de l'Institut et de l'Académie de médecine.

GARIEL
Ingénieur en chef des Ponts et Chaussées
Professeur à la Faculté de médecine de Paris
Membre de l'Académie de médecine.

MAREY
Professeur au Collège de France
Membre de l'Institut et de l'Académie de médecine.

SECRÉTAIRE DE LA RÉDACTION
M. WEISS
Ingénieur des Ponts et Chaussées
Professeur agrégé à la Faculté de médecine de Paris.

Le **Traité de Physique Biologique** sera publié en trois volumes :

Tome   I. *Mécanique. Actions moléculaires. Chaleur.*
Tome II. *Radiations. Optique.*
Tome III. *Électricité. Acoustique.*

Chaque volume sera vendu séparément.

Le tome I est vendu **25** fr. On souscrit dès maintenant à l'ouvrage complet au prix de **60** fr. — Ce prix restera tel jusqu'à la publication du tome II.

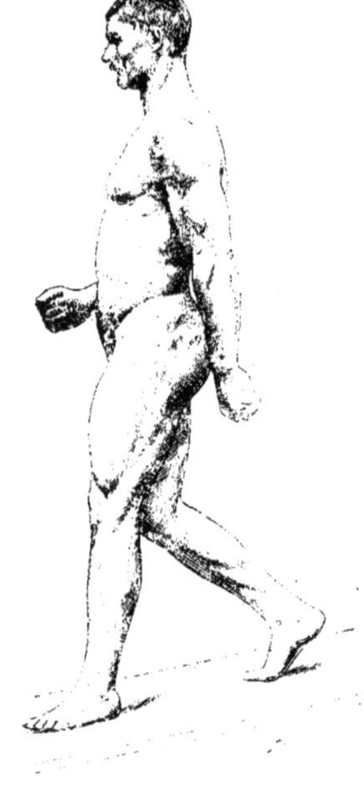

Tome I. Fig. 117. — Marche sur un plan descendant, moment du double appui.

EXTRAIT DE LA PRÉFACE

Au moment où dans les facultés de médecine il s'est produit un changement considérable dans l'enseignement de la physique, il a semblé utile de réunir en un ouvrage tous les matériaux qui pouvaient faire le fond de cet enseignement.

Déjà les maîtres qui ont pour ainsi dire fondé la Physique biologique, les Weber, Helmholtz, du Bois-Reymond, Chauveau, Marey, Paul Bert, d'autres encore, ont écrit sur certains points spéciaux des traités importants. — Mais si l'on en excepte les manuels et les traités élémentaires à l'usage des étudiants, il n'a encore paru aucun ouvrage d'ensemble sur la physique biologique. — Il y avait là, semble-t-il, une lacune à combler. . . . .

La Physique pure ne tient dans cet ouvrage qu'une place excessivement réduite. — Sa lecture exige la connaissance des notions générales, toutefois il a paru nécessaire de faire précéder chaque partie d'une sorte d'aide-mémoire rappelant brièvement les principaux faits sur lesquels il pouvait être nécessaire de s'appuyer dans la suite. L'ouvrage complet comprendra trois volumes.

Nous avons cru devoir placer en tête du premier un court article sur les diverses espèces d'erreur que l'on est exposé à commettre dans les sciences expérimentales, car nous avons remarqué trop souvent que beaucoup de physiologistes ne faisaient pas la distinction convenable entre elles.

Contrairement à notre principe de passer rapidement sur les questions de physique pure, nous avons aussi donné quelque développement à la mécanique et aux actions moléculaires. Il est, en effet, souvent difficile pour le physiologiste de lire des traités de mécanique générale, et nous avons cherché à en exposer les notions les plus indispensables.

Dans ce même volume, se trouve tout ce qui a rapport à la mécanique animale, à la chaleur et aux actions moléculaires : cependant une grande partie des phénomènes de la contraction musculaire a été renvoyée au troisième volume qui contient l'électro-physiologie.

Ce premier volume sera suivi prochainement, nous l'espérons, d'un deuxième volume contenant toutes les applications de l'optique géométrique et des radiations.

Enfin le troisième volume est réservé à l'Électricité et à l'Acoustique.

Nous avons fait tous nos efforts pour mener cet ouvrage à bonne fin ; il nous semble avoir réuni pour cela les meilleures conditions. Il suffit pour s'en convaincre de lire la table des noms de nos collaborateurs et de se rappeler celui de notre éditeur, dont l'éloge n'est plus à faire ; puissions-nous avoir fait œuvre utile.

TOME PREMIER

1 fort volume in-8° avec 591 figures dans le texte : **25 fr.**

Ce volume contient : Des erreurs dans les mesures. Principes généraux de mécanique, par M. G. WEISS. — Propriétés des solides. Résistance des matériaux. Architecture des os, par M. GARIEL. — Architecture des muscles. Principes généraux de méthode graphique. La contraction musculaire, par M. G. WEISS. — Locomotion humaine, par M. PAUL RICHER. — La locomotion animale, par M. MAREY. — Principes généraux d'hydrostatique et d'hydrodynamique, par M. WEISS. — Cœur. Cardiographie, par M. WERTHEIMER. — Circulation du sang dans les vaisseaux. Pression et vitesse, pouls et sphygmographie, par M. E. MEYER. — Pléthysmographie, par M. HALLION. — Capillarité et tension superficielle. Solubilité des solides. Imbibition, par M. A. IMBERT. — Filtration, par M. GARIEL. — Osmose, par M. A. DASTRE. — Propriétés des gaz. Analyse des gaz. Gaz du sang. Phénomènes physiques de la respiration, par M. J. TISSOT. — Principes généraux de la chaleur, par M. WEISS. — Thermométrie, par M. GARIEL. — Température, par M. J.-P. LANGLOIS. — Calorimétrie. Étuves et régulateurs de température, par M. C. SIGALAS. — Chaleur animale, par M. LAULANIÉ. — Travail fourni par les animaux. Rendement des moteurs animés. Propagation de la

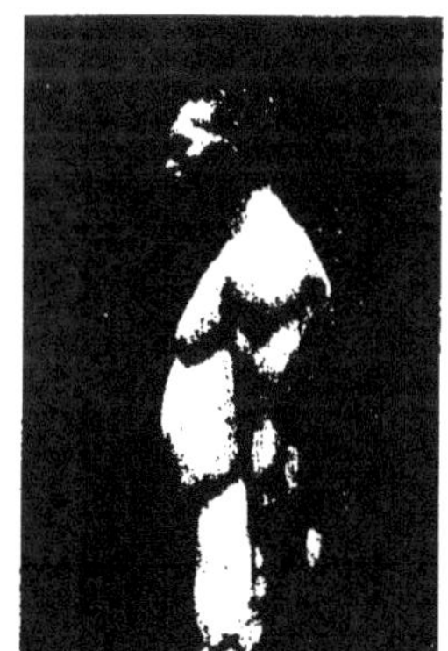

Tome I. Fig. 148. IV. — Mouvement rapide. Extension.

chaleur. Protection des animaux, par M. GARIEL. — Influence de la pression sur la vie, par MM. P. REGNARD et P. PORTIER. — Influence des agents atmosphériques sur les éléments cellulaires, par M. A. CHARRIN. — Actions hygrométriques sur les végétaux. Influence de la chaleur sur les végétaux. Actions mécaniques sur les végétaux, par M. MANGIN.

Précis

d'Obstétrique

PAR MM.

A. RIBEMONT-DESSAIGNES
Agrégé de la Faculté de médecine
Accoucheur de l'hôpital Beaujon
Membre de l'Académie de médecine.

G. LEPAGE
Professeur agrégé a la Faculté de médecine
de Paris
Accoucheur de l'hôpital de la Pitié.

CINQUIÈME ÉDITION

AVEC 590 FIGURES DANS LE TEXTE DONT 437 DESSINÉES PAR **M. RIBEMONT-DESSAIGNES**

1 vol. grand in-8° de xxiv-1405 pages, relié toile. . . **30 fr.**

Cette cinquième édition du traité d'Obstétrique comprend treize parties :

I. *Anatomie et physiologie de l'appareil génital de la femme.*
II. *Grossesse ou gestation.*
III. *De l'asepsie et de l'antisepsie obstétricales.*
IV. *Accouchement.*
V. *Des soins à donner au nouveau-né.*
VI. *Grossesses et accouchements multiples.*
VII. *Pathologie de la grossesse.*
VIII. *Dystocie.*
IX. *Opérations obstétricales.*
X. *Pathologie du nouveau-né.*
XI. *Pathologie des suites de couches.*
XII. *Notions de tératologie.*
XIII. *Des opérations gynécologiques dans leurs rapports avec la puerpéralité.*

Quoi qu'en disent modestement les auteurs dans la préface de leur première édition, ce livre est un véritable traité d'accouchement tout à fait au courant des derniers progrès de l'art obstétrical. Aussi s'explique-t-on l'empressement avec lequel il a été accueilli par les étudiants qui terminent leurs études et préparent l'examen spécial de clinique obstétricale.

Ce Précis reproduit dans ses grands traits l'enseignement des deux professeurs de clinique obstétricale de la Faculté de Paris, ce qui n'empêche pas que sur différentes questions les auteurs formulent d'une manière précise leur opinion personnelle.....

Les opérations obstétricales y sont traitées d'une manière très pratique, tant au point de vue du manuel opératoire qu'à celui des indications.

Les figures, si utiles pour faire comprendre certaines questions un peu ardues de l'obstétrique sont nombreuses et présentent un caractère tout particulier d'originalité: elles sont, en effet, dues au crayon de l'un des auteurs, M. le Dʳ Ribemont-Dessaignes. Si quelques-unes sont schématiques, la plupart sont faites d'après nature, d'après des dessins ou des photographies.

La partie iconographique mérite donc une mention spéciale : toutefois, le texte ne lui cède en rien au point de vue de la clarté et de la netteté. En lisant cet ouvrage, on sent que les auteurs sont tous deux rompus aux difficultés de l'enseignement théorique et pratique de l'obstétrique : ils ont fait œuvre utile. (*Gazette médicale.*)

Le *Précis d'Obstétrique* est un bel et bon ouvrage, appelé à rendre de grands services aux praticiens par son plan et son exécution qui sont parfaits. Tenant le milieu entre les Manuels qui tentent les étudiants, mais ne leur apprennent pas grand'chose, et les traités magistraux qu'ils n'ont guère le temps ni les moyens d'aborder, cet ouvrage nous paraît réaliser parfaitement le but des auteurs d'être un livre d'enseignement proprement dit. Et cet enseignement, c'est, dans ses grandes lignes, celui de M. Tarnier et de M. Pinard. (*Revue scientifique.*)

Cet ouvrage est appelé à rendre de grands services, non seulement à l'étudiant qui prépare ses examens, mais aussi au praticien, abandonné qu'il est, la plupart du temps, au milieu des multiples difficultés de la clinique et avec une instruction pratique souvent insuffisante.... Nous devons aussi parler de la partie iconographique de l'ouvrage ; tous les dessins, qui sont l'œuvre personnelle de M. Ribemont-Dessaignes, joignent à une exactitude photographique un caractère artistique qui donne au livre un aspect particulier. (*Revue de chirurgie.*)

Traité
de Gynécologie

CLINIQUE ET OPÉRATOIRE

Par le Dr Samuel POZZI

Professeur à la Faculté de médecine, Chirurgien de l'hôpital Broca
Membre de l'Académie de médecine.

TROISIÈME ÉDITION, REVUE ET AUGMENTÉE

1 vol. in-8° de XXII-1270 pages, avec 628 fig. dans le texte. Relié toile. **30 fr.**

Le *Traité de Gynécologie* de S. Pozzi, dont la première édition a paru en 1890 et la seconde en 1892, est rapidement devenu un livre classique en France et à l'étranger où il a été traduit en cinq langues. Clair, méthodique, donnant à la fois une description clinique complète, une étude anatomo-pathologique minutieuse et un exposé détaillé des divers procédés opératoires, ce livre s'adresse à l'étudiant, au savant et au praticien. L'analyse de tous les travaux de quelque valeur parus ces dernières années prête à cette œuvre un caractère encyclopédique qui ne nuit pourtant point à la netteté de l'exposition . . . .

Cette troisième édition a été soigneusement revue et a subi de nombreuses modifications et additions. La Gynécologie a fait récemment de grands progrès, surtout au point de vue des indications opératoires et de la technique ; par suite, l'auteur a dû remanier profondément plusieurs chapitres, notamment ceux qui sont relatifs à l'asepsie, à l'hystérectomie vaginale et abdominale pour les corps fibreux ou pour les suppurations pelviennes, au traitement des rétro-déviations de l'utérus par la vagino-fixation, à l'histoire clinique et anatomique du deciduome malin, etc. Une importante amélioration consiste dans les très nombreuses figures nouvelles que présente cette troisième édition.

Grâce à ces additions, la troisième édition comprend 100 pages de texte et 121 figures de plus que la précédente. Tout en demeurant essentiellement un ouvrage destiné à l'enseignement, ce Traité résume si exactement l'état présent de la science gynécologique qu'il est à la fois un livre de fond et une œuvre d'actualité.

..... L'ordonnance générale du Traité n'est pas changée, mais de nombreuses additions et des figures multiples sont venues l'enrichir. La thérapeutique chirurgicale des opérations pelviennes, en particulier, a été complètement revisée, et M. Pozzi, tout en restant laparotomiste convaincu, reconnaît à l'hystérectomie vaginale la large place qui lui est due.... Au point de vue thérapeutique, je mentionnerai, comme nouvelles, les pages relatives aux différents procédés d'hystéropexie vaginale recommandés ces derniers temps, celles qui sont consacrées au traitement chirurgical du prolapsus, enfin, et surtout, un petit chapitre relatif à la chirurgie conservatrice des ovaires. — L'anatomie pathologique et la bactériologie tiennent une grande place ; de nombreuses figures originales inédites viennent très heureusement compléter des descriptions qui seraient un peu ardues à la simple lecture.

Partout l'auteur a cherché à être aussi complet que possible, de là une abondance d'indications bibliographiques et de courtes analyses bien fondues ensemble, dont le chercheur tirera grand profit. Mais M. Pozzi a eu soin également de donner toujours son opinion personnelle, permettant ainsi aux jeunes de bénéficier de sa longue expérience. Nous retrouvons ainsi dans cette troisième édition toutes les qualités des deux premières ; il est facile d'en prédire le grand succès.

E. BONNAIRE (*Presse médicale*).

Traité
de
Chirurgie d'urgence

PAR

FÉLIX LEJARS

Professeur agrégé à la Faculté de médecine de Paris, Chirurgien de l'hôpital Tenon
Membre de la Société de chirurgie.

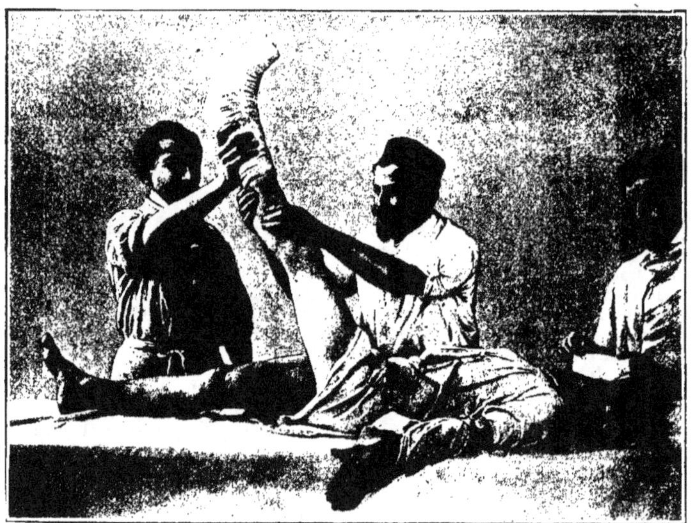

Fig. 715. — Hémostase provisoire, 1ᵉʳ temps : élévation du membre, refoulement du sang
à la racine.

TROISIÈME ÉDITION, REVUE ET AUGMENTÉE

751 figures dont **351** dessinées d'apres nature par le **Dʳ E. DALEINE**
et **172** photographies originales.

1 volume grand in-8ⁿ, de 1035 pages. Relié toile. **25 francs.**

Le succès de deux éditions enlevées en quelques mois prouve mieux que tout éloge la valeur et l'utilité du *Traité de Chirurgie d'urgence* du Dʳ F. Lejars.

Fidèle à la méthode qui lui a assuré le succès, le Dʳ Lejars s'est contenté de rendre cette nouvelle édition à la fois plus complète et plus pratique.

Des additions considérables, des remaniements importants, ont été faits au texte et des dessins inédits et des photographies originales ont enrichi encore l'illustration déjà hors de pair et universellement appréciée qui fait de cet ouvrage un véritable album.

Ainsi amélioré, le *Traité de Chirurgie d'urgence* se présente pour la troisième fois au public. Il trouvera auprès de lui l'accueil élogieux et empressé qu'il a déjà rencontré et dont les extraits suivants de la presse scientifique ne donnent qu'une incomplète expression.

... Par cette courte analyse, j'aurais voulu engager praticiens et étudiants à
lire cet excellent Traité. Tous y puiseront avec avantage des notions d'une utilité
éminemment pratique et la multiplicité des figures leur facilitera merveilleu-
sement, à chaque pas, la compréhension du texte....

(Presse médicale.)

... L'auteur a voulu offrir au public un Traité essentiellement simple et pratique, permettant à tout médecin, en présence d'un cas de chirurgie d'urgence,
de poser une médication thérapeutique et d'être à même de la remplir; c'est
dire l'immense service que cet ouvrage est appelé à rendre partout où le chirurgien de profession fait défaut....

(Revue de Chirurgie.)

... Non e inopportuno aggiungere che alla bonta del libro corrisponde al
bellezza dell' edizione, nella quale disegni originali e fotografie sono ritratti con
esattezza e finezza non comuni.

(La Clinica Chirurgica.)

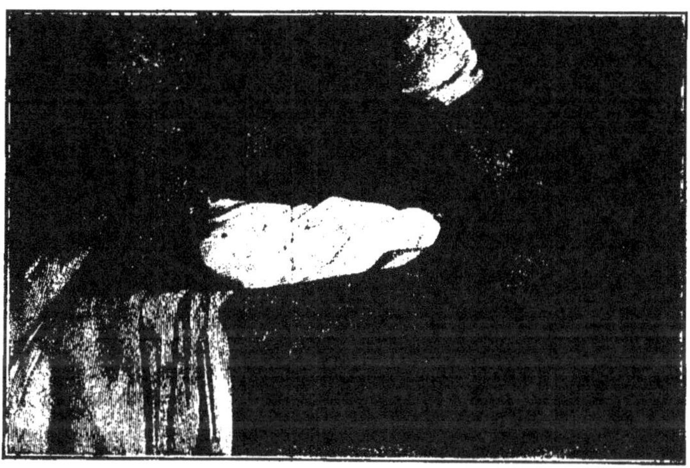

Fig. 800. — Exploration d'un abcès hypogastrique par le palper abdominal
et le toucher rectal réunis.

Ohne theoretische Auseinandersetzung und ohne viel Gelehrsamkeit führt
uns Lejars unmittelbar aus Krankenbett und schildert uns den — vielfach selbs-
terlebten — Krankheitsfall mitt einer Anschaulichkeit und Klarheit, dass wir
glauben, die Gefahr vor unseren Augen zu sehen....

(Klinisch-therapeutische Wochenschrift.)

Der Werth des Buches ruht nicht allein in dem reichem Inhalt, sondern ganz
besonders in den vortrefflichen Darstellung, welche vollendet klar, obendrein
durch ein Fülle instructivster neuer Zeichnungen ergäntz wird, dann durch den
modernen, fortgeschrittenen Standpunkt, welche der Verfasser in allen klinischen
und technischen Fragen einnimmt. Die neuesten Erfahrungen und Vorschläge
sind berücksichtigt : die Serumtherapie wie die Gelatineinjection, die moderne
Hirnchirurgie wie die Fortschritte der Bauchchirurgie und die Naht der Herz-
wunden; die deutsche Litteratur ist fleissig mit verwerthet.

HELFERICH.

ARTHUS. — *Éléments de Chimie physiologique*, par MAURICE ARTHUS, professeur de physiologie et de chimie physiologique à l'Université de Fribourg (Suisse). *Troisième édition*, revue et corrigée. 1 vol. in-16 diamant, avec figures dans le texte, cartonné toile. . . . . **4 fr.**

BARD. — *Précis d'anatomie pathologique*, par M. L. BARD, professeur à la Faculté de médecine de Lyon, médecin de l'Hôtel-Dieu. *Deuxième édition, revue et augmentée*. 1 volume in-16 diamant, avec 125 figures, cart. à l'anglaise, tranches rouges. . . . . **7 fr. 50**

BAZY. — *Maladies des Voies urinaires, Urètre, Vessie*, par le Dr BAZY, chirurgien des hôpitaux, membre de la Société de chirurgie. 4 vol. petit in-8° de l'*Encyclopédie des Aide-Mémoire*.
  I. *Moyens d'exploration et traitement*. 2e édition.
  II. *Séméiologie*
  III. *Thérapeutique générale. Médecine opératoire*.
  IV. *Thérapeutique spéciale*.
Chaque volume séparément. **2 fr. 50**

BERLIOZ. — *Manuel de Thérapeutique*, par le Dr BERLIOZ, professeur à la Faculté de médecine de Grenoble, avec une préface par M. BOUCHARD, professeur à la Faculté de médecine de Paris. 4e édition revue et augmentée. 1 vol. in-18 diamant, cartonné toile anglaise, tranches rouges. . . . . **6 fr.**

BLOCQ ET LONDE. — *Anatomie pathologique de la moelle épinière*. 45 *planches en héliogravure*, avec texte explicatif, par PAUL BLOCQ, ancien interne des hôpitaux, chef des travaux anatomo-pathologiques à la Salpêtrière, et ALBERT LONDE, directeur du service photographique à la Salpêtrière. Ouvrage précédé d'une préface de M. le professeur CHARCOT. 1 vol. in-4° relié toile. . . . **48 fr.**

BONNIER. — *L'Oreille*, par PIERRE BONNIER. 5 vol. petit in-8° de l'*Encyclopédie des Aide-Mémoire*.
  I. *Anatomie de l'oreille*.
  II. *Pathogénie et mécanisme*.
  III. *Physiologie : Les Fonctions*.
  IV. *Symptomatologie de l'oreille*.
  V. *Pathologie de l'oreille*.
Chaque volume séparément. **2 fr. 50**

BOTTEY. — *Traité théorique et pratique d'hydrothérapie médicale*, par le Dr F. BOTTEY, médecin de l'Établissement hydrothérapique de Divonne. 1 volume grand in-8°. . . . . **10 fr.**

BOUCHARD (CH.). — *Leçons sur la thérapeutique des maladies infectieuses — (Antisepsie)*, professées à la Faculté de médecine de Paris, par M. CH. BOUCHARD, membre de l'Institut. 1 vol. grand in-8°. . . . . **9 fr.**

BRAULT. — *Les Artérites*, par A. BRAULT, médecin de l'hôpital Tenon, chef des travaux pratiques d'anatomie pathologique à la Faculté de médecine. 2 vol. petit in-8° de l'*Encyclopédie des Aide-Mémoire*.
  I. *Les Artérites, leur rôle en pathologie*. 1 vol.
  II. *Les Artérites et les Scléroses*. 1 vol.
Chaque volume séparément . . . . **2 fr. 50**

BRISSAUD. — *Anatomie du cerveau de l'homme*. — *Morphologie des hémisphères cérébraux ou cerveau proprement dit*. Texte et figures par le Dr E. BRISSAUD, professeur agrégé à la Faculté de médecine. 1 atlas grand in-4°, de 43 planches gravées sur cuivre, représentant 270 préparations, grandeur naturelle, avec explication en regard de chacune ; et 1 volume in-8° de 580 pages, avec plus de 200 figures schématiques dans le texte. 2 vol. reliés toile anglaise. . . **80 fr.**

—— *Leçons sur les maladies nerveuses* (Salpêtrière, 1893-1894), recueillies et publiées par HENRY MEIGE. 1 vol. gr. in-8° avec 240 fig. (schémas et photographies). . . . . **18 fr.**

— *Leçons sur les maladies nerveuses* (*Deuxième série* : hôpital Saint-Antoine), recueillies et publiées par HENRY MEIGE. 1 vol. grand in-8° avec 165 figures dans le texte . . . . **15 fr.**

BROCA (A.). — *Traitement des tumeurs blanches.* Ostéo-arthrites tuberculeuses des membres chez l'enfant, par A. BROCA, chirurgien de l'hôpital Trousseau, professeur agrégé à la Faculté de médecine. 1 vol. in-8° de l'*Encyclopédie des Aide-Mémoire.* . . . . **2 fr. 50**

BROUSSES. — *Manuel technique de massage*, par le Dr J. BROUSSES, médecin-major de 2e classe. 2e édition. 1 vol. in-16, avec nombreuses figures, cartonné toile, tranches rouges. . . . . **4 fr.**

Centenaire de la Faculté de médecine de Paris (1794-1894), par le Dr A. CORLIEU. 1 vol. in-4°, imprimé par l'Imprimerie Nationale et accompagné d'un album in-4° de 130 portraits des professeurs de la Faculté reproduits d'après des documents authentiques. Les 2 volumes. . . . . **100 fr.**

CHARRIN. — *Leçons de pathogénie appliquée. Clinique médicale, Hôtel-Dieu* (1895-1896), par A. CHARRIN, professeur agrégé, médecin des hôpitaux, directeur adjoint au laboratoire de Pathologie générale, assistant au Collège de France, Vice-président de la Société de Biologie. 1 vol. in-8°. . . . . **6 fr.**

— *Poisons de l'organisme*, par le Dr A. CHARRIN. 3 vol. petit in-8° de l'*Encyclopédie des Aide-Mémoire.*

    I. *Poisons de l'urine*, Paris, 1893.

    II. *Poisons du tube digestif*, Paris, 1895.

    III. *Poisons des tissus*, Paris, 1897.

Chaque volume séparément. . . . . **2 fr. 50**

— *Les Défenses naturelles de l'organisme : Leçons professées au Collège de France*, par A. CHARRIN. 1 vol. in-8°. . . . . **6 fr.**

CHAUVEL ET NIMIER. — *Traité pratique de Chirurgie d'armée*, par J. CHAUVEL, médecin principal de 1re classe, professeur à l'École du Val-de-Grâce, et H. NIMIER, médecin-major de 2e classe, professeur agrégé à l'École du Val-de-Grâce. 1 vol. in-8°, avec 126 figures dessinées par le Dr J.-E. PESMES, médecin aide-major de 1re classe. . . . . **12 fr.**

DASTRE. — *Les Anesthésiques. Physiologie et applications chirurgicales*, par M. DASTRE, professeur de physiologie à la Sorbonne. 1 vol. in-8°. . . . . . . **5 fr.**

DIEULAFOY. — *Manuel de Pathologie interne*, par G. DIEULAFOY, professeur de clinique médicale à la Faculté de médecine de Paris, médecin de l'Hôtel-Dieu, membre de l'Académie de médecine. *Treizième édition entièrement refondue et considérablement augmentée.* 4 vol. in-16 diamant, avec figures en noir et en coul., cart. à l'anglaise, tranches rouges. **28 fr.**

— *Clinique médicale de l'Hôtel-Dieu de Paris*, par le professeur G. DIEULAFOY. 3 vol. gr. in-8°, avec figures dans le texte.

    I. 1896-1897. 1 vol. in-8°. . . . **10 fr.**

    II. 1897-1898. 1 vol. in-8°. . . . **10 fr.**

    III. 1898-1899. 1 vol. in-8°. . . . **10 fr.**

Fig. extraite du Tome I du *Traité de Pathologie interne*, de G. Dieulafoy.

DUCLAUX. — *Pasteur. Histoire d'un esprit*, par E. DUCLAUX, membre de l'Institut, directeur de l'Institut Pasteur, professeur à la Sorbonne et à l'Institut Agronomique. 1 vol. gr. in-8°, avec 22 figures dans le texte . . . . **5 fr.**

— *Traité de microbiologie*, par E. DUCLAUX.

    Tome I. *Microbiologie générale*. 1 vol. gr. in-8°, avec figures. . . . . **15 fr.**

    Tome II. *Diastases, toxines et venins*. 1 vol. gr. in-8°, avec figures. . **15 fr.**

    Tome III. *Fermentation alcoolique*. 1 vol. gr. in-8°, avec figures. . . **15 fr.**

L'ouvrage formera 7 volumes qui paraîtront successivement.

DUFLOCQ. — *Leçons sur les bactéries pathogènes. faites à l'Hôtel-Dieu annexe*, par P. DUFLOCQ. 1 vol. in-8". . . . . **10** fr.

DUPLAY. — *Cliniques chirurgicales de l'Hôtel-Dieu.* par SIMON DUPLAY, professeur de clinique chirurgicale à la Faculté de médecine de Paris, membre de l'Académie de médecine, chirurgien de l'Hôtel-Dieu, recueillies et publiées par les Drs M. CAZIN, chef de clinique chirurgicale à l'Hôtel-Dieu, et L. CLADO, chef des travaux gynécologiques à l'Hôtel-Dieu.

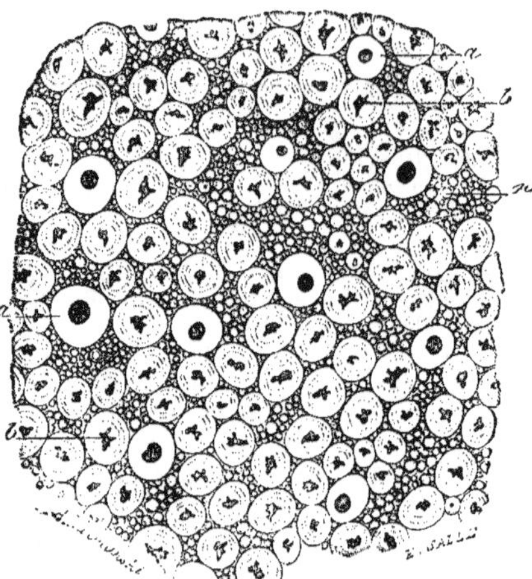

Fig. extraite du *Précis d'Histologie*, de M. DUVAL
Fibres nerveuses vues en coupe.

1ʳᵉ SÉRIE. 1 vol. in-8°, avec figures dans le texte. **7** fr.
2ᵉ SÉRIE. 1 vol. in-8°, avec figures dans le texte. **8** fr.
3ᵉ SÉRIE. 1 vol. in-8°, avec figures dans le texte. **8** fr.

DUVAL. — *Atlas d'embryologie*, par M. MATHIAS DUVAL, professeur d'histologie à la Faculté de médecine de Paris, membre de l'Académie de médecine. 1 vol. in-4°, avec 40 planches en noir et en couleurs, comprenant ensemble 652 figures. Cartonné toile . . . . **48** fr.
— *Précis d'histologie*, par M. MATHIAS DUVAL, professeur à la Faculté de médecine de Paris, membre de l'Académie de médecine. *Deuxième édition, revue et augmentée.* 1 vol. gr. in-8°, avec 427 figures dans le texte. **18** fr.

FAISANS. — *Maladies des organes respiratoires. Méthodes d'exploration, signes physiques*, par LÉON FAISANS, médecin de la Pitié. *Deuxième édition.* 1 vol. petit in-8" de l'*Encyclopédie des Aide-Mémoire* . . . . **2** fr. **50**

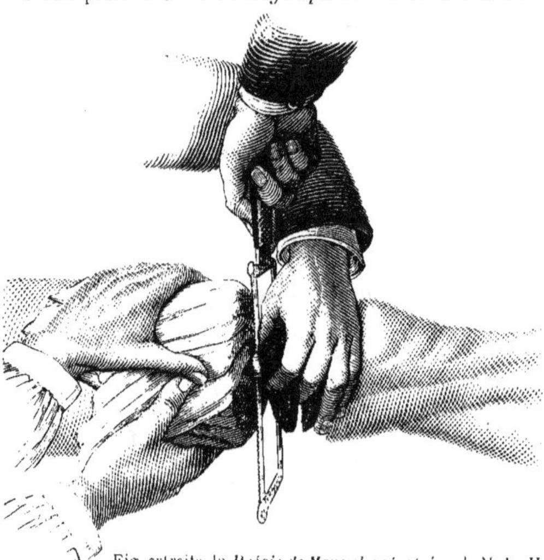

Fig. extraite du *Précis de Manuel opératoire*, de M. L.-H.
FARABEUF. — Manière de scier. Rôle de l'aide rétracteur.

FARABEUF. — *Précis de manuel opératoire. Ligatures, Amputations, Résections, Appendice*, par M. L.-H. FARABEUF, professeur à la Faculté de médecine de Paris, membre de l'Académie de médecine. *Quatrième édition entièrement revue.* 1 vol. petit in-8°, avec 799 figures. **16** fr.

FÉLIZET. — *Les Hernies inguinales de l'Enfance*, par le Dr G. FÉLIZET, chirurgien de l'hôpital Tenon (Enfants-Malades). 1 vol. grand in-8°, avec 73 figures dans le texte. . . . . . **10** fr.

GAUTIER (A.). — *Cours de Chimie minérale et organique*, par M. ARM. GAUTIER, membre de l'Institut, professeur de chimie à la Faculté de médecine de Paris. *Deuxième*

édition, revue et mise au courant des travaux les plus récents. 2 vol. grand in-8°. avec figures dans le texte.
    I. *Chimie minérale*. 1 vol. grand in-8°, avec 244 figures dans le texte.   **16 fr.**
    II. *Chimie organique*. 1 vol. grand in-8°, avec 72 figures. . . . .   **16 fr.**
— **Leçons de Chimie biologique normale et pathologique.** *Deuxième édition*, publiée avec la collaboration de M. ARTHUS, professeur de physiologie à l'Université de Fribourg. 1 vol. in-8°, avec 110 figures. . . . .   **18 fr.**
— **La Chimie de la cellule vivante**, par M. ARM. GAUTIER. *Deuxième édition.* 1 vol. petit in-8° de l'*Encyclopédie des Aide-Mémoire*. . . . .   **2 fr. 50**

GILIS. — **Précis d'Embryologie** adapté aux sciences médicales, par PAUL GILIS, professeur agrégé à la Faculté de médecine de Montpellier, avec préface par M. le professeur DUVAL. 1 vol. in-18 diamant, avec 175 figures. Cartonné toile, tranches rouges. . . . .   **6 fr.**

GLEY. — **Essais de philosophie et d'histoire de la Biologie**, par E. GLEY, professeur agrégé à la Faculté de médecine de Paris, assistant près la chaire de Physiologie générale au Muséum d'Histoire naturelle. 1 vol. in-16. . . .   **3 fr. 50**

GOUGUENHEIM et **GLOVER**. — **Atlas de laryngologie et de rhinologie**, par A. GOUGUENHEIM, médecin de l'hôpital Lariboisière, et J. GLOVER, ancien interne de la clinique laryngologique de l'hôpital Lariboisière. 1 vol. in-4°, avec 37 planches en noir et en couleurs, comprenant ensemble 246 figures, et 47 figures dans le texte. Légendes en langue anglaise et en langue française. relié toile. . . . .   **50 fr.**

GRASSET. — **Consultations médicales sur quelques maladies fréquentes**, par le Dr GRASSET, professeur de clinique médicale à l'Université de Montpellier, correspondant de l'Académie de médecine. *Quatrième édition, revue et considérablement augmentée*. 1 vol. in-16, reliure souple, peau pleine.   **4 fr. 50**
— **Leçons de Clinique médicale**, faites à l'hôpital Saint-Éloi de Montpellier, par le Dr J. GRASSET, professeur de clinique médicale à l'Université de Montpellier, correspondant de l'Académie de médecine, lauréat de l'Institut.
    1re SÉRIE (1886-1890). 1 vol. in-8°, avec 10 planches. . . . .   **12 fr.**
    2e SÉRIE (novembre 1890-juillet 1895). 1 fort vol. in-8°, avec une figure dans le texte et 10 planches lithographiées. . . . .   **12 fr.**
    3e SÉRIE (novembre 1895-mars 1898). 1 vol. in-8° de VII-826 pages, avec 20 planches hors texte, dont 10 en couleurs et 6 en phototypie . . .   **15 fr.**
— **Traité pratique des maladies du système nerveux**, par le professeur GRASSET, en collaboration avec le Dr RAUZIER. *Quatrième édition.* 2 vol. grand in-8°, avec 33 planches hors texte et 122 figures dans le texte (*Ouvrage couronné par l'Institut: Prix Lallemand*). . . . .   **45 fr.**

HAYEM. — **Du Sang et de ses altérations anatomiques**, par G. HAYEM, professeur à la Faculté de médecine de Paris, médecin des hôpitaux, membre de l'Académie de médecine. 1 vol. in-8°, avec nombreuses figures noires et en couleurs dans le texte, relié toile à biseaux . . . .   **32 fr.**
— **Leçons sur les maladies du sang** (*Clinique de l'hôpital Saint-Antoine*). par Georges HAYEM, recueillies par MM. E. PARMENTIER, médecin des hôpitaux, et R. BENSAUDE, chef du laboratoire d'anatomie pathologique à l'hôpital Saint-Antoine. 1 vol. in-8°, avec 4 planches en couleurs. . . . .   **15 fr.**

HÉDON. — **Physiologie normale et pathologique du pancréas**, par E. HÉDON, professeur de physiologie à la Faculté de Médecine de Montpellier. 1 vol. petit in-8° de l'*Encyclopédie des Aide-Mémoire*. . . . .   **2 fr. 50**

HÉNOCQUE. — **Spectroscopie biologique**, par le Dr ALBERT HÉNOCQUE, directeur adjoint du laboratoire de physique biologique du Collège de France. 3 vol. petit in-8° de l'*Encyclopédie des Aide-Mémoire*.
    I. *Spectroscopie du sang*. Avec figures dans le texte.
    II. *Spectroscopie des organes, des tissus et des humeurs*. Avec figures dans le texte.
    III. *Spectroscopie de l'urine et des pigments*.
  Chaque volume est vendu séparément . . . .   **2 fr. 50**

KIRMISSON. — **Leçons cliniques sur les maladies de l'appareil locomoteur** (*os, articulations, muscles*), par le Dr KIRMISSON, professeur agrégé à la Faculté de médecine, chirurgien des hôpitaux, membre de la Société de chirurgie. 1 vol. in-8°, avec figures dans le texte . . . . **10 fr.**

— **Traité des maladies chirurgicales d'origine congénitale**, par le Dʳ E. KIRMISSON. 1 vol. in-8°, avec 311 figures dans le texte et 2 planches en couleurs . . . . **15 fr.**

LACASSAGNE. — **Précis de médecine judiciaire**, par M. A. LACASSAGNE, professeur à la Faculté de médecine de Lyon. 2ᵉ édition. 1 volume in-18 diamant, avec 47 figures dans le texte et 4 planches en couleur, cartonné à l'anglaise, tranches rouges . . . . **7 fr. 50**

— **Précis d'hygiène privée et sociale**, par M. A. LACASSAGNE. 4ᵉ édition, revue et augmentée. 1 vol. in-16 diamant, cartonné à l'anglaise, tranches rouges. . . . . **7 fr.**

LALESQUE. — **Cure marine de la phtisie pulmonaire**. par le Dʳ F. LALESQUE, ancien interne des hôpitaux de Paris. 1 vol. in-8°, avec planches, dessins, tableaux et graphiques. . . . . **6 fr.**

LAMY. — **La syphilis des centres nerveux**, par le Dʳ HENRI LAMY, ancien interne des hôpitaux de Paris. 1 vol. petit in-8°, de l'*Encyclopédie des Aide-Mémoire*.. . . . . **2 fr. 50**

LANGLOIS. — **Le Lait**, par P. LANGLOIS, chef du Laboratoire de physiologie à la Faculté de médecine. 1 vol. p. in-8° de l'*Encyclopédie des Aide-Mémoire*. **2 fr. 50**

LANNELONGUE. — **La Tuberculose chirurgicale**, par O. LANNELONGUE, professeur à la Faculté de médecine de Paris. 1 vol. petit in-8° de l'*Encyclopédie des Aide-Mémoire* . . . . **2 fr. 50**

LAULANIÉ. — **Énergétique musculaire**, par F. LAULANIÉ, professeur de physiologie à l'École vétérinaire de Toulouse, avec une préface de M. CHAUVEAU, de l'Institut. 1 vol. petit in-8° de l'*Encyclopédie des Aide-Mémoire*. . . . . **2 fr. 50**

LAUNOIS. — **Manuel d'Anatomie microscopique et d'Histologie**, par MM. P.-E. LAUNOIS, professeur agrégé à la Faculté de Paris, médecin des hôpitaux. Préface de M. MATHIAS DUVAL, professeur d'histologie à la Faculté, membre de l'Académie de médecine. *Deuxième édition, entièrement refondue*. 1 vol. in-16 diamant, cartonné toile. . . . . **8 fr.**

LAVERAN. — **Du Paludisme** et de son hématozoaire, par A. LAVERAN, membre de l'Académie de médecine, membre correspondant de l'Institut de France. 1 vol. grand in-8°, avec 4 planches en couleur et 2 planches photographiques . **10 fr.**

— **Traité du Paludisme**, par A. LAVERAN. 1 vol. grand in-8°, avec 27 figures dans le texte et une planche en couleurs . . . . **10 fr.**

— **Traité d'hygiène militaire**, par le Dʳ LAVERAN. 1 vol. in-8°, avec 270 figures. . . . . **16 fr.**

LEJARS. — **Leçons de chirurgie** (La Pitié, 1893-1894), par le Dʳ FÉLIX LEJARS, professeur agrégé à la Faculté de médecine de Paris, chirurgien des hôpitaux. 1 vol. grand in-8°, avec 128 figures.. . . . . **16 fr.**

LELOIR ET VIDAL. — **Symptomatologie et anatomie pathologique des maladies de la peau**, par MM. LELOIR, professeur à la Faculté de médecine de Lille, et E. VIDAL, médecin de l'hôpital St-Louis. Un atlas de 54 planches grand in-8°, tirées en couleur, et accompagnées d'un texte explicatif, relié toile. **70 fr.**

LETULLE. — **L'Inflammation** (Études anatomo-pathologiques), par le Dʳ MAURICE LETULLE, professeur agrégé à la Faculté de médecine de Paris. 1 vol., avec 21 figures et 12 planches en chromolithographie hors texte, relié toile. . **20 fr.**

Manuel de pathologie externe, par MM. RECLUS, KIRMISSON, PEYROT, BOUILLY, professeurs agrégés à la Faculté de médecine de Paris, chirurgiens des hôpitaux. Nouvelle édition, illustrée de 720 figures. 4 vol. in-8°, avec figures dans le texte . . . . **40 fr.**

I. *Maladies des tissus et des organes*, par le Dʳ P. RECLUS, avec figures dans le texte.

II. *Maladies des régions : Tête et Rachis*, par le Dʳ KIRMISSON, entièrement refondue et augmentée, avec figures dans le texte.

III. *Maladies des régions : Poitrine et abdomen*, par le Dr PEYROT, entièrement refondue et augmentée, avec figures dans le texte.

IV. *Maladies des régions : Organes génito-urinaires*, membres, par le Dr BOUILLY, avec figures dans le texte.

Chaque volume est vendu séparément. . . . . **10** fr.

MARIE. — ***Leçons sur les maladies de la moelle***, par le Dr PIERRE MARIE, professeur agrégé de la Faculté de médecine de Paris, médecin des hôpitaux. 1 vol. in-8°, avec 244 figures dans le texte. . . . . **15** fr.

— ***Leçons de clinique médicale*** (Hôtel-Dieu, 1894-1895), par le Dr PIERRE MARIE. 1 vol. in-8°, avec 57 figures dans le texte. . . . . **6** fr.

MAURIAC. — ***Traitement de la syphilis***, par M. CHARLES MAURIAC, médecin de l'hôpital Ricord (Hôpital du Midi). 1 vol. in-8° . . . . **15** fr.

MÉGNIN. — ***La Faune des cadavres***, *application de l'entomologie à la médecine légale*, par M. P. MÉGNIN, membre de l'Académie de médecine. 1 vol. petit in-8° de l'*Encyclopédie des Aide-Mémoire*. . . . . **2** fr. **50**

MERKLEN. — ***Examen et séméiotique du cœur***, *signes physiques*, par le Dr PIERRE MERKLEN, médecin de l'hôpital Laënnec. *Deuxième édition*. 1 vol. petit in-8° de l'*Encyclopédie des Aide-Mémoire*. . . . . **2** fr. **50**

METCHNIKOFF. — ***Leçons sur la pathologie comparée de l'inflammation***, faites à l'Institut Pasteur en avril et mai 1891, par ÉLIE METCHNIKOFF, chef de service à l'Institut Pasteur. 1 vol. in-8°, avec 65 fig. et 3 pl. en coul. . . **9** fr.

MONOD ET TERRILLON. — ***Traité des maladies du testicule et de ses annexes***, par MM. CH. MONOD et O. TERRILLON, professeurs agrégés à la Faculté de médecine de Paris, chirurgiens des hôpitaux. 1 vol. in-8°, avec 92 figures dans le texte. . . . . **16** fr.

MONOD ET VANVERTS. — ***L'Appendicite***, par le Dr CH. MONOD, professeur agrégé à la Faculté de médecine de Paris, chirurgien de l'hôpital Saint-Antoine, membre de l'Académie de médecine, et J. VANVERTS, interne des hôpitaux de Paris. 1 vol. petit in-8° de l'*Encyclopédie des Aide-Mémoire*. . . . . **2** fr. **50**

OLLIER. — ***Traité expérimental et clinique de la régénération des os*** et de la production artificielle du tissu osseux, par le Dr OLLIER, chirurgien en chef de l'Hôtel-Dieu de Lyon. Ouvrage qui a obtenu le grand prix de chirurgie. 2 vol. in-8°, avec figures dans le texte et planches en taille-douce.. . . . . . **30** fr.

— ***Traité des Résections*** et des opérations conservatrices que l'on peut pratiquer sur le système osseux, par le Dr L. OLLIER, professeur de clinique chirurgicale à la Faculté de médecine de Lyon. 3 volumes grand in-8°, avec figures. . . . . **50** fr.

Tome I. *Introduction. — Résections en général*. 1 vol. in-8°, avec 127 figures dans le texte . . . . **16** fr.

Tome II. *Résections en particulier. Membre supérieur*. 1 vol. in-8°, avec 156 figures . . . . **16** fr.

Tome III. *Résections en particulier. Résections du membre inférieur, tête et tronc*. 1 vol. in-8°, avec 224 figures . . . . **22** fr.

— ***La Régénération des os et les résections sous-périostées***, par le Dr L. OLLIER. 1 vol. petit in-8° de l'*Encyclopédie des Aide-Mémoire*. . **2** fr. **50**

PANAS. — ***Traité des maladies des yeux***, par PH. PANAS, professeur de clinique ophtalmologique à la Faculté de médecine, chirurgien de l'Hôtel-Dieu, membre de l'Académie de médecine, membre honoraire et ancien président de la Société de chirurgie. 2 vol. grand in-8°, avec 453 figures et 7 planches en couleurs. Reliés toile. . . . . **40** fr.

PANAS. — ***Leçons de clinique ophtalmologique***, *professées à l'Hôtel-Dieu*, par
PH. PANAS, recueillies et publiées par le Dr A. CASTAN (de Béziers). 1 vol. in-8°,
avec figures dans le texte. . . . . **5 fr.**

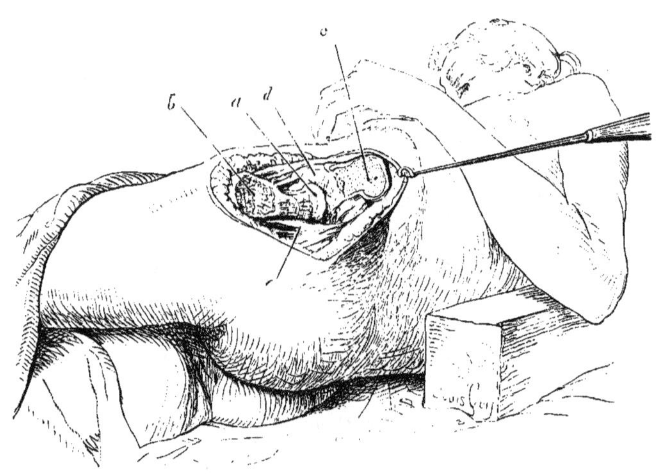

Fig. extraite du tome III du *Traité des Résections*, par L. Ollier,
Section du grand trochanter.

PANAS ET ROCHON-DUVIGNEAUD. — ***Recherches anatomiques et cliniques
sur le glaucome et les néoplasmes intra-oculaires***, par le professeur PANAS
et le Dr ROCHON-DUVIGNEAUD, ancien chef de clinique de la Faculté. 1 vol. in-8°,
avec 41 figures dans le texte. . . . . **7 fr.**

POLIN ET LABIT. — ***Examen des aliments suspects***, par MM. H POLIN et
H. LABIT, médecins-majors de l'armée. 1 vol. petit in-8° de l'*Encyclopédie des
Aide-Mémoire*. . . . . **2 fr. 50**

PONCET ET BÉRARD. — ***Traité clinique de l'actinomycose humaine.*** *Pseudo-
actinomycoses et botryomycose*, par ANTONIN PONCET, professeur de clinique
chirurgicale à l'Université de Lyon, ex-chirurgien en chef de l'Hôtel-Dieu, membre correspondant de l'Académie de médecine, et LÉON BÉRARD, ex-prosecteur,
chef de clinique chirurgicale à l'Université de Lyon, lauréat de l'Académie de
médecine. *Ouvrage couronné par l'Académie de médecine et par l'Institut.*
1 vol in-8°, avec 45 fig. dans le texte et 4 planches hors texte en couleurs. **12 fr.**

PONCET ET DELORE. — ***Traité de la cystostomie sus-pubienne chez les
prostatiques.*** *Création d'un urèthre hypogastrique. Application de cette nouvelle méthode aux diverses affections des voies urinaires*, par ANTONIN PONCET
et XAVIER DELORE, ex-prosecteur, ancien chef de clinique chirurgicale à l'Université de Lyon. 1 vol. in-8°, avec 42 figures dans le texte . . . . **8 fr.**

— ***Traité de l'uréthrostomie périnéale*** *dans les rétrécissements incurables de
l'urèthre : création au périnée d'un méat contre nature*, par ANTONIN PONCET
et XAVIER DELORE. 1 vol. in-8°, avec 11 figures dans le texte . . . . . . **4 fr.**

PROUST. — ***La Défense de l'Europe contre le choléra***, par M. le professeur
PROUST, inspecteur général des services sanitaires. 1 vol. in-8° . . . . . **9 fr.**

— ***Douze conférences d'hygiène*** *rédigées conformément aux programmes du
12 août 1890*, par A. PROUST, professeur à la Faculté de médecine. Nouvelle
édition. 1 vol. in-18, cartonné toile. . . . . **2 fr. 50**

— **L'Orientation nouvelle de la politique sanitaire,** par A. PROUST. 1 vol. in-8°, avec nombreuses figures et plans dans le texte et une carte en couleurs.   **10** fr.

— **La Défense de l'Europe contre la Peste et la Conférence de Venise de 1897,** par le professeur PROUST. 1 volume in-8°, avec figures et 1 carte en couleurs . . . . **9** fr.

PRUNIER. — **Les Médicaments chimiques,** par LÉON PRUNIER, membre de l'Académie de médecine, pharmacien en chef des hôpitaux de Paris, professeur à l'École supérieure de pharmacie.

    I. *Composés minéraux.* 1 vol. grand in-8°, avec 137 figures dans le texte.   **15** fr.

    II. *Composés organiques.* 1 volume grand in-8°, avec 47 figures dans le texte. . . . . **15** fr.

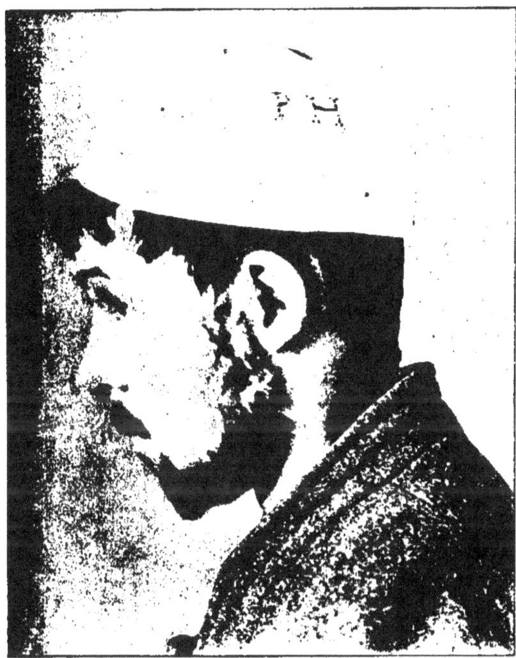

Fig. extraite du *Traité clinique de l'actinomycose humaine,* de MM. A. Poncet et L. Bérard. — Actinomycose temporo-maxillaire gauche.

RANVIER. — **École pratique des Hautes Études. Laboratoire d'histologie du Collège de France.** Travaux publiés sous la direction de L. RANVIER, professeur d'anatomie générale, Membre de l'Institut, avec la collaboration de M. L. MALASSEZ, directeur adjoint, et des répétiteurs et préparateurs du cours.

    Tomes I à XVII (1784-1899). Chaque vol. in-8° avec pl. hors texte. . .   **20** fr. Les tomes V et VIII ne se vendent plus séparément.

— **Traité technique d'histologie,** 2° édition, entièrement refondue et corrigée, par M. L. RANVIER. 1 vol. gr. in-8° de 880 pages, avec 414 gravures dans le texte et 1 planche en chromo . . . . **12** fr.

REDARD. — **Traité pratique des déviations de la colonne vertébrale,** par P. REDARD, ancien chef de clinique chirurgicale de la Faculté de médecine de

Paris, chirurgien en chef du dispensaire Furtado-Heine, membre correspondant de l'« American Ortopedic Association ». 1 vol. grand in-8°, avec 231 figures dans le texte. . . . . **12 fr.**

REGNARD. — *La Cure d'altitude*, par le Dr PAUL REGNARD, membre de l'Académie de médecine, professeur de physiologie générale à l'Institut national agronomique, directeur adjoint du laboratoire de physiologie de la Sorbonne. *Deuxième édition.* 1 fort vol. grand in-8°, avec 29 planches hors texte et 110 figures dans le texte, relié toile pleine. . . . . **15 fr.**

RÉNON. — *Étude sur l'Aspergillose chez les animaux et chez l'homme*, par M. RÉNON, ancien interne des hôpitaux de Paris. 1 vol. in-8°, avec figures dans le texte. . . . . '. . **5 fr.**

ROMME. — *L'Alcoolisme et la Lutte contre l'Alcool en France*, par le docteur R. ROMME, préparateur à la Faculté de médecine de Paris. 1 vol. petit in-8° de l'*Encyclopédie des Aide-Mémoire*. . . . . **2 fr. 50**

SOLLIER. — *Guide pratique des maladies mentales* (Séméiologie. — Pronostic. — Indications), par le Dr PAUL SOLLIER, chef de clinique adjoint des maladies mentales à la Faculté. 1 vol. in-18 diamant, cartonné toile, tranches rouges. **5 fr.**

SOULIER (H.). *Traité de Thérapeutique et de Pharmacologie*, par M. H. SOULIER, professeur à la Faculté de médecine de Lyon, membre correspondant de l'Académie de médecine. *Additionné d'un mémento formulaire des médicaments nouveaux* (1901). *Ouvrage couronné par l'Académie des sciences et par l'Académie de médecine.* 2 vol. grand in-8°. . . . . **25 fr.**

TRABUT. — *Précis de Botanique médicale*, par L. TRABUT, professeur d'histoire naturelle médicale à l'École de médecine d'Alger. *Deuxième édition*, entièrement refondue. 1 vol. in-8°, avec 954 figures. . . . . **8 fr.**

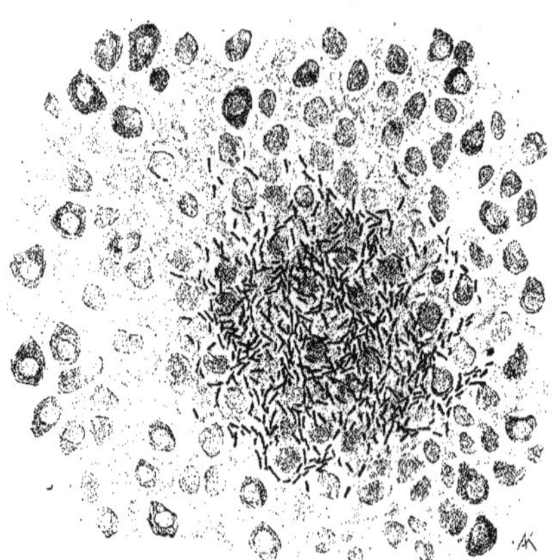

Fig. extraite du *Précis de Bactériologie clinique*, de M. R. WURTZ.
Rate humaine au 10° jour de la fièvre typhoïde.

TUFFIER. — *Chirurgie du poumon*, par le Dr TUFFIER, professeur agrégé à la Faculté de médecine de Paris, chirurgien de l'hôpital de la Pitié. 1 vol. in-8°. . . . . . . **6 fr.**

WURTZ (R.). — *Technique bactériologique*, par R. WURTZ, professeur agrégé à la Faculté de médecine de Paris, médecin des hôpitaux. *Deuxième édition.* 1 vol. petit in-8° de l'*Encyclopédie des Aide-Mémoire*. . . **2 fr. 50**

— *Précis de Bactériologie clinique*, par le Dr R. WURTZ. *Deuxième édition.* avec tableaux synoptiques et figures dans le texte. 1 vol. in-16 diamant, cartonné à l'anglaise, tranches rouges. . . . **6 fr.**

ZAMBACO. — *Voyages chez les lépreux*, par le Dr ZAMBACO-PACHA, membre correspondant de l'Académie de médecine de Paris, ex-chef de clinique à la Faculté de médecine. 1 vol. in-8°, avec une carte indiquant les localités lépreuses. . . . . **8 fr.**

— *Les Lépreux ambulants de Constantinople*, par le Dr ZAMBACO-PACHA, membre associé national de l'Académie de médecine de Paris, membre correspondant de l'Académie de Saint-Pétersbourg, etc. 1 fort vol. in-4°, avec 48 planches hors texte en noir et en couleurs, relié toile . . . . **90 fr.**

L'ŒUVRE MÉDICO-CHIRURGICAL
Dr CRITZMAN, directeur

SUITE DE MONOGRAPHIES CLINIQUES
SUR LES QUESTIONS NOUVELLES
En Médecine, en Chirurgie et en Biologie

La science médicale réalise journellement des progrès incessants. Les traités de médecine et de chirurgie auront toujours grand'peine à se tenir au courant. C'est pour obvier à ce grave inconvénient que nous avons fondé ce recueil de Monographies, avec le concours des savants et des praticiens les plus autorisés.

Chaque monographie est vendue séparement. . . . . **1 fr. 25**

Il est accepté des abonnements pour une série de 10 Monographies consécutives au prix à forfait et payable d'avance de **10** francs pour la France et **12** francs pour l'étranger (port compris).

MONOGRAPHIES PUBLIÉES (Juin 1901).

N° 1. **L'Appendicite**, par le Dr Félix Leguel, chir. des hôp. de Paris (épuisé).

N° 2. **Le Traitement du mal de Pott**, par le Dr A. Chipault, de Paris.

N° 3. **Le Lavage du sang**, par le Dr Lejars, prof. agr. à la Faculté de Paris, chir. des hôp.

N° 4. **L'Hérédité normale et pathologique**, par le Dr Ch. Debierre, prof. d'anatomie à l'Université de Lille.

N° 5. **L'Alcoolisme**, par le Dr Jaquet, privat-docent à l'Université de Bâle.

N° 6. **Physiologie et pathologie des sécrétions gastriques**, par le Dr A. Verhaegen.

N° 7. **L'Eczéma**, *maladie parasitaire*, par le Dr Leredde.

N° 8. **La Fièvre jaune**, par le Dr Sanarelli, directeur de l'Institut d'Hygiène expérimentale de Montevideo.

N° 9. **La Tuberculose du rein**, par le Dr Tuffier, prof. agr., chir. de l'hôp. de la Pitié.

N° 10. **L'Opothérapie.** *Traitement de certaines maladies par des extraits d'organes animaux*, par A. Gilbert, prof. agr. à la Faculté de Paris, et L. Carnot, docteur ès sciences, ancien interne des hôpitaux de Paris.

N° 11. **Les Paralysies générales progressives**, par le Dr M. Klippel, méd. des hôp. de Paris.

N° 12. **Le Myxœdème**, par le Dr Thibierge, méd. de l'hôp. de la Pitié.

N° 13. **La Néphrite des saturnins**, par le Dr H. Lavrand, prof. chargé de cours à la Faculté catholique de Lille, lauréat de l'Académie de Paris.

N° 14. **Traitement de la syphilis**, par E. Gaucher, prof. agr. à la Faculté de méd. de Paris, médecin de l'hôpital Saint-Antoine.

N° 15. **Le Pronostic des tumeurs**, *basé sur la recherche du glycogène*, par le Dr A. Brault, méd. de l'hôp. Tenon.

N° 16. **La Kinésithérapie gynécologique.** *Traitement des maladies des femmes par le massage et la gymnastique (système de Brandt)*, par H. Stapfer, ancien chef de clinique obstétricale et gynécologique de la Faculté de Paris.

N° 17. **De la Gastro-entérite aiguë des nourrissons** (*Pathogénie et étiologie*), par A. Lesage, méd. des hôp. de Paris.

N° 18. **Traitement de l'Appendicite**, par Félix Leguel, prof. agr., chir. des hôp.

N° 19. **Les lois de l'Énergétique dans le régime du diabète sucré**, par le Dr E. Dufourt, méd. de l'hôp. thermal de Vichy.

N° 20. **La Peste** (*Épidémiologie. Bactériologie. Prophylaxie. Traitement*), par le Dr H. Bourges, chef du laboratoire d'hygiène à la Faculté de médecine de Paris.

N° 21. **La Moelle osseuse à l'état normal et dans les infections**, par MM. G.-H. Roger, prof. agr. à la Faculté de Paris, méd. des hôp., et O. Josué, ancien interne, lauréat des hôp. de Paris.

N° 22. **L'Entéro-colite muco-membraneuse**, par le Dr Gaston Lyon, ancien chef de clinique médicale de la Faculté de Paris.

N° 23. **L'Exploration clinique des fonctions rénales par l'élimination provoquée**, par le Dr Ch. Achard, prof. agr. à la Faculté, méd. de l'hôp. Tenon, et J. Castaigne, interne lauréat (médaille d'or) des hôp.

N° 24. **L'Analgésie chirurgicale**, par voie rachidienne (injections sous-arachnoïdiennes de cocaïne), par le Dr Tuffier, prof. agr. à la Faculté de Paris, chir. des hôp.

N° 25. **L'Asepsie opératoire**, par MM. Pierre Delbet, prof. agr. à la Faculté de Paris, chir. des hôp., et Louis Brocard, chef de clinique chirurgicale adjoint à la Faculté de Paris, ancien interne des hôp.

N° 26. **Anatomie chirurgicale et médecine opératoire de l'Oreille moyenne**, par M. A. Broca, prof. agr. à la Faculté de Paris, chir. des hôp.

N° 27. **Traitements modernes de l'hypertrophie de la prostate**, par le Dr E. Desnos, ancien interne des hôpitaux.

BIBLIOTHÈQUE
d'Hygiène thérapeutique

DIRIGÉE PAR

Le Professeur PROUST

Membre de l'Académie de médecine, Médecin de l'Hôtel-Dieu
Inspecteur général des Services sanitaires.

Chaque ouvrage forme un volume in-16, cartonné toile, tranches rouges,
et est vendu séparément : **4 fr.**

Chacun des volumes de cette collection n'est consacré qu'à une seule maladie ou à un seul groupe de maladies. Grâce à leur format, ils sont d'un maniement commode. D'un autre côté, en accordant un volume spécial à chacun des grands sujets d'hygiène thérapeutique, il a été facile de donner à leur développement toute l'étendue nécessaire.

VOLUMES PARUS :

L'Hygiène du Goutteux, par le Professeur PROUST et A. MATHIEU, médecin de l'hôpital Andral.

L'Hygiène de l'Obèse, par le Professeur PROUST et A. MATHIEU.

L'Hygiène des Asthmatiques, par E. BRISSAUD, professeur à la Faculté de Paris, médecin de l'hôpital Saint-Antoine.

L'Hygiène du Syphilitique, par H. BOURGES, préparateur au laboratoire d'hygiène de la Faculté de médecine.

Hygiène et thérapeutique thermales, par G. DELFAU, ancien interne des hôpitaux de Paris.

Les Cures thermales, par G. DELFAU, ancien interne des hôpitaux.

L'Hygiène du Neurasthénique (*Deuxième édition*), par le Professeur PROUST et G. BALLET, professeur agrégé, médecin des hôpitaux de Paris.

L'Hygiène des Albuminuriques, par le Dʳ SPRINGER, chef du laboratoire de la Faculté de médecine à l'hôpital de la Charité.

L'Hygiène des Tuberculeux, par le Dʳ CHUQUET, ancien interne des hôpitaux de Paris, médecin consultant à Cannes, avec une préface du Dʳ DAREMBERG, correspondant de l'Académie de médecine.

Hygiène et thérapeutique des maladies de la bouche, par le Dʳ CRUET, dentiste des hôpitaux de Paris, avec une préface du Professeur LANNELONGUE, membre de l'Institut.

L'Hygiène des Diabétiques, par le Professeur PROUST et A. MATHIEU, médecin de l'hôpital Andral.

L'Hygiène des maladies du cœur, par le Dʳ VAQUEZ, professeur agrégé à la Faculté de médecine de Paris, médecin des hôpitaux, avec une préface du Professeur POTAIN, membre de l'Institut.

L'Hygiène du Dyspeptique, par le Dʳ LINOSSIER, professeur agrégé à la Faculté de médecine de Lyon, membre correspondant de l'Académie de médecine, médecin à Vichy.

VOLUME EN PRÉPARATION :

L'Hygiène des maladies de la peau, par le Dʳ G. THIBIERGE, médecin des hôpitaux de Paris.

45759. — Imprimerie LAHURE, 9, rue de Fleurus, à Paris.